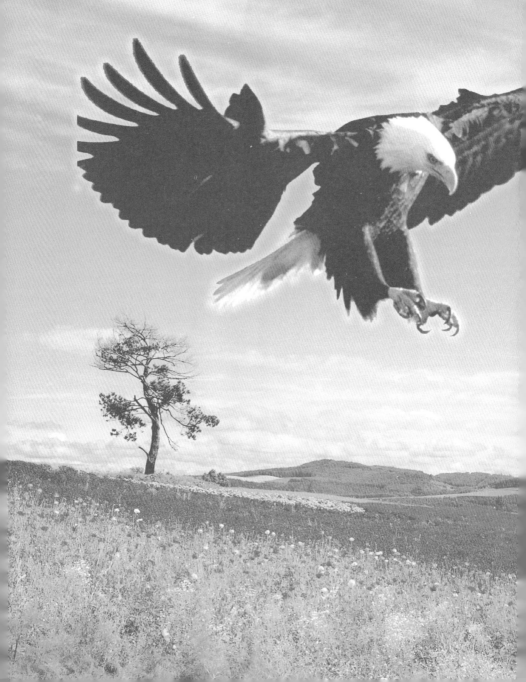

大展好書　好書大展
品嘗好書　冠群可期

大展好書　好書大展
品嘗好書　冠群可期

中醫保健站：79

齊氏醫話醫案集

附 VCD

（清）齊有堂　原著

張存悌　張澤梁　編校

大展出版社有限公司

前言

本書根據清代名醫齊秉慧所撰《齊氏醫案》編輯校訂而成，關於作者和本書特色，介紹如下。

一、作者簡介

作者齊秉慧，字有堂，敘州（今四川省宜賓市）人，清初川渝名醫，名醫喻嘉言之三傳弟子（喻嘉言——舒馳遠——黃超凡——齊秉慧）。生於清乾隆二十九年（1764），卒年不詳，應是高壽之人，《齊氏家傳》載，道光二十二年春尚遊瀘州，時年已78歲。

「幼業儒，性嗜勤學」，但因「先君遭家多故」，「遂從嚴命，舌耕（教書）九年」，後又經商8年。其時「形容枯槁，顏色憔悴，腰俯不伸，形如鵠立。……訪求良醫，竟不一遇。」

33歲在漢口貿易時，獲遇黃超凡先生，乃清初名醫「喻嘉言之小門生，受業於舒馳遠者也。」黃「觀子穎敏，可當吾意。乃將數十年親承於嘉言、馳遠口授之秘旨，遂一一以傳於慧。晨夕問難，分辨六經，陰陽表裏，寒熱虛實，條分縷析，金針並度」，「師弟二人，依依三載，拜別回川。」

遂「屏去營謀，志在濟世，杜門樂飢，窮究醫學。購求《黃帝內經》、《靈樞》、《素問》、《難經》……張

劉李朱四大家之秘訣、喻氏《醫門法律》、《尚論篇》、《寓意草》及《御纂金鑑》、《薛氏醫案》、趙氏《醫貫》、《馮氏錦囊》、《診家正眼》、《密齋集解》、《龍宮方》、《石室秘錄》等書，晝夜苦讀，殫心悉慮，寢食研求。」

「斯時也，城鄉遠近，府縣廳州，送往迎來，醫治咳嗽、吐痰、咳血、吐血、咯血、衄血、遺精、癆瘵、虛勞、癆蟲，癒者十之八九。每治一人，即立一案，至今活人已盈千累萬。」終成一代名醫。

著有《齊氏醫案》、《齊氏醫秘》、《痘麻醫案》、《痢證匯參》，後彙編而成《齊氏醫書四種》。

二、《齊氏醫案》簡介

《齊氏醫案》初成於嘉慶十一年（1806），後曾多次印行，其間齊氏不斷校勘增補，年 70 歲時，「迄今三十六年而成此書」。可見此書融入了齊氏半生心血，「將數十年寤寐誠求，心得仲景、嘉言之蘊奧，立齋、養葵之秘旨，吾師超凡之心法，古今諸家之議論，乃為之暢發其義，針砭諸家，啟迪後賢，俾不致有虛虛實實之害貽誤後世」（《齊氏醫案‧序》）。

關於本書內容，齊氏自謂：「首編六經傷寒，示醫門之領要、臨證之首務也；中之先天、後天，示治療之根本也；繼之以吐血證治，示予之所心得也；又繼之以婦科雜治，示醫學之宜研搜博考也。」可稱要言不煩。

該書在 1949 年前曾有十幾種版本傳世，尤為川渝地

區醫家看重，視為習醫必讀之書。現代中醫大師秦伯未先生的名著《清代名醫醫話精華》中即選取齊氏醫案 90例，構成《齊有堂醫話》一章，並盛讚齊氏「治病迎刃而解，活人累萬」。

本書所述醫案俱為醫話體，語言平白，易於理解，這也是本書一大特點，秦伯未將其收入《清代名醫醫話精華》中，即是考慮及此。

此外，書中「醫門十勸」、「病家十戒」、「凡例」17 條三節，或彰醫德，或戒病家，或立醫律，語言精警，堪稱醫壇銘文，予人教益良深。

三、學術思想和臨床特色

本書乃齊氏「潛心考究喻氏、舒氏、薛氏、趙氏等書而會通之，則慧心日開，聰明日發，視病如鏡照物，無一脈不貫通，無一理不融澈，毫髮不紊，則信手拈來，頭頭是道，見一人救一人，到一方救一方。」故主要彰顯仲景、喻嘉言、薛立齋、趙養葵之學術思想，每節開頭所述「諸家之議論」，亦以上述幾家為主，「乃為之暢發其義」。甚至說道：「習醫不得喻嘉言之傳，雖皓首窮經，終歸無用。」

1.分經用藥，千古指南

齊氏推崇仲景，倡行六經辨證，認為「分經用藥，乃千古指南，一定而不可易之法。」「慧自入杏林，迄今五十年矣，凡治傷寒外感一切虛實之證，均遵長沙公之法，

分經治病；其餘春、夏、秋三時之雜病，察其證見何經，即用何經之藥以治之，百發百中。」「為病各不相同，然要不外乎六經，以六經之法按而治之。」「醫家全在分經辨證，則陰陽虛實確有所據，而後切其脈以治之，方無差誤。」

為此在卷一、卷二中主要揭示了六經圖說、六經定法和六經證治大意及主要方劑。

「夫仲景六經傷寒，其中發表攻裏，驅陰回陽，與夫清燥瀉火諸法，條分縷析，至詳且盡，未嘗偏廢。……六經原有法程，病在陽明，所怕是火，火邪實盛，足以竭陰，法當急驅其陽，以救其陰；病在少陰，所喜是熱，熱尚未去，陽即可回，法當急驅其陰，以救其陽。不明其理，肆謂某某喜用溫補，某某喜用寒涼，安知仲景之法條分縷析，分經辨證，確有所據，溫涼補瀉，毫不容混，烏容爾之喜好也耶？徒形所議之疵謬耳。」

2.重視脾腎，推崇溫補

薛立齋、趙養葵均屬溫補風格，作為其再傳弟子，齊氏自然倡行溫補，「夫醫肇自岐黃《內經》，仲景立八味丸以補命門真火，是重先天之陽也；錢仲陽減桂附名六味丸以治小兒，是重先天之陰也；李東垣重脾胃，立補中益氣湯，是培後天化生之源也；朱丹溪補氣補血，立四君、四物為主，助後天生化之用也；薛立齋以歸脾、補中、養營、八味為主，先後二天，陰陽並顧也；趙養葵守六味、八味而互用，是先天陰陽兼重也；馮兆張法趙養葵立全真一氣湯，以《醫貫》包入《錦囊》書中。」

「至於內傷諸證，其所用者多以補中益氣湯、理脾滌飲二方出入加減，以理脾胃。至於陰虛、陽虛，即以六味、八味壯水之主，益火之源。其餘六君、四物、八珍、四君、十全、養營、歸脾、獨參、生脈、理中，對證用藥，效如桴鼓。不敢私秘，敢以盡告同仁。」

這兩段話將齊氏內傷常用方藥大致點出，觀其「治驗」各案亦可證實。

尤其善用舒氏理脾滌飲，「與仲景黃耆建中、東垣補中、歸脾、十全、養營、補血等湯，咸皆重用黃耆、白朮而珍之如寶，醫者明乎此訣，凡遇三陰虛寒諸證，依脈輕重變化，效如桴鼓。」

【理脾滌飲方】北箭耆、白貢朮各五錢，法夏子三錢，西砂仁一錢，炮乾薑、白蔻仁一錢（為末）。水煎，調白蔻末溫服。「此方奏功甚速，予歷試有年，活人多矣。其製方之義，蓋亦仿理中而變化也。」

【典型案例】曾治龔雲從之婦，經信兩月未行，醫用膠艾四物湯加紅花二十餘劑，則芒刺滿生舌苔，腹膨作瀉，人事困倦，身重惡寒，雲從來寓求治。

予曰：「飲食減少，腹膨作瀉，屬太陰；人事困倦，身重惡寒，屬少陰；苔刺乾黑者，陽虛不能薰騰津液之所致也。」方用耆、朮、薑、附、砂、半、桂、苓、骨脂。服六劑而身發大熱，吾知其瀉旦夕必自止。再三劑，其瀉止矣。身熱漸微，而腹中又覺大熱，其夫恐附子太過。予曰：「裏陽來復，佳兆也。積陰可化，經當自通。」又十餘劑，而人事康復，飲食加健，膨脹俱消，舌苔盡退，經信行通如故。

曾醫幕友柯南，年五十，體素豐。患痰喘，每遇風寒即發，飲食不進，且夕不寐，數日方安。余寓長邑，道經彼過，其證復作，較前更甚，就診於余。按之右寸洪大而數，右關微弦滑甚，餘脈無力。

　　余曰：手足太陰二經虧損，以致痰飲益甚，兼之腎氣渙散，氣虛上乾而喘。法宜黃蓍、白朮大補中氣，砂、半、茯苓醒脾豁痰，白蔻、草蔻宣暢胸膈，且消滯氣，乾薑、草果溫中逐飲。柯友曰：「嘗聞蓍、朮提氣，我素畏服。」余曰：「分經用藥，乃千古指南，一定而不可易之法，今君患太陰留飲，蓍、朮乃補中宮陽氣之藥，足下畏如鴆毒，又何藥之用乎？」柯友頓首謝曰：「我門外漢也，今幸遇明公教我，不然賤軀不知病至胡底。」領服一劑而效，數劑而安。遂與補中益氣湯加茯、半，兼服八仙長壽丸而痊。

　　明年在興邑署中，製錦軸撰詩贈曰：「笑我風塵客，昔從洞庭過。杏林春燦爛，橘井影婆娑。仙指含生意，予懷轉太和。括囊藏秘訣，處處活人多。」

　　脾、腎兩臟比較，齊氏對「中宮之陽」更為看重：「況夫先天真陽屬腎者，以媾精屬腎，故曰屬腎，此生身之本，健順之根，先天之火種也，然非養生之物。養生之道在於黃庭，黃庭者，即中宮之陽氣，乃發育之元，先天之宰，養生之火種也。黃庭真固，真陽不露；黃庭寂滅，真陽立亡。故有腎痿精絕而不死者，黃庭之火種在也。仙家修練，進陽火歸於黃庭，以造其基，可見主宰先天之權在是矣，而驅陰回陽，必宜重用黃蓍、白朮者，即仙家修練造其基，以歸於黃庭之妙旨也。」

因為重視中陽，自然服膺補土學說，崇尚東垣：「東垣一生學問神而明之，千古之下，一人而已。」「東垣治內傷外感，用補中益氣湯加表藥一二味以散外邪，有功千古。」「東垣補中益氣湯，治內傷不足之證，實萬世無窮之劑。」

　　「此（補中益氣湯）東垣先生末年所製以治內傷之方，方中只有黃耆一錢，餘各三分，後薛立齋參、耆常用三五錢。慧入斯門，至今五十年，耆、朮二味，輕則三五錢，重則八錢或一兩，進退加減，神應無窮。大凡脾胃喜甘而惡苦，喜通而惡滯，喜升而惡降，喜燥而惡濕。此方得之，業醫者慎毋忽視。」

　　「凡人右手寸口脈大於左手寸口之脈者，即是內傷證也。無論左右關脈、尺脈大、小、浮、沉，即以此方投之，無不效如桴鼓。……或疑參、耆太多，不可驟補，不妨竟為減少，不知二味略輕，則升、柴無力，譬如繩索細小，欲升重物於百尺之上難矣。或用參而不用耆，或用耆而不用參，則必至功力減半，然猶有盡去之者也。倘又以升、柴提氣，或疑清氣不升，濁陰之騰上者，此必左手寸口之脈大於右手寸口之脈者是也。可以借言，苟或不然，殺人無算，必是此人創說也。」

3.陰陽辨證，十六字訣

　　齊氏對陰陽二證的分辨頗為重視：「病有陰陽之分辨，不得其法，無從分認。」

　　為此他吸納了舒馳遠關於陰陽辨證的經驗，提出辨陰病、陽病各十六字訣：

目瞑嗜臥，聲低息短，少氣懶言，身重惡寒──辨陰病十六字。

張目不眠，聲音響亮，口臭氣粗，身輕惡熱──辨陽病十六字。

「凡辨諸證之陰陽，總不外此各十六字也。」其中最有價值者在於揭示：某些看似陽熱之證，不只有陽證引起者，還有由陰證引起者。前者人皆共知，後者卻鮮為人言，尤宜審視：

「如舌苔乾黑，芒刺滿口者，皆有陰陽之分：有為少陰中寒，真陽遭其埋沒，不能薰騰津液而致舌苔乾黑起刺者，法當驅陰救陽，陽回則津回，方用薯、朮、薑、附、砂、半、骨脂等藥。其證必目瞑嗜臥，聲低息短，少氣懶言，身重惡寒（辨陰病十六字）。有為陽明火旺，爍乾津液，而致舌苔乾黑起刺者，法宜驅陽救陰，陰回則津回，方宜斟酌於白虎、承氣諸法以消息之。其證必張目不眠，聲音響亮，口臭氣粗，身輕惡熱（辨陽病十六字）。凡辨諸證之陰陽，總不外此各十六字也。」

「如煩躁一證，陰陽互關。曰：陽煩陰躁。又曰：煩出於心，躁出於腎。其實不然，然煩者未有不躁，躁者未有不煩，煩躁皆同，而證之陰陽不同。有為少陰亡陽，身熱多汗而煩躁者，乃腎中真陽隨汗而浮越於外，法主薑、附、薯、朮、骨脂以回其陽；有為陽明熱越，身熱多汗而煩躁者，乃胃中津液隨汗而盡越於外，法主人參、白虎等法以撤其熱。二證陰陽，亦以上十六字辨之。」

「又如口渴一證，有為實熱，亦有虛寒。若為熱邪傷津而渴者，必小便短，大便硬；若自利而渴者，乃為火衰

作渴，證屬少陰者，以寒中少陰，腎陽受困，火衰不能薰騰津液，故口渴，法主薑、附助陽溫經，正所謂釜底加薪，津液上潮，而口渴自止。」

這些對醫家確有啟發意義。

關於陰陽疑似真假之證，醫家多有迷惑，齊氏強調以舌為辨。

「大抵病熱作渴，飲冷便秘，此屬實熱，人皆知之；或惡寒發熱，引衣蜷臥，四肢逆冷，大便清利，此屬真寒，人亦易曉。曾見狂擾煩越，不欲近衣，欲坐泥水中，此屬假熱之證。又有甚者，煩極發躁，渴飲不絕，舌如芒刺，兩唇燥裂，面如塗朱，身如焚燎，足心如烙，吐痰如湧，喘急不寧，大便閉結，小便淋瀝，三部脈洪大而無倫。當是時也，卻似承氣湯證，承氣入口即斃；又似白虎湯證，白虎下咽立亡。若用二丸緩不濟事，愚即以加減八味丸料一斤，入肉桂一兩，以水熬煎六碗，調桂末冰冷與飲，諸證自退。翌日必畏寒脈脫，是無火也，當用八味倍附桂丸料煎服，以補真陽而癒。」

問曰：「真假之說至矣精矣，吾何辨其為假而識之耶？」曰：「此未可以易言也，將欲望而知之，是但可以神遇，而不可目遇也；將欲聞而知之，是可以氣聽，而不可心符也；將欲問而知之，可以意會，而不可言傳也；將欲切而知之，得之心而應之手，巧則在人，父不能傳其子也。若必欲言之，姑妄言乎：余辨之舌耳，凡有實熱者，舌苔必燥而焦，甚則黑；假熱者，舌雖有白苔而必滑，口雖渴而不能飲水，飲水不過一二口，甚則少頃亦吐出，面雖赤而色必嬌嫩，身作燥而欲坐臥於泥水中，此為辨

也。」

4. 雜病辨治，經驗獨特

書中頗多雜病驗案，辨治有獨到之處，予人啟迪，摘錄一二：

▲中風初發，倡用三生飲：

東垣曰：有中風者，猝然昏憒，不省人事，痰涎壅盛，語言謇澀等證，此非外來風邪，乃本氣自病也。凡人年逾四旬，或憂喜憤怒傷其氣者，多有此證，壯盛之時無有也。若肥盛者則間而有之，亦是形盛氣衰而如此耳。

觀東垣之論，當以氣虛為主，縱有風邪，亦是乘虛而襲，經曰：邪之所湊，其氣必虛是也。當此之時，豈尋常藥餌能通達於上下哉？急以三生飲：生南星五錢，生川烏、生附子各二錢五分，木香一錢，和人參一兩煎服即蘇。夫三生飲，乃行經活痰之劑，斬關奪旗之將，每服必用人參兩許，駕驅其邪而補助真氣，否則不惟無益，適以取敗。

▲酒客病酒用十棗湯：

昔在武昌，從吾師遊，偶見一人，以手按心而痛，汗如雨下，痛不可忍。吾師曰：「此必酒病也。」以十棗煮水，調前末藥三分與服，限一時許，下惡水數升，而病去如失。

余曰：「願聞吾師明論。」

師曰：「酒一入胃，漬則成飲，濁則成痰，酒停不散之故。入肺則塞竅喘咳；入心則心痛，怔忡為噫；入肝則肋痛，小腹滿痛；入膽則嘔苦汁，目眛不開；入脾則脹

腫，吞酸健忘；入腎則背惡寒，腰痛尿澀，赤白濁下；入胃則嘔吐，嘔血，血痢，或胃脘痛。有諸證疾，種種難名，不亟治之，養虎為患，只須一劑，根株悉拔。否，再服一劑必癒。」

慧拜聆後，修合此藥，施治數十年，活人多矣。《三因方》以前藥末棗肉為丸，治水氣喘急、浮腫，蓋善變通者也。

▲痰積胸膈疼痛用控涎丹：

「凡人忽患胸背、手足、腰項、筋骨牽引吊痛，走移不定，或手足冷痺，氣脈不通，此是痰涎在胸膈上下，誤認癱瘓，貽害非輕。」

控涎丹（一名妙應丸）：甘遂、大戟、白芥子等分為末，糊丸桐子大，臨臥薑湯送下五丸、七丸，加至十丸，痰猛者酌加。若腳氣加檳榔、木瓜、松節、卷柏；若驚痰加硃砂、全蠍；若驚氣成塊加穿山甲、鱉甲、元胡、莪朮；若熱痰加盆硝；若寒痰加丁香、胡椒、乾薑、肉桂。

此足太陽、太陰二經藥也。痰之為物，隨氣升降，無處不到，入心則迷，即成癲癎；入肺則塞竅，為喘咳背冷；入肝則膈痛肋痛，乾嘔，寒熱往來；入經絡則麻痺疼痛；入筋骨則牽引吊痛；入皮肉則生瘰癧、癰腫。以上諸證，並以妙應丸主之，立見神功。

此乃治痰之本，痰之本，水也，濕也，得氣與火則結為痰。大戟能瀉臟腑之水濕，甘遂能行經隧之水濕，二物能直達水氣所結之處，白芥子散皮裏膜外之痰氣。司命之士，瓶中不可一日無此丸，遇此證神而明之，辨而施之，則隨手而應。

曾治徐知州，忽患手足痺冷痿疼，飲食減少，求余診治。按之右關沉滑而數。余曰：公之恙，乃足太陰脾經受濕，氣虛不能宣佈，痰飲積在胸膈上下，宜理脾滌飲送枯礬丸二錢，臨臥用薑湯吞妙應丸十粒。旬日安好如故。

治王孝廉，患腰背筋骨牽引吊痛。余曰：君素好飲，痰涎積在胸膈上下，宜用妙應丸七粒、枯礬丸五粒，臨臥生薑湯吞下。旬日諸痛如失。

又治張英，患眼疾，不明不痛，醫治罔效，來寓就診。按之左關沉滑。余曰：痰也，故目昏不明。乃與二陳湯十劑，臥服妙應丸十粒，而眼目復明如舊。可見痰之為害，無處不到，信然。

▲消渴用八味地黃丸：

昔漢武帝病消渴，張仲景為立此方，藥只八味，故名八味地黃丸，誠良方也，可與天地同壽，至聖玄關，今猶可想。瘡疽將痊，及痊後口渴甚者，舌黃堅硬者，及未患先渴，或心煩口燥，小便頻數，或白濁陰痿，飲食少思，肌膚消瘦，及腿腫腳瘦，口舌生瘡。以上諸證，均宜服之，無不神效。

曾治一貴人，患疽疾未安而渴大作，一日飲水數升。愚進以加減八味地黃湯，諸醫大笑曰：「此藥若能止渴，我輩當不復業醫矣。」皆用紫蘇、木瓜、烏梅、人參、茯苓、百藥煎生津之藥止之而渴愈甚。數劑之後，茫無功效，不得已而用予方，連服三日而渴止，因相信。久服，不特渴疾不作，氣血亦壯，飲食加倍，強健勝於壯年。

蓋用此藥，非予自執，鄙見實有本原，薛氏家藏書中，屢用奏捷，久服輕身，令人皮膚光澤，耳聰目明，故

詳著之。使有渴疾者能聆余言，專志服餌，取效甚神，庶無為庸醫所惑，亦善廣前人之功。方內五味子最為得力，獨能補腎水、降心氣。其肉桂一味不可廢，若去肉桂，則服之不應。

有一等病渴，惟欲飲冷，但飲水不過二三口即厭棄，少頃復渴，其飲水亦如前，第不若消渴者之飲水無厭也。此證乃是中氣虛寒，寒水泛上，逼其浮游之火於咽喉口舌之間，故上焦一段，欲得水救，若到中焦，以水見水，正其惡也。治法：如面紅煩躁者，乃煎理中湯送八味丸，二三服而癒。若用他藥，必無生理。

又有一等病渴，急欲飲水，但飲下不安，少頃即吐出，片刻復欲飲水，至於藥食，毫不能下。此是陰盛格陽，腎經傷寒之證也。予反覆思之，用仲景之白通加童便、膽汁，熱藥冷探之法，一服少解，二服全瘳。其在男子間有之，女子恆多有此證。陶節庵先生名回陽返本湯。

目寄生腎氣丸治大小便牽痛：曾治成老人，陰痿思色而精不出，小便澀痛如淋。余以八味地黃丸料加車前子、牛膝而安。後遇大小便牽痛，愈痛愈欲，愈便愈痛，以此方服之最神。

5. 博採眾方，精通藥性

臨床數十年，齊氏採集很多經效驗方，豐富了治療手段，對許多藥物功效亦有獨到體會，這裏介紹若干：

▲消斑神效湯治斑疫：

曾治鄉中一家八口，患斑皆同，急求醫治。予即用消斑神效湯而施治之，方用元參一兩、麥冬一兩、升麻三

錢、白芷二錢、白芥子三錢、沙參三錢、丹皮五錢，水煎服。一劑斑勢減，再劑斑紋散，三劑斑影盡消矣。

此方妙在元參、麥冬以消斑，尤妙在升麻多用，引元參、麥冬以入於皮膚，使群藥易於奏功而斑無不消也。

嘉慶丙寅，予在清水，城鄉皆染斑疫，概施前方而活人者多。甲戌回郡，又遇大疫兼有夾斑者，亦以此方救活甚眾。

▲龜首丸治不育症：

曾治知府楊迦懌患溢飲證，右肩痺軟痠痛。又署邛州，不能簽押，神色衰憊，醫治無效。診之兩寸洪大而緊，餘皆沉微。餘曰：「公之恙，乃太陰溢飲為患，病在氣分，前醫不知分辨氣血，誤用血分之藥以貽害耳。法宜大補中氣，醒脾崇土，宣通氣分，即當奏功。」乃用耆、朮、砂、半、乾薑、白蔻、虎骨、威靈仙、桂枝、薑黃十劑而效。再服十劑，其痛如失。

遂與歸脾湯去木香、甘草，加五味子、鹿茸、肉桂為丸，脾腎兩補而癒。

但公行年五十，尚未生子，向余索求種子方餌，余念公謙恭仁厚，與之龜首丸。調理數月，步履輕健，精神康壯，如夫人有喜矣。明年壬申降生一子，又明年又生一子。骨秀神清，均甚壯美，余見而喜。

公頓首謝曰：「起我沉痾，身受益矣；賜我後嗣，澤及先矣。」酬我以錦聯曰：自是君身有仙骨，遍與人間作好春。匾曰：妙合六經。

▲口瘡精方：

口舌生瘡，乃心火鬱熱。舌乃心苗，故病先見。方

16

用：川黃連三錢，石菖蒲一錢。水煎服，一劑即癒。

此方不奇在黃連，而奇在菖蒲。菖蒲引入心經之藥，黃連亦入心經，然未免肝膽亦入，未若菖蒲之單入心經也。況不雜以各經之品，孤軍深入，又何疑哉？此所以奏功如響也。

倘不知用藥神機，又混之以肝脾之藥，雖亦有效，終不能捷如桴鼓。此治心熱之妙法也。

▲火眼良方：

余讀岐伯曰：目赤而痛，腫如含桃，淚出不止，痠痛多眵，火眼是也。其眵多、淚多、紅腫而痛，如針刺不可忍，方用柴胡、梔子、白蒺藜各三錢，半夏、甘草各一錢，水煎服。

此方神妙不測，全在直散肝膽之鬱火，火散而熱自退，不攻之勝於攻，不下之勝於下也。輕者一劑獲效，重者四劑立癒。

余得此方數十年，用之如桴鼓相應，願同志寶之以廣其傳，德莫大焉。

曾治門人梁世傑，及門肄業，未十日而兩目紅腫，羞明怕日，痛不可忍。余因外回，見左目烏珠，暴出一團，狀若藍豆二顆。

門人呼號曰：「吾年二十，行止未虧，無故患此惡證，有何顏面偷生也。」

余慰之曰：「無傷也，天師有方，治此等證神驗之至。」乃與前方四劑而腫痛頓消，暴出之物化為烏有。又與六味地黃丸料，加柴胡、白芍、白菊各三錢，五味子一錢，四劑而安。又服六味地黃丸而久不發。

▲疰腮奇方：

曾治楊孝廉，患疰腮，疙瘩腫痛，余用薄荷三錢、斑蝥（糯米炒去翅足）三分，共為末，每服一分，燒酒調下，立效。服藥後，小便頻數，用益元散而安。余以此治婦人吹乳腫痛，亦一服而安。

▲喉痺開關神效散：

凡治喉痺，用針出血，最為上策，但人畏針，委曲旁求，瞬息喪命。肆斯業者，務於此證留心，瓶中開關神效散，不可一時無之。

盆硝、殭蠶（去嘴微炒）、青黛各八分，甘草二分，蒲黃五分，馬勃三分，麝香、洋片各一分。上各為細末，秤足和勻，瓷瓶收貯。如遇急慢喉痺，咽痛腫塞不通，即用前藥一錢，以新汲水半盞調勻，細細呷咽。果是喉痺，即破出紫血而癒。不是喉痺，亦立即消散。若是諸般舌脹，用藥五分，以指蘸藥擦在舌上下，咽唾。小兒只用二三分，亦如前法用，並不計時候。

▲疫證衄血用綠豆飲、兩寶湯：

「慧數十年來，於丙寅、甲戌、癸巳遇郡屬城鄉市鎮大疫，沿村闔戶，傳染者多。余治衄血，多用綠豆飲，或加薑、棗，活人多矣。」

綠豆飲：方用綠豆（功力在皮，不拘多少），煮熟取汁，白糖調服。凡治諸疾，均用此方。無汗加浮萍三錢同煎，服之即汗。

按：綠豆甘寒，清熱解毒驅瘟上品；洋糖同功，涼散疫熱；薑、棗助少陽生發之氣，逐疫速出膜原（少陽）。豆、糖二味，患疫者始終可用。渴則飲汁，飢則食豆，且

又捷便。甚者用兩寶湯兼治。

兩寶湯：綠豆多加，甘草、陳皮、殭蠶、蟬蛻四味酌加，井花水煎服。

按：兩寶綠豆、甘草，各有清熱解毒之功；陳皮調中理氣，和營衛而不凝滯；殭蠶退熱，能散疫毒風濕；蟬蛻輕清，易透肌膚，散風解熱，能驅瘟疫，化為烏有。

二方藥味平淡，奏功甚捷，可於瘟疫十傳中加減消息之一助，以便窮鄉僻壤寒士征夫倉促無醫，即用此法，亦可以漸次汗解。

即有醫藥，此方亦可兼服，更能添助藥力以成厥功。經證未明者，服之亦概不犯禁忌。寶之寶之。

▲明目廣嗣四神丸：

四神丸方：甘枸五斤（去蒂，分四份，一份黑芝麻同炒，去芝麻；一份小茴同炒，去小茴；一份川椒去子同炒，去川椒；一份獨炒。麻、茴、椒各五兩），茯苓、白菊各十二兩，熟地（極乾）一斤，嫩血茸八兩。為末蜜丸。此方孫真人在龍宮得來，大補虛損，明目廣嗣，不可傳與匪人。

曾治方人賢，其家巨富，為人孝友，已單傳三代矣。惜幼畸喪，本實先拔，艱於子嗣，已成虛勞，屢醫不效。形體尫羸，雙目昏暗，羞光怕日，陽事不舉，來寓求治。

診畢，謂曰：「經曰：男子寸強而尺弱，女子寸弱而尺強。今貴脈尺強寸弱，陰陽相反矣，宜補中益氣湯加白菊、茯苓以滋化源，繼服四神丸加鹿茸壯水明目、填補精血，多服自效。觀子行止端方，語言溫柔，且肯方便廣施，自必螽斯衍慶。」

彼曰：「先生妙論，弟幸重聞，敢不唯命是聽？賤軀如癒，奕祀感德矣。」

人賢服至二載而康，連生三子一女。慧獲此方三十餘年，屢用屢效，活人多矣。膽洩真人之秘，敢以告之同志，以廣其傳焉。

▲生熟附子，各有所長：

陰邪直中，埋沒真陽，肌膚凍冽無汗，或爪甲青黑，唇青舌縮，與夫渾身青紫成塊，身重如壓，皆陰盛而陽不虛也。法當生附子以驅其陰，熟附子不中也。若真陽外亡，身微熱而多汗，或眩暈眼花，神思恍惚者，皆陽虛而陰不勝也，法主熟附子以回其陽，又非生附子之所能也。

生附子驅陰，熟附子回陽，一用之以溫經，一用之以壯表。

凡三陰虛寒諸證，用薑、附、肉桂諸法，唯恐陰不去而陽不回，其腹中微有熱象，小便短赤者最妙，乃一陽來復，積陰可以盡去。庸醫不解，謬謂熱藥過燥，火從內起，恐灼真陰，改用寒涼，則陰復進而陽更退，前功盡廢，良可慨也。

古人凡用熱藥，多令飲冷，恐有假陽在上，一遇熱藥，必拒格而不得入，故使冷服，則冷遇冷相須而入，自不吐出。下咽之後，冷性既除，熱性始發，假陽自平，誠哉良法！倘證純是虛寒而無假陽者，尤須溫進，若誤飲冷，亦促亡陽，變生呃逆、泄瀉諸候，至熱性發時，功不掩過，已無及矣。

故遇極虛極寒危候而欲挽回垂絕，藥中不可不少兼陰分之藥，服藥亦不可少存陰寒之性耳。純虛純陰，真熱假

熱，宜細詳察，庶不致誤也已。

夫附、桂二味，古哲不甚常用而所用甚少，其效亦速，今人常用而且重，其效甚緩者，何也？

蓋因天地氣化轉薄，人與草木均稟天地以有生，況草木更假地氣以成形，氣化薄而力亦薄矣。凡人先天之氣，即元陽之氣也，元陽之氣既薄，焉得不假桂、附之力乎？所以今人宜常用也。

奈附、桂亦稟天地之氣而力薄矣，雖然重用而奏功甚緩也。況百病之生，莫不由火離其位也，而欲治人之病者，可不令火藏其源乎？

▲紫背浮萍取汗神效：

紫背浮萍，性專涼散，入肺經，達皮膚，能發瘟疫之汗，力較麻黃更勝。慧試驗有年，取汗最神效。

▲馬勃治咽痛：

馬勃俗名馬屁包菌，主治諸瘡，敷之甚良。以白蜜揉拌，水調呷咽，治咽痛喉痺神效。

四、編校說明

本書根據清代嘉慶十一年的初刻版本，並與其他版本參照而成，其中編排上稍做調整，說明如下：

豎排改為橫排：原書係豎排，今改為橫排，標以現行標點符號。

統一簡化漢字：凡原書出現的異體字、古今字、通假字，一律改為現行通用正體漢字。原書脫文及衍誤、錯訛之處，一律訂補更正，不另出注。

刪除三節繁瑣文字：書中有友朋「題詞」一首，「雜誌俚言」雜詩 20 餘首，均係應酬、感懷之辭，與學術關係不大，予以刪除。此外，書中最後一節「摘選《痧脹玉衡》要略」，係摘錄前人之作，且嫌繁瑣，也予刪除。這樣可使全書更趨精練。

　　個別目次調動：原書末有「病家十戒」一篇，今按理排在卷首「醫門十勸」之後，應更合宜。原書「凡例」十七條與「病家十戒」兩節未設序號，為清晰起見，標以一、二……大寫數字序號，以利檢索。

　　此外，在卷一「六經定法」正文之後，按照文意，增加了「辨諸證之陰陽」一節標題，應更切作者原意。

　　為幫助讀者理解，編校者撰寫了「學術思想和臨床特色」一節，探討齊氏學術思想，拋磚引玉。不當之處，還望高明教正。

　　參與本書整理與製作的還有李新、聶晨旭、李昊、史瑞鋒、吳紅麗、王波、辛天庚、王明立、劉立克、劉美思、劉實、林玉、李治、蘇涵等，謹在此表示謝意。

齊氏 醫話醫案集

目錄

卷首

卷一

卷 四

卷 五

卷 六

目
錄

齊氏醫話醫案集

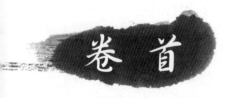

◈ 序

余幼業儒，性嗜勤學，奈命生不辰而多疾病。彼時弱冠，正有志青雲，以復箕裘之望，不意先君遭家多故，徙居長邑。先君曰：「離鄉矣，家貧矣，子暫餬口，再作良圖。」遂從嚴命，舌耕九年，形容枯槁，顏色憔悴，腰俯不伸，形如鵠立。

維時囊中始有，貿往渝瀘，訪求良醫，竟不一遇。噫！何求醫之難耶？歸至舟中，同伴者買有《薛氏醫案》一書，得觀補益門內，始知凡人患病之因，當用何藥峻補之法。選方對證，揀買良藥。數年來，湯藥服至數百劑，丸餌服至百十斤，未嘗停歇。一日腰俯自伸，飲食健旺，身體康壯，非藥之力，何能及此？

嘉慶丁巳，時年三十三歲，復貿漢鎮，獲遇超凡黃公老師，乃西昌喻嘉言之小門生，受業於舒馳遠者也，幸得拜門於楚北武昌客邸。即示予曰：「吾今者老矣，年已七十矣，久因勞攘風塵，日為人役而未傳於徒，觀子穎敏，可當吾意。」乃將數十年親承於嘉言、馳遠口授之秘旨，遂一一以傳于慧。

晨夕問難，分辨六經，陰陽表裏，寒熱虛實，條分縷

析，金針並度，罄傳無隱，至詳且盡。我師弟二人，依依三載，拜別回川。屏去營謀，志在濟世，杜門樂飢，窮究醫學。購求《黃帝內經》、《靈樞》、《素問》、《難經》、《脈訣》、《元始》、《綱目》、張劉李朱四大家之秘訣、喻氏《醫門法律》、《尚論篇》、《寓意草》及《御纂金鑑》、《薛氏醫案》、趙氏《醫貫》、《馮氏錦囊》、《診家正眼》、《密齋集解》、《龍宮方》、《石室秘錄》等書，晝夜苦讀，殫心悉慮，寢食研求。

其中五行生剋制化一一辨明，字字領悟，於凡要妙疑關，會族肯綮，無不迎刃而解。嘻！有莫之為而為者，我今果知醫耶？然雖發脫將盡，覺肌膚光澤，體健身輕，心中喜不盡言，言不盡意。

於斯時也，城鄉遠近，府縣廳州，送往迎來，醫治咳嗽、吐痰、咳血、吐血、咯血、衄血、遺精、癆瘵、虛勞、癆蟲，癒者十之八九。每治一人，即立一案，至今活人已盈千累萬。

內選病之奇、醫之良非易者百十案，附於熟習各條之下，商諸高明。僉曰：「宜亟梓行世。」慧何人士？而敢妄為著書立說，以取畫蛇添足之誚。況生於千百年成法大備之後，即有所說，又豈能出古人範圍乎？恨祿山兵燹，真書淹沒，後人以訛傳訛，世多不分陰陽，不辨虛實，用方用藥鮮能中病。

敢將數十年寤寐誠求，心得仲景、嘉言之蘊奧，立齋、養葵之秘旨，吾師超凡之心法，古今諸家之議論，乃為之暢發其義，針砭諸家，啟迪後賢，俾不至有虛虛實實之害貽誤後世。慧故於是編之所以作，要訣之所以明，足

齊氏醫話醫案集

快償吾生平之大願也。知我罪我，又何計焉？是為序。

嘉慶十一年歲在丙寅孟秋月有堂秉慧自序

◈ 醫門十勸

勸醫士盡心診治

一自勤搜海上方，順時調氣貴周詳。

凝神腠理咸昭徹，入手根由細較量。

敢道無錢分厚薄，惟求有疾盡安康。

良醫良相功歸一，願起斯人菜色黃。

勸醫士安貧莫苛取

顛連抱病剝床膚，全仗春風拂朽枯。

盡爾勤勞心內術，忍教抑勒病中軀。

人酬未及天酬巧，近報須將遠報圖。

莫學段家承務子，縑金索得便神誅。

（事見《丹桂籍》）

勸醫士恤孤寡

寡婦孤兒已寂寥，無端染病倍魂銷。

淒風黯雨連床泣，妙藥靈丹趁手調。

死者有知應結草，生而無恙賴承祧。

一腔仁愛天心鑑，定卜芝蘭姓字標。

勸醫士憐貧乏

一家衣食賴馳驅，無奈沉痾已瘦癯。

妙劑渥如沾雨露，神方蘇爾出泥塗。

彥明張氏蘭芽秀，不可陳生桂萼敷。

休說貧民難買命，濟人須濟急時無。

（事見《丹桂籍》）

勸醫士施給凶年藥餌

人人誰不願平安，瘟疫流行禍慘然。

窮極已經朝慮夕，病深難度日如年。

臥床苦惱炊無米，闔戶哀號藥少錢。

命似草菅溝壑滿，傾囊解橐好施捐。

勸醫士勿誤用藥

回生藥力可通神，用合機宜在我身。

未識陰陽和表裏，終淆佐使與君臣。

立方補瀉宜斟酌，執意溫涼貴認真。

一命終須償一命，果報昭昭勿誤人。

勸醫士勿私奇方秘傳

奇方珍重獨超群，一派淵源許共聞。

吝教本非天地意，傳薪宜體聖賢文。

價雖簡便偏療疾，藥似平常轉建勳。

莫飽私囊誇秘訣，流行陰德首推君。

勸醫士勿多傷生命製藥

汝欲延生須放生，前賢戒語好推尋。

殘它肢體傷多命，入爾丹丸索數金。

雀飼百頭需藥米，蟾羅千隻費刀砧。
一般怕死情無異，我輩宜懷惻隱心。

勸醫士預儲缺藥

嘗來藥味總成虛，真則無多賤有餘。
馬勃牛溲宜預蓄，銀丸金液亦須儲。
居奇莫謂能邀利，癒病方知有令譽。
春滿囊中無缺陷，倉皇臨證亦舒徐。

勸醫士勿好為人師妄教子弟

授業先將品行看，莫教無學並貪婪。
靈區朗朗懸金鏡，妙理深深啟玉函。
善悟聰明能集益，苛求殘刻更何堪。
誤人在彼猶如我，仁術藏身貴渾涵。

上詩十首，言雖平庸，意實懇切，願諸君子身體而力行之。更勸大有力人登高一呼，轉相化導，使人人咸以利濟為心，則於聖朝仁民愛物之治化，亦未必無小補云。

❖ 病家十戒

一戒節色慾

世人驕恣恈淫，常近女色，不自保護。及至有病，徒乞靈於草木，尚不能堅力以遠房幃。惟持智慧劍者，防之極嚴，以理制欲，心如槁木死灰，直視四大假合，則心以清而腎以寧，未病者終不病，已病者可無病耳。語云：

「服補劑十朝，不如獨眠一宵。」又大中丞享高壽者，自謂平生惟服「獨睡丸」。

予故讀詩至「真精送與粉骷髏，卻向人間鑠秋石」之句，而不禁為世之不善守身者三歎也。

二戒信醫不專

蓋醫之工拙，審擇在於平時，苟至臨證，猶疑信相參，且暮更醫，藥力未行，前方又換，不惟無益而反害之。

又且有病家親朋，偏論是非，或舉薦醫，或自獻方，攻補妄投，毫不中病，豈不戕生？

三戒不節飲食

蓋病中好食燔炙，醉飽自耽，即日服參茸，終屬無效。惟淡泊清芬以調養脾胃，始能助藥力以成功。

四戒信巫不信醫

若妄事殺牲祈禱，干瀆神靈，書曰：「自作孽，不可活」，可立待也。慧歷年來，惟見力行善果，叩許即送《太上感應篇》、文昌帝君《陰騭文》、關聖帝君《覺世真經》，或《聖訓合編》、《丹桂籍》諸書，量力勉為者，每每病有轉機，藥能奏效。蓋惟以善補過，乃能仰邀庇佑云。

五戒不能安命，怨天尤人，橫生懊惱

須知疾苦顛連，夙業所致，惟歡喜領受自然，服藥有益，可保長年。

六戒治療失時

或艱於服藥，或過於惜錢，怠緩因循，日復一日，及至大勢已去，始俯首乞憐，雖有善者，亦終無如之何也。

七戒心性務宜和平，不可動怒

蓋怒則傷肝，病愈難治。須知祛病延年第一妙法，惟尋花鳥以抒情，對魚蝦而悅性，或覓良朋益友講開懷出世之談，庶幾心曠神怡，日服藥餌而日有生機也。

八戒專心服藥，摒去雜念

凡人患病，酒色財氣各有所因，知其所因，即當畏如狼虎。苟復營營心中，致使神明內亂，則病必加劇，終亦必亡而已矣。

九戒起居不慎

蓋病中，春夏宜早起以養陽，秋冬宜晏眠以養陰。苟不善保養，致為風寒所侵，神昏擾亂，又遇粗工表裏不分，胡亂雜投，釀成壞證，斯時欲補益不得，欲表散不能，雖明醫值此亦大費躊躇矣。

十戒輕身重財

遇病來時，但索簡便方頭妄自加減，價貴之品置而不用，濫惡之材隨便煎服，此非愛命之君子也，病之輕者必重，重者必致死矣。冤哉！冤哉！

是書以十勸首，欲醫士之為良醫也；以十戒終，欲病家之為明人也。明人不遇良醫，固無以療其病；良醫不遇明人，幾無以展其術。醫士病家，實兩相需而兩相成者也。慧故於是篇之始末，諄諄告誡，均為三致意焉。

❖ 凡 例

一、醫書自《內經素問》，雖備醫藥之理，而六經尚無定法定方，至漢儒張仲景治傷寒，始創三百九十七法、

一百一十三方，大開六經法門，不特專治傷寒，一切雜病治法統在其中。故曰：三百九十七法，萬法之祖也。學者不由斯入門，臨證如涉大洋，茫無邊際，雖皓首窮經，有何益哉？必當熟讀六經，條分縷析，自然胸有成竹，目無全牛，否則不足以稱為醫也。

二、仲景六經之法，醫家之要典也，自兵燹散失，缺而不完。王叔和誤以偽撰成編，陰陽乖舛，錯雜無倫，歷代相沿，未及精察。幸喻嘉言從而尚論之，舒馳遠從而集注之。極力攘斥詆誹，削去偽撰，獨表精微、義例之善，無出二公之右者，予故悉遵之而不敢易。

三、業醫者，宜讀《內經·素問》及薛氏、趙氏、馮氏、喻氏、河間、東垣、丹溪、松峰之書，始能學識高超，見地獨迥。故予是書中多纂輯諸家，抉要鉤元。至於閒文，概置不錄。或辭多於意者，纂其要而登之；或辭隱於意者，微加損益，以顯捷而出之；或先賢有不分六經，及後世胡亂瞎撞之句，盡皆削之。所有論說，即以治療一案證之，極知僭越無似，然輔翊先哲之心，引誘後來之意，大不得已，救世君子，當必有以諒我。

四、業醫者宜淹博明通，方能入道。一知半解者，未許窺毫末也。然明通者，又為功名所拘牽，即或學之，又無傳授，動謂醫有何難，一望便曉甚矣。無學者難知夫醫，有學者易視夫醫，所以良醫之不概見也。惟能經史貫通，爻象參悟，五行八卦，生剋制化之理自然了徹。尤要熟諳藥性中之寒熱溫平，五味五走，如東方屬木，其色青，其味酸，酸入肝；南方屬火，其色赤，其味苦，苦入心；西方屬金，其色白，其味辛，辛入肺；北方屬水，其

色黑，其味鹹，鹹入腎；中央屬土，其色黃，其味甘，甘入脾。故水曰潤下，火曰炎上，木曰曲直，金曰從革，土原稼穡。潤下作鹹，炎上作苦，曲直作酸，從革作辛，稼穡作甘。明乎此則以藥性之五味、五走，參之六經定法，臨證施之，萬舉萬當。果能此道矣，即是上工。

五、凡學醫，必須謙恭下士，訪友求師。稍有餘閒，便將今古明醫諸書，熟讀揣摩，一一融會貫通。得之於心，熟之於目，自然應之於手而無差謬。

六、凡病家請診，必先問其病勢之緩急，急者則先診之，不得以富貴貧賤分別先後。審證用藥，務要仔細留心，即或倉促貽誤，轉念知之，或增某藥，或減某藥，必須隨後囑主人更改，不得護短因仍，蓋救人為切務也。

七、遇危迫之病，必須盡力挽回，然必與病家講明，方可用藥。尤須璧彼藥資，則見效有功，不效無怨也。至於乘危嚇詐，徒索人財，使病家懸心，患者作苦，不顧人之性命者，必有冥報。

八、方藥二者，俱宜講究。苟徒善其方，而不善其藥，則見功遲而見過速矣。故立方時，必囑病家揀買良藥。至於上品藥餌，亦須預儲；靈效丹丸，處制收用，庶免臨時束手。

九、凡診視貧賤鰥寡煢獨者，尤宜格外加意，誠心施治，以全其生。至於賢婦、孝嗣、貧病無依者，付藥之外，量力周給，以羨補不足，未必遽虧於己也。如此存心，方稱仁術，上天知之，厚福必至。

十、宜行止端方，凡診婦女及孀尼，必俟侍者在旁，然後診視，既可杜邪念，亦可遠嫌疑。即娼優家亦必視如

良人子女，不可存一些子兒戲，以取不正之名，致獲邪淫之報。

十一、診視回寓後，宜翻書驗病，援古證今，以觀吾意之當否，庶學問日有長進。不可任意行樂登山，久久離寓，攜酒遊玩。倘有暴病，求援而不得，豈不有垂危之慘？

十二、宜衣冠整飭，儒雅端莊。然不可過於奢華，以致誚於彼其之子不稱其服也。語云：「一流舉子二流醫」。卑瑣者，徒取輕賤。

十三、不可唯利是圖，矜言財禮，於顯宦者求匾額，於巨富者索金珠，蓋實至名歸，貴乎自然。而受人與者，常畏人也。余見庸工之輩，既無名師指點，抄襲幾個陳方，草率妄為，動輒包治包癒，需索數千數十，幸而得之，詡詡揚揚，自謂在道。

其實背謬殊多，失亂不少，以致冤鬼夜號，藥櫃中無非黑氣陰魂慘結，招牌下盡是啼聲營營，於蠅頭微利，貿貿如鬼蜮傷人。其流品愈卑，其識見愈陋。醫道之流弊，尚可勝言哉！

十四、醫法云：醫者意也。藥不執方，合宜而用，全在醫者圓融變通，活法以行之。且一病主治非一方，一方亦不止主治一病，萬不可專執一方，而無可憑之理，以貽害於人，必要神而明之，心以會之，投機應病，方為濟世婆心。否則誤人性命，雖世俗可欺，而冥冥之中放過誰來？

十五、考明醫用藥，不論有毒無毒，須審其病之當用者用之，當起死於芩、連、薑、附，活人於參、朮、硝、

黃。無奈俗人反生疑謗，或言芩、連苦寒敗胃，或言薑、附熱毒傷陰，或言參、朮補起虛火，或言硝、黃瀉傷元氣。彼不知有是病必用是藥，而創此不經之謬談。用平常藥者反為得計，不知壞事之甚。愚勸司命之士，寧可受人謗言，切勿誤人性命，以自干陰譴而取罪戾也。

十六、宜知煎藥之法。凡藥入罐，開水浸透，濕紙蓋緊，務要老誠看守，不可炭多火急，致藥水沸出，亦不可過煎，致令藥枯。惟火候得宜，則藥之氣味不損，服必有力，而其效速於置郵。藥渣又不必再煎，要知病人以求疾癒為急，豈惜此一劑藥渣而必再煎乎？但藥中有厚味者，有芳香者，一煎氣味已去，渣有何力？

愚意以補中益氣湯為則：黃蓍、白朮味厚，先入罐煎十數沸，次入參、歸、升、柴、甘、陳、薑、棗，又煎十數沸，則氣味均出矣。舉此一方而為例，則他方可以類推。白蔻、川貝研末，廣香、肉桂磨膏，宮參一味，銀盒獨蒸湯汁。且芳香之藥，不見火為佳，見火則功力減半，況至於久熬者乎？救世君子，立方之後，必將此以告病家之知事者。

十七、是書稿成於庚申，復編次於丙寅，至今壬辰，窮究三十三載，余年已七十矣，自覺閱歷愈多，而見識愈確，於是殫厥心力，再加訂正，辭意冗者刪之，可節去者削之。邇來醫治案頭更多，內選奇者加之。種種議論，皆以六經為主，並拈出諸名家精義用作巴鼻，於每條末附案，分袂六卷，顏曰《齊氏醫案》。回視前作，煥然改觀。余滿擬秘藏笥中，使吾兒及諸門人輩有所遵循，待百年後身盡名滅，然後梓行。如其速刻求明，令業醫之士從

卷首

39

前師說，漫無著落，必嫉為欺世盜名耳。恐未能邀知音之賞鑑，已先犯無識者之譏談也。奈當世名公咸慫恿予曰：「此濟世事也，曷不付之剞劂，而反遲滯乎？」遂如命登梨棗焉，倘復有高明者起而見教則幸甚。

熊吉堂曰：凡例十七條中，勸戒詳陳，字字金玉，堪為後學津樑，業斯術者果能遵行不怠，則治病用藥諸法，庶乎不差，為功不小，慎勿棄髦視之，而昧作者之苦心焉。

❖ 臨證必讀

昔長沙公教人以望、聞、問、切四法，妙哉其神矣。然庸工無傳，遂謂此非長沙之聖不能知，何其所見之不廣也？不知俱有明徵，顯而易見。

望者，望其人之顏面氣色，以察形體之勞瘁，如青屬肝病，赤屬心病，白屬肺病，黃屬脾病，黑屬腎病也；聞者，聞其語言聲息，以審內氣之盛衰；復問其病起於何時，得於何因，所見之證屬於何經，於是再問其平日有何舊病與否，其本氣宜寒宜熱，則病之六經、陰陽、表裏、寒熱、虛實確有所據。

而後切其脈以驗證，不過再加詳慎之意，並非盡得其證於脈息之中，倘脈證不符，猶必拾脈而從證，可見重在證，不重在脈，故以切為獨後。

彼不諳仲景之法，緒脈理之說而欺於世，至於望、聞、問三字，不得其傳，則病之六經、表裏、陰陽、寒熱、虛實，懵然不識，求其不殺人者，幾希矣。

❖ 切脈須知

余讀雷真君曰：脈訣，《內經》已暢言矣，王叔和發明，沈微垣規正，余不可不一一論之。脈訣大約言愈多則旨愈晦，吾獨尚簡要以切脈，不必紛紛於七表八里也。

切脈之最要者在浮沉，其次則遲數，其次則大小，又其次則虛實，又其次則滑澀而已。知此十脈，則凡人之病，不能出其範圍，至於死脈，尤易觀也，不過魚蝦之游、禽鳥之喙、屋漏、彈石、劈索、水流之異也。

知十法之常，即可知六法之變，又何難知人之病哉？《靈樞》之形容脈象，萬不可以為法。仲景曰：脈訣原不必多，多則反晦。真君之妙論至簡至要，可為萬世切脈之定法。

聶灼三曰：「余觀前二則，愷切詳明，真可為俗醫之換骨金丹也，令人讀之千遍不厭。」

❖ 杜執病困醫之弊

醫以浮、沉、遲、數等脈，分別病之表、裏、寒、熱、虛、實，非以某脈專主某病，亦非以某病必無某脈。經云：陽病得陰脈者死，陰病得陽脈者生，是陰病有陽脈，陽病有陰脈也。又中風之脈，浮遲者吉，大數者危，是中風有浮遲，亦有大數也；吐衄之脈，洪大者危，沉小者吉，是吐衄有洪大，亦有沉小也。

凡患病者，必先將病之始末細說與醫，以脈證病，了然無疑，則藥無不效也。

今多有自隱病因，以脈困醫，令其猜病，偶合則稱為神手，不合則薄為庸才，不服其藥，是以明醫反不見信，良可慨也。

彼不知古人治病，未有外望、聞、問三法，而獨以切脈神其治者。東坡先生云：「吾求癒病而已，豈以困醫為事哉？」且人生平有六陽脈者、六陰脈者，有左右偏盛者，有反關脈者，凡有疾病，難以合診。又飢飽、房勞、驚醉之後，脈難作準。又寒熱之病，寒時則脈衰，熱時則脈盛，不可不辨。

以上數端，醫者臨證時，以望色、聞聲、問因審之，庶可以得病情而手到春生矣。

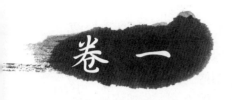

❖ 六經圖說

余考《黃帝內經》經絡圖，以六經畫成六象，註明某部、某脈、某經、某病主用何藥，宜用何方，乃一定而不可易之法。此愚自悟而自製，實六經之至理，而曩哲所未發明者，余特表而出之，使業醫者無分智愚，開卷瞭如指掌，不致嘆於蒙混焉。

太陽者，膀胱也，一名尿脬；陽明者，胃也，一名肚子；少陽者，膽也，一名青腸；太陽、陽明、少陽，此三陽也。太陰者，脾也，一名鐮貼；少陰者，兩腎也，一名腰子，是人身中一太極；厥陰者，肝也，為藏血之臟。太陰、少陰、厥陰，此三陰也。三陰、三陽合而為六經。岐伯曰：此人之所以參天地而應陰陽，不可不知。

足太陽外合於清水，內屬於膀胱，津液藏焉，氣化則能出矣，為州都之官。足陽明外合於海，內屬於胃，為水穀之海，職司受納收藏之官。足少陽外合於渭水，內屬於膽，膽善決斷，為中正之官。足太陰外合於湖，內屬於脾，腐熟水穀，為倉廩之官。足少陰外合於汝水，內屬於兩腎，主藏精與志，為作強之官。足厥陰外合於澠水，內屬於肝，肝能謀慮，為將軍之官。手太陽外合於淮水，內

屬於小腸，化物出焉，為受盛之官。手陽明外合於江水，內屬於大腸，變化出焉，為傳道之官。手少陽外合於漯水，內屬於三焦，水道出焉，為決瀆之官。手太陰外合於河水，內屬於肺，治節出焉，為相傅之官。手少陰外合於濟水，內屬於心，神明出焉，為君主之官。手厥陰外合於漳水，內屬於心包絡，喜樂出焉，為臣使之官。故曰：主明則下安，主不明則十二官危。

又一歲之中，自大寒至驚蟄，厥陰風木主氣；自春分至立夏，少陰君火主氣；自小滿至小暑，少陽相火主氣；自大暑至白露，太陰濕土主氣；自秋分至立冬，陽明燥金主氣；自小雪至小寒，太陽寒水主氣。

夫人身中之六經合天之六氣，而經脈應地之經水，又合於天之六氣而內屬於臟腑。每一歲周天三百六十，而分四時之風、寒、暑、濕、燥、火，人感之而受病，其中輕重各有所因，明者知之，難為昧者道也。

愚又觀於易象而有所悟焉。伏羲氏明乎先天陰陽之理，而知無極生太極，太極動而生陽，靜而生陰，一動一靜，互為其根，於是畫乾坤以定位，蓋已包含乎天地人，妙萬物而為言者也。至於文王窺後天之精蘊，而乾坤生六子焉，坎北離南，震東兌西，乾位西北，艮位東北，巽位東南，坤無定位，寄居西南，天地之大局，先聖之元機，胥盡乎此。

惟人稟天地靈秀以生，亦能體備陰陽而上參天地。今將臟腑中卦位詳陳之：乾，金也，肺屬金，肺即乾為天；兌，金也，大腸屬金，大腸即兌為澤；震，甲木也，膽屬木，膽即震為雷；巽，乙木也，肝屬木，肝即巽為風；

坎，水也，兩腎俱屬水，左為陰水，右為陽水，腎即坎為水；離，火也，心屬火，心即離為火；艮，己土也，脾屬陰土，脾即艮為山；坤，戊土也，胃屬陽土，胃即坤為地。經曰：脾為孤臟，位居中州，灌溉四旁。是以辰、戌、丑、未之月，各旺十八日於四季之末。明乎此則六經臟腑之理益明矣。古人云：醫者易也。未有不明乎易而通乎醫者也，不信然乎？

合而論之，五臟相生則百體諧和，一有相剋則千痾競起，至哉斯言，實可為千古之指南也。

高曰：醫治之源，肇自岐軒，而《內經》之書乃三墳之一，六經方藥至仲景而始備，特著《雜病論》十六卷，起死回生，故為醫中之聖。由漢至唐，蒼蒼生民，咸賴福庇。不幸後遭祿山兵燹，其書湮沒不傳，後人無有獲見者，以致諸家各逞臆說，《局方》大行，鮮能分辨六經，按法治病。愚髫年習舉業，常聆家庭之訓誨，瀏覽曩哲之名言。每見無傳者，多執陳方，既無可憑之理，又乏通變之才，其貽害也，良非淺鮮。

今是書將六經各繪一圖，註明某經系屬某病，某病宜用某藥，誠欲學者不迷於所往也。由斯門者能信心而熟讀之，則陰陽表裏、寒熱虛實、生剋制化之理自得。又潛心考究喻氏、舒氏、薛氏、趙氏等書而會通之，則慧心日開，聰明日發，視病如鏡照物，無一脈不貫通，無一理不融澈，毫髮不紊，則信手拈來，頭頭是道，見一人救一人，到一方救一方，則功德無量。

文正公云：不為良相，當為良醫。又曰：醫道通仙道，濟世活人，此之謂也。

✤ 分經治病

馳遠舒氏曰：頭痛一證，六經皆有，不可妄用川芎、藁本、白芷、細辛胡亂瞎撞，法當分經用治。太陽頭痛連後腦，其法用桂枝、麻黃、羌活；陽明頭痛在前額，主葛根；少陽頭痛在兩側，主柴胡；太陰濕痰，塞壅胸膈，

如天之陽氣蔽塞，地之陰氣冒明，頭為之痛，症兼腹痛自利，手足自溫，法宜蓍、朮、薑、附、砂、半；少陰中寒，阻截真陽不得上達，陰邪僭犯至高之處，故頭痛如劈，重不可舉，症兼身重懶言，法宜前方中去半夏加肉桂、骨脂；厥陰頭痛在腦頂，蓋陰邪上逆，地氣加天，症兼腹痛拘急，四肢逆冷（四肢作冷為逆，冷過肘膝為厥），法宜前方中去骨脂、肉桂，加吳萸、川椒；若血虛肝燥，風火相煽，上攻頭頂，痛不可近，症兼口苦咽乾，惡熱喜冷，法宜歸、地、芍、連、柴胡、膽草。

✤ 六經定法

太陽行身之背，為在表之表。

足太陽膀胱經腑之圖

太陽病，頭項強痛，腰背骨節疼痛，惡寒發熱，此為太陽經證。

時有微汗者，為風傷衛，法主桂枝湯，以驅衛分之風：桂枝、白芍、甘草、生薑、大棗。

壯熱無汗者，為寒傷營，法主麻黃湯，以發營分之寒：麻黃、桂枝、杏仁、甘草。

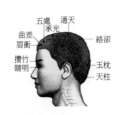

頭身疼痛，發熱惡寒，不汗出而煩躁者，為風寒兩傷營衛，法主大青龍湯，營衛互治，風寒互驅。麻黃、桂枝、杏仁、甘草、生薑、大棗、石膏。若非煩躁，石膏不可用。若非壯熱無汗，麻黃不可用。

太陽邪傳膀胱，口渴而小便不利，此為太陽腑證，法主五苓散，以去太陽腑邪。

按：小便不利，氣化不行，病在氣分，不可用血分之藥，當以桔梗易之。太陽腑證，有蓄尿、蓄熱二端，膀胱有尿，熱邪入而搏之，則少腹滿為蓄尿；若無尿，熱邪入無所搏，則小腹不滿為蓄熱。蓄尿者倍肉桂，蓄熱者易滑石。

有為蓄尿過多，膀胱脹滿，脹翻出竅，尿不得出，醉脹異常者，名為癃閉，不可用五苓。愈從下利，其脹愈加而竅愈塞，尿愈不得出，法宜白蔻宣暢胸膈，砂仁、半夏醒脾開胃，肉桂化氣，桔梗開提，

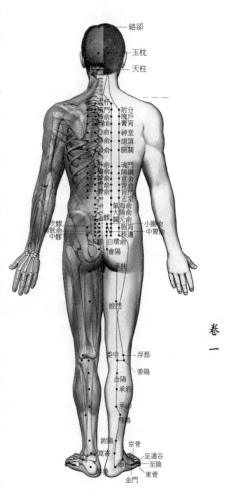

▲足太陽膀胱經

卷一

47

生薑升散，如壺蓋吃緊，揭起則熱氣自出之意。使上焦得通，中樞得運，而後膀胱之氣方能轉運，斯竅既順而尿得出。若少腹硬滿，小便自利者，為膀胱蓄血，方用桃仁承氣湯，或代抵當湯。

清水門人胡清華曰：「大腸蓄血，緣於熱結膀胱，其去路應驅前陰而出，何乃反用大黃、芒硝奪之大腸乎？」

曰：「子言確乎有理，想當時原文得之讀者之口授，恐難盡真，以理度之，桃仁承氣與代抵當二湯，大腸蓄血者宜之，膀胱蓄血果不合也，當用五苓散加歸尾、生地、紅花、小薊、萬年霜，以逐其邪由小便而出，庶乎可也。」

又問：「大腸蓄血、膀胱蓄血何以辨之？」

曰：「血蓄膀胱，小腹硬滿，小便自利；大腸蓄血，糞雖硬，色必黑，仲景之法以此為別耳。」

陽明行身之前，為在表之裏。

足陽明胃經腑之圖

陽明病，前額連眼眶脹痛，鼻築氣而流清，發熱不惡寒，此為陽明經證，法主葛根以解陽明之表。

口燥，心煩，汗出惡熱，渴欲飲冷，此熱邪漸入陽明之裏，法主白虎湯以撤其熱：石膏、知母、粳米、甘草。

張目不眠，聲音響亮，口臭氣粗，

聲輕惡熱而大便閉者，此熱邪已歸陽明之腑，法主小承氣湯，微蕩其實，略開其閉：大黃、枳實、厚朴。加之胃實腹滿，微發譫語者，可以調胃承氣湯以蕩其實而去其滿：大黃、芒硝、甘草。更加舌燥苔乾，焚熱如火，痞

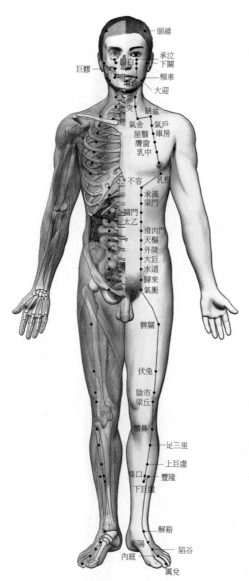

（胸腹塞悶）、滿（胸腹膨脹）、實（胃上按痛）、燥（便閉乾結）、堅（按之石硬）與夫狂譫無倫者，法主大承氣湯，急驅其陽，以救其陰：大黃、芒硝、枳實、厚朴。

少陽為半表半裏。

足少陽膽經腑之圖

少陽病，頭痛在兩側，耳聾，喜嘔，不欲食，胸脅滿，往來寒熱，此為少陽經證，法主柴胡湯，以解少陽在經之表：柴胡、半夏、人參、甘草、生薑、大棗。口苦、咽乾、目眩，此為少陽腑證，法主黃芩，以洩少陽裏熱。

〔附〕少陽經易病說

余考足少陽膽經屬甲木，化氣於相火，順則下蟄而溫腎水，逆則上炎而刑肺金，故少陽經最易病。少陽為出腑入臟之門戶，出則陽，入則陰，二陽在表，三陰在

▲足陽明胃經

卷一

49

裏，陰盛則傳太陰脾臟，陽盛則傳陽明胃腑。少陽居半表半裏，是以寒熱往來。仲景立小柴胡湯清散經邪，杜其出腑入臟之路也。

又一易藥捷法，一見少陽兩側脹悶頭痛，用老生薑煨熱切片，以兩大拇指重按熱薑於印堂中，推擦至太陽穴兩側岔青筋，重以兩大拇指甲掐青筋幾下，忌風寒一日，即癒。不癒必是因風雨浸染，即用燈心搓細，蘸油焠印堂中一壯，次焠兩側交叉青筋各一壯，隨手而應，亦忌風寒一日，服小柴胡兼行此法。但須忌服豬油二三日，蓋亥屬豬，豬性寒涼，食之恐因寒而病者，亦因寒而發也。

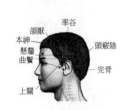

足太陰脾經之圖

太陰病，腹滿而吐，飲食不下，時腹自痛，自利不渴，手足自溫，法主理中湯加砂、半。

若胸膈不開，飲食無味，而兼咳嗽者，乃留飲為患，法主理脾滌飲：菁、朮、薑、蔻、砂、半。

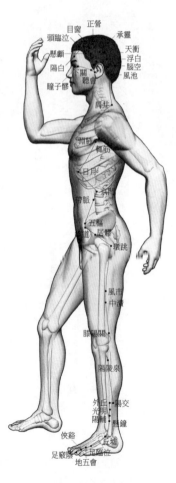

▲足少陽膽經

齊氏醫話醫案集

若由胃而下走腸間，瀝瀝有聲，微痛作瀉者，名曰水飲，即於前方內加附、桂。

　　若由胃而上入胸膈，咳逆倚息，短氣不得臥者，名曰支飲，即於前方內加骨脂、益智，更用斬關丸以下痰而癒。

　　若由胃而旁流入脅，咳引刺痛者，名曰懸飲，即於前方內加芫花、草果，搜出脅縫之痰自癒。

　　若由胃而溢出四肢，痺軟痠痛者，名曰溢飲，即於前方內加虎骨、威靈仙，在手加薑黃，在足更加附子。又有著痺、行痺二證，痛在一處者，為著痺；流走無定者，為行痺。

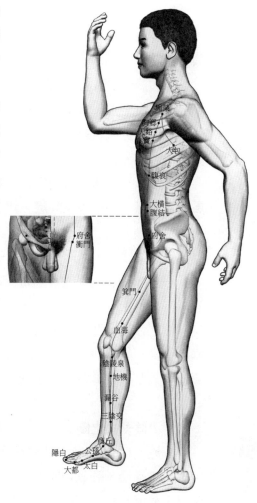

▲足太陰脾經

　　與溢飲相似而證不同，乃為火旺陰虧，熱結經隧，赤熱腫痛，手不可近（溢飲不赤不熱），法宜清熱潤燥，人參、竹瀝、生地、阿膠、天冬、玉竹，在手加桑枝，在足

加桑根。

若身目微黃而小便不利，不惡寒者，為陽黃，法宜茵陳五苓散。

若腹痛厥逆，身重嗜臥而發黃者，法主茵陳附子湯：參、苓、附、朮、乾薑、茵陳。

若濕鬱黃疸，誤服茵陳必死，又宜逍遙散以舒其鬱，而黃自退矣。

太學黃子一清，余同庚也。其妻初患四肢煩疼，類中風而實非風，醫家不識其證，謬用消風活血之劑。

余遇，力止之，曰：不可，此太陰脾經溢飲之證，我見世醫誤作風治，而釀成痿廢、鶴膝者恆多。

不聽，任他醫治之，果成鶴膝，枯瘦如柴，形如鵠立，方求診治。

按之六脈沉遲而伏，余曰：風藥誤矣，病尚可治，但兩腳終身不能履地。乃與理脾滌飲加川牛膝、虎脛骨、威靈仙，兼服八味地黃丸，後猶享壽十九年。

足少陰腎經之圖

少陰真陽素旺者，外邪傳入則必協火而動，心煩不眠，肌膚燥，神氣衰減，小便短而咽中乾，法主黃連阿膠湯，分解其熱，潤澤其枯：黃連、黃芩、芍藥、阿膠、雞子黃。

真陽素虛者，外邪傳入則必協水而動，陽熱變為陰寒，目瞑倦臥，聲低息短，少氣懶言，身重惡寒，四肢逆冷，腹痛作瀉，法主蓍、朮、薑、附、砂、半、骨脂、益智，溫經散邪，回陽止洩。

足厥陰肝經之圖

厥陰有純陽無陰之證，有純陰無陽之證，有陰陽錯雜之證。張目不眠，聲音響亮，口臭氣粗，身輕惡熱（熱深厥深），上攻而為喉痺，下攻而便膿血，此純陽無陰之證也。法主破陽行陰，以通其厥。

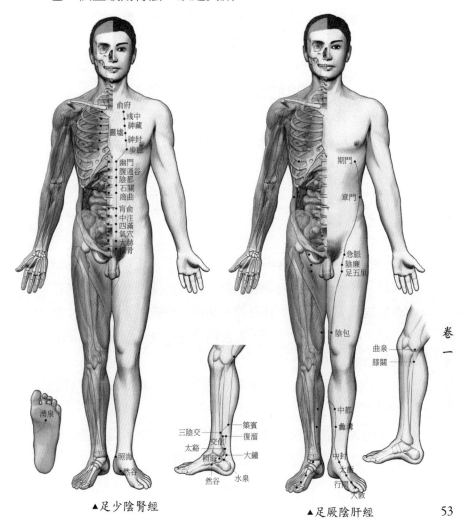

▲足少陰腎經

▲足厥陰肝經

喉痺者，用玉竹、天冬、麥冬、石膏、雞子白。便膿血者，用生地、阿膠、雞子黃（按：雞子甘寒，其白像天，輕清上浮，用治上燥；其黃像地，重濁下降，故用之以治下燥）。

四肢厥冷，爪甲青黑，腹痛拘急，下利清穀，嘔吐酸苦，冷厥關元，此純陰無陽之證也。法宜蓍、朮、薑、附、砂、半、吳萸、川椒驅陰止瀉，以回其陽。

腹中急痛，吐利厥逆，心中煩熱，頻數飲冷，飲而即吐，煩咳轉增，腹痛加劇，此陰陽錯雜之證。

法主蓍、朮、薑、附、砂、半、吳萸、川椒濃煎，另用黃連浸取輕清之汁，攪和溫服，法主寒熱互投，以去錯雜之邪。

凡病不外六經，以六經之法，合而治之，無不立應。一經見證，即用一經之法；經證、腑證兼見，即當表裏兩解。

若太陽與陽明兩經表證同見，即用桂枝、葛根以合解兩經之邪。兼少陽加柴胡；兼口渴而小便不利，即以三陽表藥加入五苓散中；兼口苦、咽乾、目眩，更加黃芩；兼口燥、心煩、渴欲飲冷，當合用白虎湯於其間，並三陽表裏而俱解之。

若三陽表證與三陰裏寒同見，謂之兩感，即當解表於溫經之內。

若裏重於表者，但當溫裏，不可兼表。無論傳經、合病、並病、陰陽兩感，治法總不外乎此。

❖ 辨諸證之陰陽

病有陰陽之分辨，不得其法，無從分認。即如舌苔乾黑，芒刺滿口者，皆有陰陽之分：有為少陰中寒，真陽遭其埋沒，不能薰騰津液而致舌苔乾黑起刺者，法當驅陰救陽，陽回則津回，方用薑、朮、薑、附、砂、半、骨脂等藥。其症必目瞑嗜臥，聲低息短，少氣懶言，身重惡寒（辨陰病十六字）。有為陽明火旺，燦乾津液，而致舌苔乾黑起刺者，法宜驅陽救陰，陰回則津回，方宜斟酌於白虎、承氣諸法以消息之。其症必張目不眠，聲音響亮，口臭氣粗，身輕惡熱（辨陽病十六字）。凡辨諸症之陰陽，總不外此各十六字也。

又如厥逆一證，亦有陰陽之分。凡四肢厥逆者，外見張目不眠、聲音響亮、口臭氣粗、身輕惡熱為陽厥，法主破陽行陰，以通其厥；若外見目瞑嗜臥、聲低息短、少氣懶言、身重惡寒之證為陰厥，法主驅陰散邪，以回其陽。

又如譫語一證，原有陰陽虛實不同。經曰：實則譫語，虛則鄭聲。在陽明為實證，為譫語，乃陽明胃實，燥結不通，陽火亢極，真陰立亡而神明內亂，狂譫無倫，法主大承氣湯急驅其陽，以救其陰；在少陰為虛證，為鄭聲，乃少陰中寒，魄汗出而下利，氣虛陽脫，神魂無主，細語呢喃，錯亂顛倒，法當急回其陽，以固其脫，方用薑、朮、薑、附、參、苓、益智、骨脂等藥。二證陰陽，均以上十六字辨之。

又如煩躁一證，陰陽互關。曰：陽煩陰躁。又曰：煩出於心，躁出於腎。

其實不然，然煩者未有不躁，躁者未有不煩，煩躁皆同，而證之陰陽不同。有為少陰亡陽，身熱多汗而煩躁者，乃腎中真陽隨汗而浮越於外，法主薑、附、薯、朮、骨脂以回其陽；有為陽明熱越，身熱多汗而煩躁者，乃胃中津液隨汗而盡越於外，法主人參、白虎等法以撤其熱。二證陰陽，亦以上十六字辨之。

又如昏睡一證，在少陰為陰霾盛而陽不開，法當急回其陽，以禦其陰；在陽明為熱盛神昏，法當速撤其熱，以退其陽。以上陰陽，俱以十六字辨之。

且昏睡與不眠，其證不同而法相同。在陽明張目不眠者，常也，然又有熱盛神昏之證，其人均為口臭氣粗，汗出惡熱，其法亦均當撤其熱；在少陰但嗜臥者，常也，然又有裏陰過盛，拒格真陽，隨汗外越，不得內交於陰，亦不得眠，其人均為頭眩身重，少氣懶言，其法亦均當回其陽。

又如口渴一證，有為實熱，亦有虛寒。若為熱邪傷津而渴者，必小便短，大便硬；若自利而渴者，乃為火衰作渴，證屬少陰者，以寒中少陰，腎陽受困，火衰不能薰騰津液，故口渴，法主薑、附助陽溫經，正所謂釜底加薪，津液上潮，而口渴自止。

又如直視一證，亦有陰陽之分。若陽明胃實，火亢水虧，外見口臭、惡熱等證，最忌直視，直視者，腎水垂絕之徵也，法當急奪其土，以救腎水；若少陰中寒，真陽遭其埋沒，津液不上騰而直視者，津不榮目也，外見身重惡寒等症，此則不患水絕，最忌亡陽，法當補火殖土，以回其陽。

齊氏醫話醫案集

打呃一證，有虛寒，有實火。若胃實閉結，陽火上衝而打呃者，真陰立盡之候也，其症張目不眠，身輕惡熱，法當急下，以救其陰；若脾氣虛寒，健運無權，氣不調達而打呃者，其勢緩，非死證，其症目瞑倦臥，身重惡寒，法宜參、朮、薑、附、甘草、半夏、丁香、白蔻仁以溫中而散逆。

凡遇泄瀉，法屬太陰，宜主理中。世醫僅知分利，則氣化愈傷，脾土日衰，陽神日陷，陽光漸墜，眼見昏蒙。至於雙目不開，閉久生障而目漸壞，此乃陽氣下陷，不能升舉，羞光怕日，眼皮欲墜，津液不上騰，目中乾澀，緊閉難開。而又謬謂瀉動肝火，兼之腎水不足，轉與瀉火滋水，佐金伐木，謂之瀉南補北，益西損東，愈誤愈深，不可為矣。

法宜蓍、朮、附、桂補火殖土，回陽止瀉，更加白蔻宣暢胸膈，骨脂、益智收固腎氣，則陽回而津自升，目開而障自落。有等瞳仁散大而眼見昏蒙者，乃為火敗土衰，水邪氾濫，法當補火殖土，以禦其水。

世醫皆謂腎水不足，安知水有餘而火不足也？如果腎水不足，自必瞳仁縮小，縮小者，火土熬乾腎水也，法宜壯水之主，以制陽光。

凡遇留飲，不可兼滋其陰，以致陰愈長而陽愈消，脾氣愈虧，不能傳佈，水穀精氣所生之血皆為停蓄，上逆而吐，勢所必致。故治咳嗽誤兼滋陰而釀吐血者恆多，皆由不識陰陽消長之理也。

凡遇嘔吐，不可發汗。蓋氣上逆而不下降，更用表藥助其升散，其氣必脫。法宜蓍、朮、參、苓、砂、半、炮

薑、丁香、吳萸、骨脂。

上吐下瀉者，表證雖重，不可發汗。蓋為上爭下奪，法主理中，急用蓍、朮、參、芩、砂、半、炮薑。若兼腹痛厥逆，更加附、桂、川椒。若誤用表藥，重耗其陽，中氣立斷，陰陽兩脫。

脾約一證，不可發汗。其人素稟陽臟，多火少水，惡熱喜冷，三五日一次大便，結燥異常者，名為脾約。縱有太陽證，壯熱無汗，不可發表。緣其平素火旺津虧，營衛枯燥，汗不可得，法宜生地、阿膠、黑芝麻、核桃肉、大黃、枳實。原方用麻仁丸（今改易數味，功效倍）潤其裏燥，通其大便，結去津回，自汗而解。設不知此，妄投麻桂，強發其汗，徒令津愈傷而熱愈結，汗與大便愈不可得，表裏閉固，內火加熾，立竭其陰而死矣。故治病而不知救人之津液者，真庸工也。

統而言之，凡病外無表證者，俱不可發汗。即如當行發汗者，必察其人本氣，陰陽無虧，方可徑用。若真陽素虧，平日惡寒喜熱，貫服辛溫，大便溏滑者，宜加蓍、朮、薑、附助陽禦表；若真陰素虧，平日不服辛熱，大便常結者，宜歸、地、阿膠滋陰助汗。

燥甚者，心煩、尿短、身熯燥而神氣衰，宜加二冬、玉竹、蔞仁潤燥除煩；火旺者，張目不眠，口臭氣粗，宜加石膏、梔子、花粉、連翹清火退熱。

曾醫李解元堯賓之孫，裏重於表者，其症身壯熱而頭重痛，又兼腹痛作瀉，體重惡寒，起則眩暈。醫家妄用發表，兼以分利，數劑而加劇，叫楚煩亂，日夜無寧，舉室倉皇無措。

予診其脈浮虛無力，觀其證裏重於表，即用砂、半、蓍、朮、薑、附、肉桂、骨脂一劑，而頭痛即止，身微汗而熱俱清。

次日，群醫請見。予語之曰：「習醫不得喻嘉言之傳，雖皓首窮經，終歸無用。此證乃少陰中寒，真陽不得上達，陰邪僭犯至高之處，故頭痛如劈，重不可舉，兼之腹痛作瀉，其裏證何等重也。裏重於表，法當專主溫裏，雖有壯熱，不可兼表，肆然亂表，非徒無益而反害之。吾用乾薑、附子以回其陽而禦其陰，猶恐道遠而效不速，故用黃蓍以補胸中之陽，白朮以助脾中之陽，接引真陽上達，速於置郵，所以一劑而頭痛即止。前此各位亂用表藥而汗不出，以陽虛不能作汗也。今得是劑則微汗而熱解，蓋溫裏則陽回，兼可托表也。」

群醫羞慚而退。於是再投前藥，腹痛作瀉諸證漸減，但覺腹中發熱。李君恐附子太過，予曰：「最妙，陰病難於得熱，熱則陽回，在裏之積寒、積滯從茲蒸化易易耳。」又數劑而痊癒。

曾治鄧得宜令正，六經皆見之證，初起右耳根一條筋痛引耳中，走入舌根，舌即縮，不能言，良久方已，日發數次。詢其證，胸膈不開，飲食無味，太陰也；頭眩身重，少氣懶言，少陰也；四肢微厥，腹痛拘急，屬厥陰。且耳中亦屬少陰，舌縮亦屬厥陰。

醫家謬用舒筋活血十餘劑而加劇，曰：「怪證也，不可為也。」予即用蓍、朮、砂、半補中開胃以理太陰，乾薑、附子以溫少陰之經，吳萸、川椒以散厥陰之寒，一劑而諸證減。

復於後腦及前額、右鬢三處各起一塊，大如蟹殼，赤熱而痛。意度其初，必有三陽表證陷入於裏，今得溫補，托出則仍現於外。於是方加桂枝、葛根、柴胡，再投一劑，諸證減去其半，又數劑而痊癒。

【治驗】向在興邑署中回寓，適有友人徐盈科，年五十，真陽素虛，本實先拔，患頭重痛而身壯熱，腹痛作瀉，少氣懶言，起則眩暈。門人夏萬書與之表裏兩解，數劑無功。謂予曰：「盈科之病，乃是兩感，何以與之兩解而不應？」余曰：「裏重於表，法當專主溫裏；表重於裏，方言表裏兩解。此裏重於表之證，與李君之案相同，何不依其方而與之。」

用蓍、朮各五錢，砂仁八分，炮薑、附、桂各錢半，骨脂三錢，煎服一劑。明日病者喜曰：「我之病若枯朽，萬不冀其回春也，何以一劑而諸證盡退如失？老先生之醫神乎技矣。語云『走馬醫傷寒』，信然。」

▲又在長邑有祝青之來寓求藥，云稱伊妻月前患寒熱往來，腹痛作瀉，醫治一月，腹痛微而瀉亦漸止，忽於頭面左側突起一塊，青如蟹殼，痛不可忍，乍熱乍寒，臥床不起，起則眩暈。

余意其初寒熱往來，腹痛作瀉，一屬少陽，一屬厥陰，是肝膽二經，一表一裏證也。緣因前醫不知，表裏兩解，胡亂雜投，以致表邪陷入於裏，今被溫補托出於外。遂與理脾滌飲加川椒、吳萸、柴胡，二劑而效。去柴胡，連進四劑而癒。

二證治法同前，效捷於影響，附錄之以見考驗，貴確信而有徵耳。

答門人問

門人問曰：「熊子寶田，證多疑竇，先生醫可，願問顛末。」答曰：「見理確而奏效捷，正欲暢言其中用法之妙，以示二三子也。」其人真陽素虛，偶患風疹（風疹者，俗名也），其癢異常，蓋為陽虛受濕，火衰作癢，法當助陽驅濕。庸醫無傳，謬用消風解熱之劑，致使陰陽愈虛，不能禦邪，風疹頓消，濕邪直入少陰，轉見頭眩身重，少氣懶言，惡寒腰痛，舌黑苔乾，刺如爍殼，目直視而無潤色。醫曰：「舌黑生刺，津液枯竭，必須人參以生津液。」予曰：「據識何經之病，主用人參，出自何書？」不得其法，恐費人參而反殺之也。

因語之曰：「此等舌苔有二，一則為正陽陽明，陽亢熱極，陰津立亡，法主芒硝、大黃急奪其陽，以救其陰，陰回則津回；再則為少陰中寒，真陽遭其埋沒，不能薰騰津液而致乾燥起刺，法主附子、炮薑急驅其陰，以回其陽，陽回則津回。凡此皆非人參之所能。」

門人曰：「病陽明者，法當張目不眠，聲音響亮，身輕易於轉側，惡熱喜冷；少陰為病，目瞑嗜臥，聲低息短，少氣懶言，身重難於轉側，喜熱惡寒。以此而論，其為少陰審矣。但又有一說，直視者，腎水垂絕之徵也，是則腎水可無慮乎？」予曰：「此乃陽明之謂也。陽明胃實，火亢水虧，最忌直視，法當急奪其土，以救腎水；少陰中寒，陽衰陰盛，故不患水絕，最忌亡陽，法當補火殖土，以回其陽。今病少陰，目直視者，津不榮目也，亦腎陽衰，不能薰騰之故耳。」

方用箸、朮、砂、半、薑、附、甘、苓，補火殖土，

以回其陽。服一劑，舌潤津回，苔滑刺軟矣，但目精不慧仍如故。再服一劑，明早視之，目中水色晶瑩，顧盼如常矣。病者曰：「腹中發燒，恐薑、附太過。」予喜曰：「休徵也，陰病難於得熱，熱則陽回。在裏之陰寒從茲蒸化易易耳。」又服數劑而痊癒。

凡三陰虛寒諸證，用薑、附、肉桂諸法，惟恐陰不去而陽不回，其腹中微有熱象，小便短赤者最妙，乃一陽來復，積陰可以盡去。庸醫不解，謬謂熱藥過燥，火從內起，恐灼真陰，改用寒涼，則陰復進而陽更退，前功盡廢，良可慨也。

門人舒帝錫問曰：「昨看一證，脈浮而大，且弦而數，身大熱而多汗，口苦，咽乾，渴欲飲冷，小便短赤，惡熱，腹滿，不大便，頭昏欲睡，少氣而又息高，恐犯少陰經之脫證，不可為也。」

余曰：「少陰病，法當脈沉遲，惡寒，今惡熱、脈數，知非少陰。其浮屬太陽，大屬陽明，弦屬少陽。身大熱而多汗者，熱越也，法宜白虎湯；口苦咽乾者，少陽腑證也，宜加黃芩；小便短赤者，太陽腑證也，宜合五苓散去肉桂，加滑石；燥渴飲冷，便閉腹滿者，陽明胃實也；頭昏欲睡者，熱盛神昏也；少氣者，熱傷氣也；息高者，燥結阻塞，胃中濁氣上乾而喘，非腎氣發動，宜合調胃承氣湯；因其氣弱，加人參。」

帝錫依法，一劑而大便通，病減其半；於是方中去大黃、芒硝，再投一劑。諸證盡退，但見身倦少氣，心煩不寐，不思飲食；於是改用人參、黃耆大補其氣，麥冬、栝樓霜解熱除煩，砂仁、陳皮以開其胃，數劑而痊癒。帝錫

又問曰：「陽明息高，何以不死？」予曰：「各經皆有氣促，無干先天腎氣，是以不死。惟少陰腎氣發動，上並胸中，有升無降，蓋為本實先拔，真死證也。」

曾見厚溪圖九官者，壯盛健漢，因落井身被水冰，寒浸少陰，腹中急痛，四肢逆冷，頭重腰痛，舌苔乾而口渴。醫家不諳六經，不知分經辨證，陰陽虛實，懵然不識，但據苔乾口渴，以為火盛，而誤用知、柏、芩、連等藥，四劑而加劇，且更息高。其兄來寓求治。

余曰：「喘促無寧，脫證已具，不可救也。」張子恢先瞿然曰：「當初我亦氣促，尚且無害，彼何為不治？」余曰：「子為中氣不足，病在太陰，無干先天腎氣，後天脾病，氣促何妨？彼病少陰，誤服芩、連，孤陽立鑪，所謂本實先拔，尚可為哉？」夜果死矣。

門人帝錫爽然曰：「可見治病總要分經辨證。即如舌苔一證，在陽明當救津液，在少陰當救腎陽。昏睡一證，在陽明為熱盛神昏，法當解熱；少陰為陰霾盛而陽不開，法當驅陰。息高為少陰經之脫證，其在他經，無干腎氣，是以不死。正陽陽明直視者，腎水垂絕之徵也，法當驅陽救陰；少陰中寒直視者，不患水虧，而患陽虛不能薰騰津液，法當驅陰回陽。凡此妙義，皆千古不傳之秘，吾師昭然挈出，較若列眉，請識之，俾後學奉為指南云。」

❖ 溫 病

夫傷寒二字，蓋冬時嚴寒而成殺厲之氣，觸冒之而即病者，乃名傷寒；不即發者，寒毒藏於肌膚，至春變為

溫，至夏變為暑（暑病者，熱極重於溫也），即變為溫，則不得復言其為寒，不惡寒而渴者是也。

此仲景經義也。其麻黃湯、桂枝湯為即病之傷寒者而設，與溫熱何干？受病之源雖同，所發之時各異，仲景治之當別有方，緣因兵燹，至唐湮沒，是以諸家議論紛紛，至今未明。

劉氏謂麻黃、桂枝必加涼藥於其中，以免發黃之病；張子和六神通解散以石膏涼藥加麻黃、蒼朮，皆非也。蓋麻黃、桂枝辛熱，乃冬月表散寒邪對證之藥，不宜於春夏之時。

陶氏欲以九味羌活湯，謂一方可代三方，亦非也。九味羌活湯乃易老所製之方，治外感四時不正之氣，如春宜溫而反寒，夏宜熱而反溫，又有春、夏、秋三時為暴寒所折，雖有惡寒發熱之證，不若冬時肅殺之氣為甚，故桂枝、麻黃不必用也，不若逍遙散為尤妙，真可一方代三方也。

然則欲治溫者將何如？余有一法，請申明之。經曰：不惡寒而渴者是也。不惡寒則知表無寒邪矣，曰渴則知腎水乾枯矣。

蓋緣其人素有火者，冬時觸冒寒邪，雖傷而亦不甚，惟其有火在內，邪亦不能深入，所以冬時不即發，而寒氣伏藏於肌膚，自冬以至三月、四月，歷時既久，火為寒鬱，中臟亦久，將腎水熬煎枯竭。

蓋甲木，陽木也，借癸水而生，腎水既枯，至此時強木旺，無以為發生滋潤之本，故發熱而渴，非感冒也。海藏謂新邪喚出舊邪，非也。若復有所感冒，又當惡寒矣。

齊氏醫話醫案集

余以六味地黃丸以滋其水，以柴胡辛涼之藥舒其木鬱，隨手而應，此方活人多矣。

余又因此而推廣之，凡冬時感傷寒者，亦是鬱火證，若其無火，則為直中矣，惟其有火，故由皮毛而肌肉，肌肉而臟腑。

今人皆曰寒邪傳裏，寒變為熱。既曰寒邪，何故入內而反為熱？又何為而變熱耶？

不知即是本身中之火，為寒所鬱而不得洩，一步反歸一步，則純熱而無寒矣，所以用三黃解毒，解其火也；升麻葛根湯，即火鬱發之也；三承氣湯，即土鬱奪之也；小柴胡，即木鬱達之也。此理甚簡而易明，只多了傳經、六經諸語支離多歧。

凡雜症有發熱者，皆有頭痛、項強、目痛、鼻乾、脅痛、口苦等症，何必拘為《傷寒》、《局方》方以治之也。余於冬月正真傷寒，獨用桂枝湯、麻黃湯二方作寒鬱治，其餘不惡寒者俱作鬱火治，此余不佞之創論也，聞者孰不駭然吐舌？

及後得閱虞天明《醫學正傳‧傷寒篇》云：有至人傳曰，傷寒是鬱證也。余見之不覺竊喜而言曰：可見古人先得我心之所同然耳。

及又考之《內經》黃帝曰：人傷於寒，而傳為熱，何也？岐伯曰：寒氣外凝內鬱之理，腠理堅致，玄府閉密，則氣不宣通，濕氣內結，中外相搏，寒盛熱生，故人傷於寒，轉而為熱，汗之則癒，則外凝內鬱之理可知。觀此，余先以傷寒為鬱者，不為無據矣，故接著鬱論一篇。

❖ 論陽毒陰毒

《金匱要略》云：陽毒之病，面赤斑斑如錦紋，咽喉痛，唾膿血，五日可治，七日不可治；陰毒之病，面目青，身痛如被杖，咽喉痛，死生反掌如陽毒。升麻鱉甲湯二方主之。

《千金方》云：陽毒湯，治傷寒一二日變成陽毒，或服藥吐下後變成陽毒，身重，腰脊背痛，煩悶不安，狂言亂走，或見神鬼，或吐血，下利，其脈浮。

陽毒升麻湯：

升麻五錢，當歸三錢，川椒（去子）二錢，雄黃五分，桂枝二錢。水煎服，覆手足取汗。得吐亦佳。

陰毒甘草湯：

甘草、升麻各五錢，當歸三錢，川椒二錢，鱉甲一兩。

此二方與傷寒陽毒、陰毒特異，二證是感天地之疫癘非常之氣，沿家傳染，所謂時疫也。溫疫初起，人參敗毒散神妙。

❖ 鬱 論

《內經》曰：木鬱則達之，火鬱則發之，土鬱則奪之，金鬱則洩之，水鬱則折之。然調達其氣，過者折之，以其畏也，所謂瀉之也。

注《內經》者，謂達之者吐之也，令其調達也；發之者汗之也，令其疏散也；奪之則下之，令其無壅滯也；洩

之謂滲洩解表，利小便也；折之謂制其沖逆也。

余謂病起多由於鬱，鬱者，折而不通之義。《內經》五法為因，五運之氣所乘而致。鬱不必作憂鬱之鬱，但憂鬱亦在其中。丹溪云：氣血沖和，百病不生，一有怫鬱，諸病生焉。因立六鬱之論，製越鞠丸。

此方一出而《內經》之旨晦，又因註釋之誤而復晦，此鬱之不明於世也久矣。苟能神而明之，擴而充之，其於天下之病，思過半矣。且以注《內經》之誤言之，其曰達之謂吐之，吐中自有發散之義，凡屬木鬱，乃足少陽膽經半表半裏之病，多嘔酸吞酸，雖吐亦有發散之益，但謂無害耳，烏可便以吐字改達字？

達者，暢茂達生之義。王安道曰：肝性急，怒氣逆，胠脅或脹，火時上炎，治以苦寒辛散而不癒者，則用升發之藥，加以厥陰報使而從治之。

又如久風入中為飧洩，及不因外風之入而清氣在下為飧洩，則以輕揚之劑舉而散之。凡此之類，皆達之法也，此王氏推廣達之之義甚好。

火鬱則發之，發之汗之也，東垣升陽散火湯是也，使勢窮則止。其實發與達不相遠，蓋火在木中，木鬱則火鬱，相因之理，達之即所以發之，即以達之之藥發之，無有不應者，但非汗之謂也。汗固能癒，然火鬱於中，未有不蒸蒸汗出，須發之得其術耳。

土鬱奪之，謂下奪之，如中滿腹脹，勢甚而不能頓除者，非力輕之劑可癒，則用鹹寒峻下之劑以劫奪其勢，而使之平，此下奪之義也。愚意奪不止下，如胃亦土也，食塞胃中，下部有脈，上部無脈，法當用燒鹽湯探吐法，不

吐則死。《內經》所謂高者因而越之，以吐為上奪，而衰其胃土之鬱，亦無不可。

金鬱洩之，如肺氣滿，胸臆仰息，非解利肺氣之劑，不足以疏通之。只解表二字，足以盡洩金鬱之義，不必更滲洩利小便而滲利自在其中，況利小便是涉水鬱之治法矣。

獨水鬱折之難解。愚意然調其氣四句，非總結上文也，乃為折之二字恐人不明，特說此句以申明之耳。然，猶可也。水之鬱而不通者，可調其氣而癒。

《內經》曰：膀胱者，州都之官，津液藏焉，氣化則尿出矣。肺為腎水上源，凡水不通者，升舉肺氣，法宜白蔻宣暢胸膈，砂仁、半夏醒脾開胃，肉桂化氣，桔梗開提（如壺揭蓋，揭起則出之義），生薑升散，使上竅通而下竅通，若水注之法，自然之理。其過者淫溢於四肢，四肢浮腫，如水之泛溢，須折之以其畏也。

蓋水之所畏者土也，土衰不能制之，而寡於畏，故妄行。茲惟補其脾土，俾土能制水，則水道自通，不利之利，正所謂瀉之也。如此說，則折字與瀉字，於上接續，而折之之義益明矣。

《內經》五法之注，出自張子和之注，非王啟玄舊文，故多誤。余改釋其誤，又推廣其義，以一法代五法，神而明之，屢獲其效，故表而書之。

蓋東方先生木，木者生生之氣，即火氣，空中之火附於木中，木鬱則火亦鬱於木中矣。不特此也，火鬱則土自鬱，土鬱則金亦鬱，金鬱則水亦鬱，五行相因，自然之理。惟其相因也，予以一方治其木鬱，而諸鬱皆因而癒。

一方者，逍遙散是也，方中唯柴胡、薄荷二味最妙。蓋人身之膽木，乃甲木也，少陽之氣，氣尚柔嫩，象草穿地，始出而未伸，此時如被寒風一鬱，即萎軟抑遏而不能上伸，不上伸則下剋脾土，而金水並病矣，惟得溫風一吹，鬱氣即暢達，蓋木喜舒，風搖則舒暢，寒風則畏。

溫風者，所謂吹面不寒楊柳風，木之所喜。薄荷、柴胡辛而溫者，辛也故能發散，溫也故入少陽，古人立方之妙如此。其甚者，方中加左金丸，左金丸止黃連、吳茱萸二味，黃連但治心火，加吳茱萸氣燥，肝之氣亦燥，同氣相求，故入肝以平木，木平則不生心火，火不刑金，而金能制木，不直伐木，而佐金制木，此左金所以得名也。此又法之巧者，然猶未也。

一服之後，繼用六味地黃丸料加柴胡、白芍服之，以滋腎水，俾水能生木。逍遙散者，風以散之也；地黃飲者，雨以潤之也。木有不得其天者乎？

夫此法一立，木火之鬱既舒，木不下剋脾土，且土亦滋潤，無燥槁之患，金水自相生。予謂一法可通五法者，如此豈惟是哉？推之大之，千之萬之，其益無窮。

凡寒熱往來，似瘧非瘧，惡寒惡熱，嘔吐吞酸，嘈雜胸痛，小腹脹悶，頭暈盜汗，黃疸溫疫，疝氣飧洩等症，皆對症之方。推之傷風、傷寒、傷食，除直中外，凡外感者俱作鬱看，以逍遙散加減出入，無不獲效。如小柴胡湯、四逆散、九味羌活湯，大同小異，然不若此方之應響也。神而明之，變而通之，存乎人耳。

倘一服即癒，少頃即發，或半日，或一日又發，發之愈頻愈甚，此必屬下寒上熱之假證，此方不宜復投，當改

用溫補之劑，如陽虛以四君子湯加溫熱藥，陰虛者則以六味地黃湯加溫熱藥，其甚者尤須寒因熱用，少以冷藥從之，用熱藥探冷之法，否則拒格不入，非惟無益，而反害之。病有危甚，治有逆從，玄機之事，不須予贅。

古逍遙散方：

柴胡三錢，芍藥，當歸，白朮，茯苓，炙草，薄荷，炮薑，去白陳皮（《集解》無）。

加味者，加丹皮、山梔。余以山梔曲屈下行洩水，改用萸連丸尤妙。

左金丸：

大川連六兩，家吳萸一兩。以水煮半時，焙乾為末，粥丸，小梧子大。服用：去白陳皮煎湯吞下，功較甚。

逍遙散，足少陽、足厥陰二經藥也。肝虛則血病，當歸、芍藥養血而斂陰；木盛則土衰，甘草、白朮和中而補土（補土生金，亦以平木）；柴胡升陽散熱，合白芍以平肝，而使木得調達，木喜通達，故以為補（取疏通義）；茯苓清熱利濕，助甘、朮以益土，能令心氣安定（通心腎也）；生薑暖胃祛痰，調中解鬱；薄荷搜肝瀉肺，理氣消風，疏逆和中，所以有逍遙之名。

❖ 雜病論

醫書昉自岐軒，而六經之法大備於仲景，其書軼於兵燹，亂於叔和。

後人不得其傳，妄謂仲景之書僅治冬月傷寒，春、夏、秋三時之雜病非所能也。於是各逞所見，著立方論，

主治雜病，欲與並駕，其於六經之法茫如也，安望其所著方論，有以合乎理而中乎用也哉？

夫仲景三百九十七法，萬法之祖也，無論何時，雜病見證總不外乎六經，以仲景六經之法按而治之無不立應。即以暑病言之，暑病者，夏月之病也，當看暑邪侵於何經，即用何經之法以治之。

侵太陽之經，非桂枝、麻黃不可治也；入太陽之腑，非五苓散不可治也；侵陽明之經，法主葛根；入陽明之腑，看其腑證之淺深，而斟於白虎、承氣諸法以消息之；侵少陽之經，法不外柴胡；入少陽之裏，亦不外乎黃芩；侵太陰，理中與之；少陰真陽素旺者，暑邪侵入，則必協火而動，陽熱為患，其證屬陽，法宜黃連阿膠湯分解其熱，潤澤其枯；真陽素虛之人，暑邪侵其少陰，則必協水而動，陽熱變為陰寒，其證屬陰，法宜蓍、朮、薑、附溫經回陽，以散暑邪；厥陰受暑，有純陽無陰之證，法主破陽行陰，以通其厥；有純陰無陽之證，法主溫經止瀉，以回其陽；有陰陽錯雜之證，法主寒熱互投，以去錯雜之邪。

凡此暑月之病，安能外仲景之法乎？彼皆不得其傳，不分六經，但以香薷飲、六和湯、清暑益氣諸方，混施一切，貽害蒼生，可勝悼哉！學者但當熟讀三百九十七法，體備六經陰陽之理，則信手立方，百發百中。諸家雜病方論，毋庸置喙。

客問：亦有不在六經之內者，如其人感冒盛暑，壯熱多汗，煩渴惡熱，眩暈仆倒，昏睡懶言，此六經無其法也。

予曰：此暑邪侵入陽明之裏則壯熱多汗，煩渴惡熱乃為熱越，法主白虎湯以撤其熱，兼之內氣素弱，不能禦邪，熱邪入裏，陽明受困則眩暈欲睡而為熱盛神昏，宜加人參大補其氣，其治法仍不出六經之外，何得謂不在六經之內乎？客乃折服。

◈ 人參敗毒散論

（此方之秘宜讀到極熟，悟到徹底，則發表之法，思過半矣。）

專治傷寒頭痛，惡寒壯熱，項強睛暗，鼻塞聲重，風痰咳嗽，及治時氣疫癘，嵐瘴鬼瘧，或聲如蛙鳴，赤眼口瘡，濕毒流注，腳腫腮腫，喉痹毒痢，諸瘡斑疹。

傷寒在表，則惡寒發熱，頭痛項強；風寒在肺，則鼻塞聲重，痰多咳嗽；聲如蛙鳴，俗名蛤蟆瘟，乃是邪氣實也。風寒、濕熱之氣上乾則目赤、口瘡，下流則腳腫，傷於陽明則腮腫，結於少陰則喉痹，壅於腸胃則毒痢，注於皮膚則瘡疹。

人參、羌活、獨活、柴首、前胡、川芎、枳殼、桔梗、茯苓各一兩，甘草五錢。

每服一兩，加生薑三片、薄荷少許，煎水調服。

口乾舌燥加黃芩，腳氣加大黃、蒼朮，膚癢不安加蟬蛻。

此足太陽、足少陽、手太陰三經藥也。羌活入太陽而理游風；獨活入少陰而理伏風，兼能去濕除痛；柴胡散熱升清，協川芎和血平肝，以治少陽經兩側頭痛、目昏；前

齊氏醫話醫案集

胡、枳殼降氣行痰，協桔梗、茯苓以洩肺熱而除濕消腫；甘草和中發表；人參輔正匡邪，疏導經絡，表散邪滯，故曰敗毒。

喻嘉言曰：暑濕熱三氣門中，惟此方為第一，三氣合邪，豈易當哉？其氣互傳，則為疫矣。方中所用皆辛平升散之藥，更有人參大力者，荷正以祛邪。病者日服二三劑，使邪疫不復留，詎不快哉？奈何俗醫減去人參，曾與他方有別耶？

又曰：傷寒宜用人參，其辨不可不明。蓋人受外感之邪，必先汗以驅逐，惟元氣旺者，外邪始乘藥勢以出。若素弱之人，藥雖外行，氣從中餒，輕者半出不出，重者反隨元氣縮入，發熱無休矣。所以虛弱之體，必用人參三五七分入表藥中，少助元氣以為驅邪之主，使邪得藥一湧而出，全非補養衰弱之意也。

即和解藥中有人參之大力者居間，外邪遇正，自不爭而退舍，否則邪氣之強悍，安肯聽命和解耶？不知者謂傷寒無補法，邪得補而彌熾，及痘疹、瘡瘍以及中風、中寒、中暑、中痰、癲疽、產後，初時藥總不敢用，而虛人之遇重病可生之機，悉置不理矣。

古方表散，用五積散、參蘇飲、敗毒散；和解之法，用小柴胡、白虎湯、竹葉石膏湯等方，皆用人參，領內邪外出，乃得速癒，世醫奈何不察耶？

外感體虛之人，汗之熱不退，下之、和之熱亦不退，大熱呻吟，津液灼盡，身如枯柴，醫者技窮，止為元氣已漓，故藥不得應耳。

倘元氣未漓，先用人參三五七分，領藥深入驅邪，何

至汗、和不應耶？

東垣治內傷外感，用補中益氣湯加表藥一二味以散外邪，有功千古。傷寒專科，從仲景至今明賢方書，無不用參，何為今日醫家棄除不用？全失相傳宗旨，使體虛之人百無一活，曾不悟其害之也。蓋不當用參而殺人者，是與蓍、朮、薑、附、歸、桂等藥同行溫補之誤，不謂與芎、獨、柴、前、羌、半、枳、橘、苓、膏等同行汗、和之法所致也，安得視等砒鴆耶？

明朝嘉靖己未，江淮大疫，用敗毒散倍人參，去前胡、獨活，服者盡活。萬曆己卯大疫，用前方復效。崇禎辛巳、壬午，大飢大疫，道殣相望，惟加人參者多活。更有發斑一證最毒，惟加參於消斑藥中，全活甚眾。凡遇飢殣兵荒之歲，飲食起居不謹，致患時疫者，宜用此法。

本方除人參，名敗毒散。治同。

有風熱，加荊芥、防風，名荊防敗毒散。治腸風下血清鮮亦效，血鮮者為腸風，隨感而見；血瘀者為臟毒，積久而發。

去人參，加連翹、金銀花，名銀翹敗毒散。治瘡毒。

去人參，加黃芩，名敗毒散加黃芩湯。治瘟病不惡寒而渴。

去人參，加芒硝、大黃，名硝黃敗毒散。能消熱毒壅積。

全方加荊、防、朴、陳、僵、蟬、藿香，名消風敗毒散。治風毒癮疹及風水、皮水在表宜從汗解者。

本方加陳倉米，名倉廩散。治噤口痢（**乃熱毒衝心，食入即吐**）。單陳倉米煎湯，治痢後大渴，飲水不止。

✤ 湧吐要法

原方在痰飲，今移六經篇末。

甜瓜蒂如無，以絲瓜蒂代之。

邪在表宜汗，在上宜吐，在中、下宜下，此汗、吐、下三法也。若邪在上焦而反下，則逆其性矣。

經曰：高者，因而越之。又曰：在上湧之是也。先賢用此法者最多。

今世俗惟知汗、下，而吐法絕棄不用，遇當吐者而不行湧越，使邪氣壅結而不散，輕病致重，重病致死者多矣。冤哉！枉人性命，良可悲也。

朱丹溪曰：吐中就有發散之義。張子和曰：諸汗法，古方多有之，惟以吐發汗者，世罕知之。故予曰：吐法兼汗，以此夫。

瓜蒂散：

甜瓜蒂（炒黃）、赤小豆等分為末，熟水調飲，或用酸薺水更佳，量人虛實服之。良久不吐者，口含砂糖一塊即吐。吐時須令閉目，緊束肚皮。若吐不止者，蔥白湯解之。亡血虛家禁用。尺脈絕者，不宜服，恐損胃氣。若胸中窒塞悶亂，以物探吐之，得吐即止。如探不出，方以此散吐之。

此散專治風眩頭痛，懊憹不眠，癲癇喉痺，頭目濕氣，水腫黃疸，諸黃急黃，濕熱諸病，或吹入鼻中，取出黃水亦可癒。卒中痰迷，涎潮壅盛，癲狂煩亂，人事昏沉，五癇痰壅，火氣上衝，咽喉不得息，及食填太陰欲吐不出者，均皆當用吐法。

傷寒如桂枝湯證，頭不痛，項不強，寸脈微浮，胸中痞硬，氣上衝喉不得息者，胸中有寒也，宜當吐之。如頭額兩側痛者，令病人嚙水一口，以此散一字吹入鼻中，立效。

余曾治大頭瘟，內服普濟消毒飲，外以此散口鼻，取出髓中黃水而效，此太陽陽明藥也。

胸中痰食與虛煩者不同，越以瓜蒂之苦，湧以赤小豆之酸，吐去三焦有形之物，則木得舒暢。《易》曰：天地交而萬物通矣。

當吐而胃弱者，改用參蘆，參猶帶補不致耗傷元氣也。

《十劑》曰：燥可去濕。桑白皮、赤小豆之屬是也。赤豆、瓜蒂並能行水濕，痰涎頭痛，胸滿寒熱，脈緊不大者，並宜此散吐之。

或問何謂木鬱？

曰：厥陰、少陽屬木，於今為春，乃人身生發之氣也。食者，陰物也。脾者，坤土也。飲食填塞太陰，則土盛而反侮木，生氣不得上升而木鬱矣。吐去上焦有形之物，則木得條達而遂其生升之性矣。

《本草綱目》云：甜瓜蒂，一名苦丁香（象形），瓜短團者良，白瓜蒂與長如瓠瓜勿用。其子曰，其肉曰瓤，其跗曰環，謂脫花處也，其蒂曰橐，謂係蔓處也。去瓜皮用蒂，約半寸許。俟瓜氣長足，採收聽用。

此散主治風涎暴作，諸風諸癇，腦寒熱齈，眼昏吐痰，風熱痰涎，頭目濕氣。得麝香、細辛，治鼻不聞香臭，及食諸果物，病在胸腹中，並皆吐下。有急黃喘息，

捫心堅硬，欲得水吃者可驗。

有遍身如金色者，有熱病發黃者，有黃疸陰黃者，有身面浮腫者，有四肢浮腫者，有濕氣頭痛者，以上諸證，均以此散末一字吹入鼻中，取出黃水自癒。

有十種蠱氣者，用甜瓜蒂末，棗肉丸梧子大，每服三十丸，棗湯下，甚效。

瘧疾寒熱者，用瓜蒂二枚，水半盞浸一宿，頓服，取吐神效。

有發狂欲走者，亦以此散一錢，取吐而癒。

有鼻中息肉者，用陳久瓜蒂末吹之，日三次瘥。又方用瓜蒂末、白礬末各五分，綿裹塞鼻，或以豬板油和挺子塞之，一日一換。又方用青甜瓜蒂二枚，明雄、麝香各半分為末，先抓破後貼之，日三次，神效。又方用瓜蒂十四枚，丁香一個，粟米四十九粒，研末，口中含水鼻，取下乃止。

有風熱牙痛者，瓜蒂七枚，炒研，入麝香少許和之，綿裹咬定患牙，流涎即止，否則再咬。

有齁喘痰氣者，瓜蒂三個為末，水調服，吐痰即止。

《聖濟總錄》云：咽生息肉，先刺破出血，用鹽、豉搗和塗之。慧屢試屢驗。

本方除赤小豆名獨聖散，治太陽中暑，身重痛而脈微弱。

本方除赤小豆，加防風、藜蘆，名三聖散。

本方除赤小豆，加鬱金、韭汁，鵝翎探吐，亦名三聖散。治中風風癇、痰厥頭痛。

本方除赤小豆，加全蠍五分，治吐風痰。

本方加淡豆豉，治傷寒煩悶。

瓜蒂、梔豉皆吐劑也，要知瓜蒂吐痰食宿寒，梔豉吐虛煩客熱。如未經汗下，邪鬱胸脅而痞滿者，謂之實，宜瓜蒂散，此重劑也；已經汗下，邪乘虛客胸中而懊憹者，為虛煩，宜梔豉湯，此輕劑也。同志君子，務於此法仔細參詳，庶可稱為良醫。

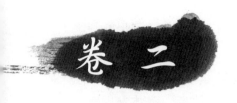

✤ 風寒證辨

喻嘉言曰：足太陽主表也，而表有營衛不同，病有風寒各異，風則傷衛，寒則傷營，風寒兼受，營衛兩傷，三者之病，各分疆界。仲景立桂枝湯治風傷衛，麻黃湯治寒傷營，大青龍湯治風寒兩傷營衛，此天然不易之法也。

舒氏曰：風為陽邪，衛為陽道（氣行之路）；寒為陰邪，營為陰道（血行之路）。風邪之所以傷於衛，不傷於營者，陽與陽相親也；寒邪之所以傷於營，不傷於衛者，陰與陰相接也。故邪雖由太陽而傳遍六經，其風邪終不犯於營，寒邪仍不犯於衛，此陰陽各從其類，不相混也。

喻嘉言曰：太陽為六經之首，主皮毛而統營衛，所以為受病之始。

桂枝湯：

桂枝、白芍、生薑各三兩，甘草二兩，大棗十二枚。

考漢時一兩，即今三錢三分。水煮三碗，服一碗，汗收熱退，不必盡劑。否，再服。又否，方盡服。後凡服表藥，皆如此法。

服已須臾，啜熱稀粥一碗，以助藥力。溫覆令一時許，遍身津津微似有汗者益佳，切不可令汗如水淋漓。

按：桂枝走太陽之表，專驅衛分之風，白芍和陰護營，甘草調中解熱，薑辛能散，甘、棗能和，又以行脾之津液而調和營衛者也。

按：風傷衛主桂枝湯，一定之理也，然必察其臟無他病，方可用之而無虞，不然自當見證加減。若本氣虛寒，宜加薑、附溫經禦表；本氣燥熱，宜加歸、地滋陰助汗。如此之類，詳其兼證，察其二便，問其平日有何舊病與否，其所用飲食宜寒宜熱，以盡臨證之妙，則神乎技矣。

❖ 辨訛一則

《難經》云：腎之積曰奔豚，則奔豚屬腎矣，方用桂枝加桂湯於足少陰腎，其法不合也。既陰邪上逆，從少腹衝心，悖亂已極，豈猶敢用桂枝之升散以重耗其陽而愈動其陰乎？仲景必無此法。

偶與景陸閔公談醫，曰：「昨見一少年，其身壯盛，患少腹痛，以漸上攻而至心下，醫者用桂枝加桂湯四劑，遂汗迫厥逆而死矣。此誤也，是證乃少陰中寒，宜吳萸四逆湯驅陰降逆，俗庸之輩，謬據奔豚法，而放膽用桂枝以殺之耳。」

予聞而爽然曰：「先生高識，足以釋我疑而破天下之惑也，今而後益知奔豚之法不可從也。」爰是更進而求之，燒針者，溫經以禦表也，腎邪當不致發矣。且核起而赤者，尚在軀殼之表，昌為必發奔豚耶，此必後人之誤。

門人張太和曰：「太陽除脾約外，切不可用下法，慎之慎之。」

齊氏醫話醫案集

麻黃湯：

麻黃絨、甜桂枝各三兩，生甘草二兩，大杏仁七十枚。

凡用麻黃，去根節，醋湯煎煮，撇去浮泡，曬乾，以蜜炒炙。冬月生用。

先煮麻黃數沸，去沫，入諸藥合煎。如前法熱服，覆取微汗。

汪昂曰：麻黃辛溫，走太陽發營分之寒，用桂枝以接引營邪出外。

舒馳遠曰：桂枝湯中用芍藥以內護於營，而麻黃湯中用桂枝以外導於衛，此陰陽互根之妙者也。蓋衛行脈外，營行脈中，營邪出表，必假道於衛，用麻黃發出營分之邪，用桂枝接引衛外。但用麻黃湯者，當察其人本氣無虧乃可徑用。若元陰不足，方中宜加歸、地；真陽素虛，宜加附子；肺胃素有蓄熱者，宜加石膏。何以見真陽素虛？其人平日惡寒喜熱，愛服椒、薑；若其人不服辛燥，喜服寒涼生冷之物者，自必陰虧火旺也。

又曰：傷寒有傳經之邪，化熱則傳經，未化則不傳。脈靜者，邪未熱也，故不傳。然不但一日不傳，雖數日而終不傳也。若見欲吐，煩躁脈數，則寒邪化熱之徵，故為傳也。雖一日太陽，二日陽明，三日少陽，然必以脈憑之。浮屬太陽，大屬陽明，弦屬少陽。然不定限日期，必察其所見之證屬於何經，所憑之脈與何證相合否，倘病不合脈，尤必捨脈而從證，看傳至何經，又必轉見何經之證，不然何所徵驗？

故仲景復申之曰：傷寒二三日，陽明少陽證不見者，

為不傳也。總之，六經皆各自有定法，參其伍而錯其綜，自無往而有不得之者矣。

大青龍湯：

麻黃六兩，桂枝二兩，甘草二兩，杏仁四十枚，大棗十二枚，石膏如雞子大一塊（碾碎）。

舒馳遠曰：大青龍湯為表寒裏熱者而設，小青龍湯為表裏俱寒者設，白虎湯為表熱裏熱者設。客問曰：「石膏之性，寒涼重墜，表藥中所不宜用，而青龍湯中用之，何以不牽制其升騰之勢，而反說能助，何也？」

答曰：「汗者，津液之餘也。其人津液素乏，陽邪內壅則營衛失潤，何由得汗耶？故於麻黃湯中重加石膏，以全津液而除煩躁，否則汗亦無所釀矣。是青龍之妙，妙在用石膏，胃陽得之則熱化津生，煩躁乃解。」

方中有石膏，猶龍之有水助，然龍之所以為龍者，全借水以變化風雨，上天下地不難也，不得水則尋常尺寸不能至於斯時也，欲轉之清波，非負大力之石膏，渠將能乎？通斯義者，進乎技矣。

喻嘉言曰：天地郁蒸，得雨則和；人身煩躁，得汗則解。大青龍證為太陽無汗而設，與麻黃湯證何異？因有煩躁一證兼見，則非此法不能解。蓋風為煩，寒為躁，故用之發汗，以除其煩躁也。究竟本方，原無汗者取微似汗，若有汗者之躁與煩，其不藉汗解甚明，加以惡風，脈微弱，是則少陰亡陽之證，與此湯不相似也，誤服此湯而速之亡陽耶。仲景更立真武湯以救其誤，特為大青龍對峙。見一不汗出之煩躁，興雲致雨，為陽亢者設；一則救汗不收之煩躁，燠土制水，為陰盛者設。煩躁一證，陰陽互

齊氏
醫話醫案集

關，不可不辨及毫釐之仔細也。

真武湯：

製附子、白茯苓、芋貢朮、白乾薑各三兩，白芍藥。

按：白芍性味酸寒，生陰壅滯之物，中寒門中不宜用，不如以黃蓍易之，方為合法。

喻嘉言曰：真武乃司水之神，龍惟借水可能變化。水者，真武所司也。設真武不與之以水，青龍之不能奮然升天可知矣。故方中用茯苓、白朮、附子、黃蓍、生薑，醒脾崇土之功多於回陽。名曰真武湯，乃收拾分馳離絕之陰陽，互鎮於北方少陰之位。其所收拾者，全在收其坎水也，使龍潛而不見。設有一毫水氣上浮，便即得遂其升騰之變化，縱獨用乾薑、附子以回其陽，其如迫汗不止何哉？厥後晉旌陽祖師以仙術斬蛟，捕至蛟龍遁跡之所，戒其家勿蓄勺水，乃從硯池中逸去，可見水怪原有尺水丈波之能。向非真武坐鎮北方，天壤間久為龍蛇之窟矣。

其亡陽之證，乃少陰腎中真陽飛越耳，真陽飛越，亟須鎮攝歸根，陽既歸根，豈更能飛越乎？故捨天人一致之理以談醫者，非真至也。

小青龍湯：

麻黃，桂枝，半夏，乾薑，甘草。加附子更為合法。

喻嘉言曰：麻黃、桂枝湯無大小，而青龍湯有大小者，以麻、桂二湯之變法多，而大青龍變法不過於麻、桂二湯內施其化裁，或增或減，或饒或去，其中神化，莫可端倪。又立小青龍湯一法，散邪之功，兼乎滌飲，取義山澤小龍，養成頭角，乘雷雨而翻江攪海，直奔龍門之勢，用以代大青龍湯而擅江河行水之力，立法誠大備也。

卷二

83

昌於分篇之際，特以大青龍湯為綱，於中麻、桂諸法，悉統於青龍項下，擬為龍背、龍腰，然後以小青龍尾之，或飛或潛，可泝可伏，用大用小，曲暢無遺，仲景通天手眼，馭龍心法矣。

　　又曰：或問青龍自為一隊，即白虎且剔出另峙其後，然則脈證之縱橫者，何與青龍事耶？

　　答曰：傷寒中多有忽然自汗，突爾亡陽之候，雖不犯青龍之藥，早已犯青龍之逆矣。蓋屈蠖者，龍之所以伏也；縱橫者，龍之所以飛也。縱橫之脈證不同，刺穴用期門，期門肝木所主，東方青龍之位也。刺其穴者，正所以制其木，而預弭其亡陽之變。故一青龍方中，張大其施，則天行而為霖雨；挾小其制，則鼓浪而奔江海；馴制其性，則踰越女婢之卑柔；刺其經穴，則銷弭靈幻於寂若。仲景於其奮鬣升天，萬難把捉之時，尚以真武一方坐鎮北方之水，俾地氣不上，天氣不下，所謂其雨其雨，杲杲出日。龍之既升於天者，不得不復返於淵，況未及升騰，可訓可撫，顧無法以制伏之耶？此余所以有會於縱橫之義也。倘其不然，非但無與於青龍之事，亦並無與於傷寒之事矣。吾不知仲景製方之時，其為龍乎？其為仲景乎？必有候焉雷雨滿盈，候焉密雲不雨，候焉波浪奔騰，候焉天日開朗，以應其生心之經綸者。神哉！青龍湯等方，即擬為九天之龍經焉可矣。

白虎湯：

　　知母六兩，石膏一斤，甘草一兩，粳米六合。

　　喻嘉言曰：白虎湯，但能解熱，不能解表，必惡寒、頭身疼痛之表證皆除，但熱渴而求救於水者，方可以此藥

與之。

程郊倩曰：熱結在表則身發熱，而時時惡風，以表氣鬱而不舒也；熱結在裏則大渴，舌上乾燥而煩，欲飲水數升。白虎湯中或加人參，或不加，當視其人元氣何如耳。滌熱除煩，生津止渴，解去鬱結，中外清肅，了無餘義矣。

喻嘉言曰：寒與風俱傷，宜從辛甘發散矣，而表與裏又俱熱，則溫熱為不可用，欲並風寒、表裏之熱而俱解之，不亦難乎？故立白虎湯一法，以補青龍之不逮。其藥乃知母、石膏辛涼二物也。辛者，西方金也；涼者，秋令也。酷熱之時，欲求金風薦爽，萬不可得，計惟虎嘯，虎嘯則風生，風生則熱解耳，所以取辛涼二物偶成方，以象白虎之陰也。

夫青龍變化莫測，方無定體，故各用制伏之法。若白虎乃地獸之靈，得風從而威愈震，亦不易制伏之物，況裏熱已極，津液垂亡，元氣所存無幾，而領西方之肅殺以入胃中，能無慮乎？

於是以甘草之緩，和其猛性；而入粳米同煎，以助胃中水穀之氣；虛者更加人參，以助胃中天真之氣，乃可用之而無患，製法早具於一方之內矣。世傳孫思邈有降龍伏虎之能，豈非以仲景之心法為道法耶？

麻杏甘石湯：

麻絨四錢，杏仁二十一粒（去皮尖），甘草二錢，石膏八錢。水煎服。治氣逆變喘，飲水灌水，表邪未盡，諸法神而明之。

余觀仲景常言發汗後乃表邪悉解，今汗出而喘，無大

熱，當知上焦餘邪未盡，宜以麻杏甘石湯散之。

夫傷寒一證，雖云傳足不傳手，余閱歷有年，所見足經而兼手經者恆多。近世醫家，每遇足經六傳之證，尚爾分證模糊，至於兼手經之證，鮮不五色無主矣，而況全不知分經用藥，辨證明晰者乎！

如太陽、陽明兩經合病，其邪襲入手太陰，必至氣逆發喘者，何也？要知足太陽之邪，由背而貫胸，足陽明之邪，由胸而徹背，肺為華蓋，覆於胸背之上，明者才病外感，便當早為足經傳手之慮，俾得汗出邪散，不致留連，方稱醫哲。

曾治王卣臣，感足太陽膀胱、足陽明胃兩經合病，醫家不知分經，用桂枝、葛根以合解兩經之邪，以通套方藥胡亂雜投，以致兩經合病之邪，襲入手太陰肺經。肺主皮毛，統一身之氣者也，氣通則汗出，氣閉則汗壅，是以氣逆發喘，未得大下而兼發黃。且手太陰肺與手少陰心膜屬相聯，若藥再誤，其注肺經之邪直攻心臟，形如煙薰，發直頭搖，竟成心絕之候。

正如足太陽誤用葛根，即領其邪入陽明之例耳。不然，傷寒之邪過經不解，蘊崇日久，不過襲入厥陰心包已耳，豈有直攻心臟之理哉？

吾用柴胡清外邪，大黃蕩內熱，麻黃發肺邪，杏仁下肺氣，甘草緩肺急，石膏清肺熱。煎服一劑，得大下，喘止黃退而思飲食。繼以養營清補，調理兩旬而安。此余深識仲景製方之妙，專主足太陽經藥，復可於手太陰經用之，故一舉而解手足兩經之危。此法傳之千古，俾後學奉為指南也。須審陽明果有實熱，方可以用大黃。

❖ 陽明經證治大意

喻嘉言曰：傷寒之證，無如太陽一經，風寒參錯，表裏差殊，難於辨認。昌分三篇，先立鄙言，以引其端，後隨仲景原文，闡其立言精意，俾業醫者得其門而入，庶足以窺其富美也。

而陽明一經之病，治之尤難，蓋胃為水穀之海，五臟六腑之源，多血多氣之沖，乃吉凶生死之所攸關。仲景著論精詳，後人讀之憒憒，今請得而要言之也。夫陽明者，胃也。陽明以胃實為證，胃實則皆下證也。然陽明之邪，其來路由太陽，其去路趨少陽，然必辨其在經在腑，在經則遞傳，入腑則不傳，腑證則當下，經證不可下也。庸愚無識，妄守專門，必俟七日傳經已盡，方敢言下。詎知太陽一經，早有十餘日不解者，若不分經而但計日，其誤下仍在太陽。至陽明二三日下證即見者，反以計日，當面錯過。其陽明以趨少陽者，又以計日，妄行攻下，而犯少陽所禁，甚至少陽復傳陽明，更不識其證為何證，坐令熱邪在胃，爍盡津液，以致輕者重而重者死矣，所關詎不大耶？謹將陽明之證，亦比太陽之例，分為三篇，以太陽陽明為上篇，正陽陽明為中篇，少陽陽明為下篇，其三陰復轉陽明，附於篇末，俾觀者了然，不致差誤耳。

舒馳遠曰：太陽陽明者，是太陽之邪傳入陽明，而太陽尚有未盡者，邪由太陽而來，非陽明自受者，此為傳經之邪也。若合病、並病，皆自受之邪，為不傳之候也。然其證雖有傳經、不傳經之別，治法總不外乎兩經合治而已。陽明經證，必鼻塞，前額連眼眶脹痛，發熱不惡寒，

法主葛根以解陽明在經之表。

張蓋仙曰：陽明之病，在經主葛根，入裏主白虎，入腑主承氣，不必辨其為中風與傷寒之證也。

喻嘉言曰：發太陽經之汗，即當顧慮陽氣，以膀胱主氣化故也。發陽明經之汗，即當顧慮陰津，以胃中藏津液故也。所以陽明多有熱越之證，胃中津液隨熱而盡越於外，汗出不止耳。然而陽明證，不論中風、傷寒，脈微、脈實，汗出少而邪將自解，汗出多陰津易至竭絕。業醫者可不謹持其柄而用重劑發汗，以竭人之津液也。

大承氣湯：

大黃（酒洗）、芒硝四兩，厚朴、枳實二兩。

小承氣湯：

大黃（生用）四兩，厚朴、枳實二兩。

徐忠可曰：此於大承氣湯中單去芒硝，取其能微和胃氣，和者緩也，無硝則勢緩矣。謂稍有未硬，且微通其氣，略解其熱，緩以待之也。故曰調和胃氣，非調胃之謂也。

調胃承氣湯：

大黃四兩（酒浸），甘草二兩（炙），芒硝半升。以水三升，煮取一升，去渣，入硝微煮，少少溫服。

舒馳遠曰：調胃者，調和胃氣也。大黃用酒浸，緣酒性上升，大黃得之則緩於下矣。若不爾，乃隨急性之芒硝一直達下，而無戀膈生津之用，何謂調胃耶？大黃之用酒洗於大承氣湯者，蓋洗輕於浸，是微升其下走之性，總因芒硝性急，恐其直過，未得與邪相當耳。而大黃又生用於小承氣者，以無芒硝，勢已緩矣，大黃再製，正如欲用其

勇，反掣其肘，庸有濟乎？

再按：承氣者，承領一線未亡之陰氣也。大實大滿，法當急下者則用大承氣，稍輕則宜調胃。而小承氣之法，但心下痞，微煩而無實滿，故不用芒硝，較輕調胃又可知矣。

喻嘉言曰：陽明主藏津液者也，津液充則不渴，津液少則渴矣。故熱邪傳入陽明，必先耗其津液，加以汗多奪之於外，復利其小便奪之於下，則津液有立亡而已，故示戒也。

陽明病，法宜多汗，今反無汗，衛陽不足也，其人不能食可知。衛陽既虛，不能透出肌表，故怫鬱皮中，如蟲行狀。虛指胃言，實則痛，虛則癢。若無汗，兼嘔、咳、厥，法宜葛根合附、朮、薑、半以治之。陽明若無腑證，則厥為陽厥，法宜驅陽之中仍兼散逆斯可矣。

蜜煎導法：

白蜂蜜七合，用銅器微火熬，頻攪勿令焦，候煉如飴，捻作挺子，長二寸許，頭銳如指，摻皂角末少許，乘熱入穀道中，用手捫住，欲大便時去之，加鹽少許亦可。蓋蜜能潤燥，鹽能軟堅。

汪昂曰：蜜能潤腸以行氣，皂角能通竅。凡表解已而無裏證者，胃雖實亦忌攻，不可以苦寒傷胃。

豬膽導法：

豬苦膽一枚，取汁，入酒醋少許，用竹管子，長三四寸，以一半入穀道中，將膽汁灌入，頃刻大便。

汪昂曰：膽汁寒勝熱，滑潤燥，苦能降，酸善入，故能引入大腸而通之矣。

津液枯者宜蜜導，熱盛者宜膽導，如冷秘，削醬薑亦可導也。

馳遠又曰：大承氣之用義，大黃蕩實熱，厚朴通氣壅，枳實破氣結，芒硝能軟堅而兼潤腸中之乾澀也。

【馳遠治驗】曾治白以采，患腹痛作瀉，逾月不癒，薑、附服過無數。其人稟氣素盛，善宴啖肉食，因自恃強壯，病中不節飲食而釀胃實之證，大便轉閉，自汗出，昏憒不省人事，譫語狂亂，心腹脹滿，舌苔焦黃，乾燥開裂，反通身冰涼，脈微如絲，寸脈更微，殊屬可疑。

予細察之，見其聲音烈烈，揚手擲足，渴欲飲冷，而日夜不寐，參諸腹滿等症，則胃實確無疑矣。更察遍身冰冷，厥熱亢極，隔陰於外也。脈微者，結熱阻結中焦，營氣不達於四肢也，正所謂陽極似陰之證。急於大承氣湯一劑無效，連服四劑無效。予因忖道，此證原從三陰而來，想有陰邪未盡，觀其寸脈，其事著矣。竟於大承氣湯中加附子三錢以破其陰，使各行其用而共成其功。服一劑得大下，寸脈即出，狂反大發。予知其陰已去矣，附子可以不用，單投承氣，病勢略殺，連服四劑，前後芒硝、大黃各服半斤而安。可見三陰寒證，因有宿食，轉屬陽明而成結燥者，有如是之可畏也。

▲曾治張天元，患腹脹不大便，來寓求治。診其脈微而澀，舌潤不渴。予告之曰：「此裏氣虛，脫證已具，法當扶陽固腎，醒脾和氣，使收藏之本固，則氣化歸原而化自行，脾氣有權則健運行而升降清，其患當自癒。其家以予言迂也，聽醫用下，大便暫通，腹脹因減，彼以為有效矣，予知其必死也。次日復閉，腹脹加甚，於是又下，閉

脹愈加甚焉。更下之，卒不能通，則氣壅而死矣。噫！庸醫殺人，恬不知改，頑夫受殺，實可憫也。

經曰：陽明居中土也。萬物所歸，無所復傳，所以惟有下奪一法，奪其土而邪自不留耳。否則邪住腑中，漫無出路，迨耗盡津液而死也。若其人津液足以供邪，雖留連日久而亦不死，且腑中之邪，久而久之，仍從外轉，或返來路而還太陽，或趨去路而往少陽，此又不傳中復有傳之妙理也，然其權實賴中土以為之總司。

嘉言有曰：即如天以四時成歲，中土各旺於季月之末，然後木庇其根，火收其焰，金銷其肅，水藏其瀾，使非傳之中土，則木火金水不能相貫，何以化機盈眸不息乎？人之飲食入胃，清氣升，濁氣降，渣滓不留者，其妙惟在於傳。設一時不傳，則積滯而不化矣。

至於仙家攢簇五行，東三南二，木火相戀，歸於中土；西四北一，金水相親，歸於中土，其妙更在於不傳，設傳則流散而不造矣。然則中土之傳與不傳，足盡天人之蘊，又何疑於多事哉？

陽明病大便溏者，胃中虛寒也；潮熱者，虛陽浮越於外，非胃實也。兼見胸脅滿者，是胃中流飲旁流入脅也。雖屬少陽陽明，不宜解表，當用蓍、朮、參、半、薑、砂、草果，理中逐飲而病自癒，小柴胡湯不合也。

按：陽明不大便，其胃實矣。兼見脅下硬滿，飲邪上逆而為嘔，鬱蒸而結苔，當用蓍、朮、砂、半補中滌飲，草果以破脅下懸飲，合小承氣微蕩其實乃為合法，小柴胡湯不中用也。

舒馳遠曰：少陽經本有渴，服柴胡湯則病癒，而渴未

有不止者。今不但病不解而反有加，何也？乃邪熱轉歸陽明而成胃實證也，以法治之，自是斟酌白虎、調胃耳。

〔附〕太陰轉陽明一證

按：脾脈主緩，證本發黃，若小便利則濕行而黃可免。若大便硬則胃有夙燥，因復轉陽明。

〔附〕少陰轉陽明一證

按：少陰本氣虛寒者多自利，此言六七日不大便，是必熱邪內脅真陽矣，加以腹脹，邪轉陽明，此少陰負而趺陽勝，腎水勢在立盡，不可緩也，法宜急下以救之。

〔附〕厥陰轉陽明一證

按：此證為熱結旁流，法宜附子湯合小承氣湯，單小承氣非法也。然下利譫語者，亦有陰陽虛實之分辨，但見嗜臥目瞑，身重惡寒，而無煩渴惡熱等症兼見，乃屬虛寒純陰之證，不可妄用大黃。必有陽明熱濕徵驗，方是熱結旁流，但只譫語，不足為據也。

【治驗】曾治王玉玨，未發譫語，外見頭眩嗜臥，身重惡寒，便洩不渴，夜間發熱，漸加大熱，不惡寒，轉惡熱，掀去衣被，揚手擲足，身漸出汗，漸至大汗，其勢方解。明日亦復如是，醫經半月無效。仔細察之，果何證也？將謂陰盛格陽於外耶？亡陽之證無此大熱。將謂三陽之表熱耶？並無頭項腰背骨節疼痛及耳聾口苦等症。且未見煩渴飲冷，白虎非所宜也。以此而論，定為熱結旁流矣。不煩渴者，乃為結燥隱匿腸間，不在胃腑，故不能耗其在上之津液也。吾用黃蓍、白朮、炮薑、附子、半夏、骨脂，重加大黃，一劑而下燥屎二三枚，是夜不發熱矣。於是方中去大黃，數劑而痊癒。

▲曾醫繼唐魏舅氏，善人也，身舉孝廉，形體素豐，謙恭仁厚。自謂六十後，多食則脹悶，今年七十有三，目精不慧，近視不明六七年矣。乃一日午膳後，縣尊請商公事，時當酷熱，過勸綠豆粥一碗，是夜下利數十次，不能起床，起則眩暈。明早診視，按之六脈沉細而微，其糞內帶清水。愚曰：「此太少二陰鶩溏之證，而兼陷暑邪也。雖有外邪，不可清解，法當大補中氣，扶脾固腎，溫經禦邪，回陽止瀉，方可無虞。」乃用蓍、朮、芡實、懷山各八錢，胡巴、骨脂、苡仁、半夏各三錢，炮薑、附、桂各一錢，砂仁、白蔻各七分，連進五劑而利稍減。再進十劑，仍然昏沉。又服十全大補湯十劑，病微退而精神漸爽，飲食亦進，但四肢無力，難於轉側，利微下而卒不止。又與人參養營湯十劑，雖然起床，不能久坐，但見皮膚光澤，身輕易於轉側。又與理脾滌飲十劑，是夜不安，煩悶之甚。愚意日久雖在下利，而未見糞，更見脹悶不安，以此察之，定為熱結旁流矣。遂以參蓍附子湯加桔梗一錢、大黃二錢，服之不安，又用麩麵炒熨，夜半稍安。次早復作更甚，自覺腹中氣壅，十分危急。

其間予為舅氏調理在五十餘日，往返在二十餘次，晨夕焦勞，又令前湯再進，炒麥麩再熨。自云目中出火，其心欲落，急令扶起，掙下一物，其狀如茄子，不軟不硬，良久病去如失。自出中堂，即進飲食言語如常。隨即剃頭，見鬚髮內長出一層黑髮約長數分。公聞之而喜曰：我之病難望保餘生耳，今何以病癒而長黑髮，目睛復明，竟能視細細字乎？神哉醫也！此後之壽而康，皆賴吾甥之力也。賜酒漿脯醢領謝，孔方十萬卻之。

❖ 少陽經證治大意

程郊倩曰：少陽在六經之中，典開闔之樞機，太陽為開，陽明為闔，少陽為樞，出則陽，入則陰，職守最重，非若他經之表裏，截然不相管攝也。半表者，指在經之風寒而言，所云寒熱往來、胸脅苦滿是也；半裏者，指在腑之裏熱而言，所云口苦、咽乾、目眩是也。表為寒，裏為熱，寒熱互拒，所以有和解一法。以柴胡解少陽在經之表證，黃芩和少陽在腑之裏熱，猶恐陽神退而裏氣虛，邪陰乘虛而起，故用薑、棗、人參以壯其裏氣而禦其表，三陽為盡，三陰不受邪，方成妙算。若腑熱未具，誤投黃芩，伐其裏氣，是為開門揖盜矣，蓋裏氣虛不能禦表也。識透此訣，方可讀仲景少陽篇之論，與夫條中之所示、之所禁、之所加減，而為從表、從裏及一切斟酌之法。不然，汗、吐、下之禁未犯，而先犯本方之黃芩則陽去入陰，此時即能救誤，所失已良多矣。

予常目擊世醫，以小柴胡湯殺人不少，非其認證不真，蓋亦得半而止耳。又曰：「口苦咽乾者，熱聚於膽也；目眩者，木盛生風而眩暈也；口苦、咽乾、目眩者，少陽之腑證也，腑證未具，萬不可用黃芩，程氏之論，至詳且盡。」

嘉言謂目眩者，木盛生風而目眩暈也。愚謂當是目昏，蓋以少陽厥陰，臟腑相連，因熱乘肝膽而目昏蒙也。

【治驗】曾治張太來之妻，寒熱間作，口苦咽乾，頭痛兩側，默不欲食，眼中時見紅影動，其家以為雷號，來寓備述。予曰：「非也，此少陽腑邪溢於肝經，目為肝

竅，熱乘肝膽而目昏花也。」予用小柴胡和解少陽，加當歸、香附宣通血分，羚羊角瀉肝熱而廓清目中，不數劑而癒。

▲又治予八女，年六歲，寒熱往來，每於夢中驚叫而醒，爬上人身，且哭且怕，至十餘夜不能瞑目，將闔眼即大叫大哭。維時予南署外回歸家，婦語以故。余曰：此為膽虛熱乘，用小柴胡湯去黃芩（未見口苦咽乾，不用黃芩），加白茯神、遠志寧心安神，竹茹開鬱，真琥珀定驚，一劑而安。語云：熟讀王叔和，不如見證多。信然。

小柴胡湯：

軟柴胡、法夏子八兩，官揀參三兩，炙甘草、白生薑一兩，大紅棗十二枚。

原方黃芩誤入方內。

若見口苦咽乾，方用黃芩三兩，水煎二次，和一處，分三碗服，其服法同前桂枝湯。

程郊倩曰：柴胡解少陽在經之表，黃芩和少陽在腑之裏熱，半夏散逆豁濁氣而還清，參、甘補正氣而和中，薑、棗助少陽生發之氣，使邪無內向也。

喻嘉言曰：風熱上壅則耳聾目赤，風熱與痰飲搏結則胸中滿而煩，宜用小柴胡湯加白蔻宣暢胸膈，栝樓實以除其煩。若誤汗、吐、下，則胸中正氣大傷，而邪得逼亂神明，故悸而多驚也。

舒馳遠曰：少陽原有經證、腑證，表裏各有一定之法，毫不容混，豈但汗、吐、下三禁而已哉？至於溫經回陽、養陰清燥及利小便諸法，何得不禁，抑何其見之不廣也？

門人王臣傑曰：夫陽明胃為四臟之主，胃若強健而思飲食則百病自癒，是以三陰不受邪也。

少陽病六七日加煩躁，乃邪漸入陽明之裏，法宜小柴胡合白虎而兼解之，一定之法也。

按：身熱惡風，頸項強痛，太陽風傷衛也；脅下脹滿，懸飲也；手足溫而渴，裏有熱也。法宜桂枝湯以解太陽之表，半夏、草果以治懸飲，石膏以撤裏熱，小柴胡湯何取乎？

陽脈澀，陽虛也；陰脈弦，陰盛也。陽虛陰盛，當腹中急痛。宜用蓍、朮、炮薑、附、桂以助陽禦陰，小建中湯不中用也，小柴胡湯亦不合理。

✤ 太陰經證治大意

胡章級曰：太陰脾經之法，散見於六經耳，六經之證未有能外太陰者，以脾為一身之主也。脾氣強健，何病不癒？否則諸法皆不驗矣。

舒馳遠曰：太陰經病，是必腹滿而吐，腹痛自利矣，其證屬裏。陰脈雖浮，亦不宜於發汗。即令外兼太陽表證，惟當以理中為主，內加桂枝，兩經合治，此一定之法也。若只據脈浮用桂枝，專顧太陽，不顧太陰，大不合法。

五飲病見前六經定法，曰留飲，曰水飲，曰支飲，曰懸飲，曰溢飲。予常治留飲為患，十用八九。

按：人身後天水穀之精氣生血，精氣者，精微純靜之氣，故屬陰；水穀之悍氣生津，悍氣者，勇悍浮動之氣，

齊氏 醫話醫案集

故屬陽。血入於營，津行於衛，皆藉脾中之陽而為傳佈周流。苟脾氣裏乏，其所生之血傳佈不盡者，停蓄膈中，不能復行經絡而為敗濁，兼之胸中之陽不能宣佈，痰血即上逆而吐也；其所生之津傳佈不盡者，不得復為津精，皆由胸中之陽不能宣佈，則上逆胸中而為咳唾。痰血兼見，並五飲諸證，均宜大補中氣，宜暢胸膈，醒脾逐飲，隨飲加藥，一定之法也。外有著痺、行痺二證，又當清熱潤燥，不致混淆，方為活法。

理中湯：

官揀參，白貢朮，炮乾薑，炙甘草。水煎服。

汪昂曰：理中湯治傷寒太陰病，自利不渴，寒多而嘔，腹痛鶩溏，脈沉無力，或厥冷拘急，或結胸吐蚘及感寒霍亂。

自利腹痛者加木香，不痛自利者倍白朮，白朮益氣燥濕，能生津液。木香順氣定痛。體重蹉臥昏沉，下利不止，加附子，此兼少陰證。腹滿去甘草，甘令中滿。嘔吐去白朮，加入半夏、薑汁。白朮甘壅，薑、半散逆。臍下動氣，去白朮，加肉桂。朮能助氣，桂洩奔豚。心下悸，加茯苓，飲停則悸，茯苓利水寧心。陰黃加茵陳。陰寒結胸加枳實。

本方等分蜜丸，名理中丸。加法夏、砂仁尤妙。大如雞子，以百沸湯和一丸溫服。

本方加附子，名附子理中湯。

張仲景曰：大病瘥後喜唾，久久不了，乃胃中有積飲，宜理中丸。

劉宏璧曰：積飲者，脾虛也，若以順氣逐飲藥與之，

其痰雖去，轉盼復積，惟大補溫中，脾氣有權則積者自去，不復再積矣。

此足太陰脾經藥也，人參補氣益脾，故以為君；白朮健脾燥濕，故以為臣；甘草和中補土，故以為佐；炮薑溫胃散逆，故以為使。以脾居中州，故名之曰理中。愚意人參價昂，無力者，以黃耆代之，更加砂仁、半夏，醒脾開胃，溫中散逆。

理脾滌飲方（馳遠太老夫子製）：

北箭耆、白貢朮各五錢，法夏子三錢，西砂仁一錢，炮乾薑、白蔻仁一錢（為末）。水煎，調白蔻末溫服。

此方奏功甚速，予歷試有年，活人多矣。其製方之義，蓋亦仿理中而變化也。

門人楊宗煦曰：此方黃耆、白朮大補中氣，砂仁、半夏醒脾開胃，白蔻宣暢胸膈，乾薑溫中散逆。以此方加味，統治五飲諸證，效如桴鼓。

【治驗】曾治知府楊迦懌，任興邑事，稟性仁慈，居官清肅，因署馬邊撫夷府軍務焦勞，患溢飲證，右肩痺軟痠痛。又署邛州，不能簽押，神色衰憊，醫治無效。納稟告病，上以廉能不允，令復興邑任，促騎請治。

診之兩寸洪大而緊，餘皆沉微。余曰：「公之恙，乃太陰溢飲為患，病在氣分，前醫不知分辨氣血，誤用血分之藥以貽害耳。法宜大補中氣，醒脾崇土，宣通氣分，即當奏功。」乃用耆、朮、砂、半、乾薑、白蔻、虎骨、威靈仙、桂枝、薑黃十劑而效。再服十劑，其痛如失。遂與歸脾湯去木香、甘草，加五味子、鹿茸、肉桂為丸，脾腎兩補而癒。

但公行年五十，尚未生子，向余索求種子方餌，余念公謙恭仁厚，與之龜首丸。服畢致書曰：前賜妙丹，服之神效，懇煩再配二料。遂如命復之。調理數月，步履輕健，精神康壯，如夫人有喜矣。明年壬申，降生一子。又明年，又生一子。骨秀神清，均甚壯美，余見而喜。公頓首謝曰：「起我沉痾，身受益矣；賜我後嗣，澤及先矣。」綢繆訂交，濃情款洽。後陞遷別去者二十三年。

辛卯秋闈，卸寧遠府事，引見候升，吾子於省垣一遇，年已七十二矣，重話巴山，猶深繾綣念，是時精神矍鑠，尚運筆如飛，前後手書，見惠不一。中酬我以錦聯曰：「自是君身有仙骨，遍與人間作好春。」匾曰：「妙合六經。」蓋公之書法，見重當時久矣。

〔附〕龜首種子丸方

大龜首一個（醋炙），大生地四兩，山萸肉二兩，懷山藥二兩，白茯苓二兩（乳蒸），粉丹皮一兩，光澤瀉、肉蓯蓉（酒洗，焙乾）、真鎖陽（醋炙）各一兩。蜜煉丸，如梧子大，酒下。

【取龜首法】以盆水貯之靜室中，伺其頭出，突然持刀取之，否則縮頭難取。

此仙傳方也，有德者服之神驗，切勿傳與匪人，蓋殘忍刻薄之輩，罪重惡極，天必欲絕其嗣，非人力所能挽也，何可悖逆天常乎？

太上垂訓云：無故殺龜打蛇，若用非其人，妄傷戕生命，尤足以攖神怒而干陰譴，領此方者，寶之秘之。

曾治大學士海山周大人六公郎州官桐峰者，患吐痰三十餘年，自云少壯時一年三五發，將發二三日左脅內脹，

漸大如米瓜即吐，吐出之痰，狀若破絮，形似癰膿，臭不可聞。待三五日，痰盡乃平，每發如是。至今年衰，一月數發，飲食不進，日夜無寧，來寓求診。右寸關浮大，滑而弦甚，餘脈如常。

余曰：「足下之恙，乃太陰脾經之患，巢囊之痰如蜂兒宿於房中，蓮子嵌於蓬內，生長則易，剝落則難，吐盡又積，積滿又吐。」桐峰曰：「先生明若觀火，治之將何如？」余曰：「補正攻邪，方與理脾滌飲，加南星、草蔻溫中散結，芫花、草果大破懸飲，更用斬關丸，以剗巢囊，蕩滌濕痰，自必有效。」彼聞之言曰：「先生良醫也。」即依其法，煎服二劑而痰活。又服二劑，是晚吞斬關丸五錢，次日乘輿來寓，頓首謝曰：「妙哉！先生之藥，何其神也？我三十餘年之疾，昨晚得先生一劑服之，至二鼓，其痰自大便長驅而下，今早自覺右脅下毫無形跡矣。此後不發，皆君賜也，弟惟每飯不忘耳。」

〔附〕斬關丸方

石硫黃五兩（研細末，灌入豬大腸內，線紮煮爛，去腸，滾水淘數次，曬乾），紫油桂、白蔻仁、川花椒、生白朮、生附子、吳茱萸、法夏、雞內金各一兩。共為細末，飯碾為丸，梧子大，收貯聽用。

曾治北關口王相，患咳嗽吐痰，右脅刺痛，胸膈不開，飲食無味，顏色枯槁，形神俱憊，自謂知醫，服藥無功，方求余診。按之右寸關浮滑而緊，餘脈如常。

余曰：君之恙，乃脾經虛弱，痰飲由胃而旁流入脅，其病名曰懸飲也。法以黃耆以補胸中之陽；白朮以助脾中之陽；砂、半醒脾開胃；薑、蔻溫中逐飲，宣暢胸膈；芫

花、草果搜剔脅縫之痰自癒。果服二劑而效。惟痰仍盛，乃與八味丸補而逐之乃安。

❖ 足少陰腎經證治大意

舒馳遠曰：少陰前後二篇，寒熱迥別，治法亦大相懸殊，推其源頭，標同而本不同也。蓋腎中真陽素虧之人，陰寒是其本也，邪入少陰，則必挾水而動，而為前篇諸證，宜急溫之，固不待言。其在太陽發表藥中，亦早宜加附子以助陽禦陰，庶毋逼汗亡陽之患也；若腎中真陰素乏之人，則必挾火而動，而為後篇諸證，宜從養陰退陽，固不待言。其在太陽發表藥中，亦早宜加阿膠、地黃等藥以回護真陰，方可得汗，否則陰精被劫，汗亦無所釀矣。

又曰：外邪挾水而動，陽熱變為陰寒則陰盛，故但欲寐；外邪挾火而動則陽盛，故煩躁不得臥。嘉言先生論之詳矣。

喻嘉言曰：炙之以火，助陽而消陰也，主之以附子湯，溫經而散邪也。

附子湯：

製附子二枚（炮用），官揀參二兩，白貢朮四兩，白茯苓三兩，白芍藥。水煎溫服。

愚謂本方白芍不如以黃蓍易之，方為合法。

舒馳遠曰：中寒門中用附子破陰回陽，取其飛騎突入，豈有用白芍酸寒凝陰之物，以羈絆附子雄入之勢，而致迂緩無功耶？仲景原方必無白芍。

又曰：陰邪上逆則欲吐，真陽擾亂則心煩，但欲寐

者，陰霾盛而陽不升也，宜用附子湯加半夏。若捨此不圖，延至五六日則下焦寒甚，邪急奔而下利；腎水欠溫，津液不上潮而口渴，非從溫經之法，飲水終難自救也。以小便色白而證少陰之寒，更當以不喜飲冷而證虛寒之渴也。

門人楊宗煦曰：余曾考經絡篇云，舌下有二隱竅，名曰廉泉，運動開張，津液湧出，然必藉腎中真陽而為之薰騰，乃足以上供。若寒邪侵到少陰，則真陽受困，津液不得上潮，故口渴，與三陽之邪熱爍乾津液者，大相反也。

舒馳遠曰：少陰有寒利，復有寒閉，以腎氣為寒所困則關門不開而二便俱閉，宜亟溫之。酒客常有此證，人設不知此，誤投大黃，其閉愈甚，則輕者重而重則死矣，可不慎歟？

或問曰：酒性固熱，燒酒尤甚，每傷於酒者，反宜辛熱，何也？曰：酒中有熱有濕，均足為患，因其本氣而患之。本氣虛寒者，原不患熱，惟患其濕，其濕日積，陽神日衰，一旦挾水而動，陰邪橫發，閉痛嘔逆，上下交劇，法當急驅其陰，以回其陽；真陽素旺者，不患其濕，而患其熱，熱從後陰，便血生痔，熱遺前陰，莖生諸瘡，法宜分解其熱而清其毒。

曾治樊子敬天，陰頭赤腫，碎裂如絲，其痛異常。乃因素稟陽旺，嗜飲燒酒，乘醉入房，求若所欲，酒毒隨慾火下注於前陰也。吾用葛花解酒毒，大黃瀉濕熱，桂枝、前仁引導前陰，五劑而癒。

斬關丸方見太陰證治。

開關丸方：

巴豆去殼去油，色白如霜，入絲羅篩過者，乃可用

之；吳神麴攪稀糊，入巴霜細末為丸。丸成後，用製硫黃、生附子、法夏子、西砂仁、白蔻仁各等分為極細末，取前丸團於其上為衣收貯，用時煎淡吳萸湯吞下。

病人脈陰陽俱緊，反出汗者，亡陽也，屬少陰，法當咽痛而復吐利也。（法當二字疑誤）

舒馳遠曰：陰邪上逆則為吐，下注則為利。咽痛者，陰火上結也。

【治驗】曾治錢仲仁，患喉痺，陰火上蒸，津垢積而成塊，堅白如骨，橫於喉間，痛痺異常，其症惡寒嗜臥，二便不利，舌苔滑而冷，口不渴而懶言。觀諸症形狀，總屬虛寒。何以二便不利？蓋為陰邪上逆，喉間清涎成流而出，津液逆而不降，故二便不利。吾用生附子驅陰散寒，熟附片助陽溫經，桔梗苦以發之，炙草甘以緩之，半夏辛以開之，阿膠以潤咽膈。服一劑喉間白骨即成腐敗而脫去其半，痺痛稍緩，略可糜粥，小便漸長，三四劑而大便行，糞多且溏，如是十二劑而癒。由今思之，曩時學識猶欠，阿膠、桔梗可以不必用，當用黃蓍以助胸中之陽，白朮以助脾中之陽，接引真陽上達，方為合法。

舒馳遠曰：五行皆一，惟火有二。所謂二者，陽火也，陰火也。諸陽火乃柴炭之火，得水則滅；陰火乃石灰之火，火燒無焰，得水則焚；其有半陰半陽之火，乃煤炭之火，仍用火燒，必以水調，其焰益烈。人身之火，亦分陰分陽，陽火者，實火也，其症惡熱不惡寒，舌苔乾燥，渴欲飲冷，宜用寒涼等藥；陰火者，虛火也，其症惡寒倦臥，舌潤不渴，宜用辛熱溫補之劑；半陰半陽之火，即陰陽錯雜之邪，法宜寒熱互用。

〔附〕齒痛方與治驗

又常見患齒痛者，亦有寒痛，亦有火痛，即陰火、陽火之謂也。凡火痛者，宜用寒涼；寒痛者，宜薑、附。甚至薑、附不效，用胡椒二錢研末，煮雞湯一碗服之立已。又有蟲痛一證，乃為陰濕生蟲，胡椒亦可治。

又有風火相煽而為齒痛者，外見頰車赤熱焮腫，口中臭穢。方用露蜂房（研末）一錢，川黃連（研末）五分，白明礬（研末）一錢，洋冰片、上麝香少許，共為末，合研勻細，擦牙上，痛即止。

又蟲蝕有孔眼者，須用明雄黃二分、上麝香三釐合勻，擦蟲孔中，其痛即止。再痛再擦，藥盡自癒，屢試屢驗。

曾治余三子輯五，年七歲，患蟲牙蠹一大孔，每痛欲死，諸方不應，以前藥少許與之，入蟲孔內，痛止而安。其效神速，錄之以備採用。

少陰病，下利脈微，乾嘔心煩，則為陰寒在下，陽煩在上。法宜薑、附以驅其陰，然必加入尿、膽汁，以制胸中錯雜之陽邪，庶薑、附得以下行其用。其脈微續者，陽氣已漸復也。暴出者，勢必有雀啄、釜沸之象，又必主死也。

白通湯：

白蔥頭四莖，炙乾薑一兩，生附子一枚（去皮）。加人尿五合、豬膽汁一合。

白通加人尿膽汁湯：加人尿、膽汁，名白通加人尿膽汁湯。

先煮白通湯一升，加人尿、膽汁，和令相得，煎溫再

服。若有汗，去蔥白。

脈不出者，用通脈四逆湯。

通脈四逆湯：

生附子一枚，炮乾薑三兩，炙甘草二兩，白蔥頭九莖。

利止脈不出者，加人參以生其陽而長其陰也。

此證一線微陽未散，法當急投溫補，於本方中可加黃蓍、白朮大補中氣，速回其陽，豈可用蔥白以耗散其陽乎？仲景原方必無蔥白。

舒馳遠曰：陽虛氣墜，陰弱津衰，而出恭反少也。古人如廁必更衣，出恭者，大便也。

曾治汪少宰妻，腹中急痛，惡寒厥逆，嘔吐下利，脈見微澀。予以四逆湯投之無效，其夫明日來寓告曰：「昨夜依然作瀉無度，然多空坐，醭脹異常，尤可奇者，前陰醭出一物，大如柚子，想是尿脬，老婦尚可生乎？」予即躊躇良久，曰：「是證不可溫其下以逼迫其陰，當用灸法溫其上，以升其陽而病自癒。」用生薑一片，貼頭頂中百會穴上，灸艾三壯，其脬自收。仍服四逆湯加黃蓍、白朮，二劑而癒。

喻嘉言曰：少陰，水也；趺陽，土也。諸病惡土剋水，而少陰見證唯恐不能制水，其水反得泛溢，而真陽失溫，飛越於外矣。此消悉病情之奧旨也。

又曰：少陰水臟也，水居北方，原自坎止，惟挾外邪而動則波翻浪湧，橫流逆射，無所不至，為嘔，為咳，為下利，為四肢沉重。仲景惟以真武湯一方坐鎮北方之水，水不橫溢，諸證自止，而人之命根賴以攸固。命根者何？

即父母媾精時，一點真陽先身而上，藏於腎水之中是也。其有真陽素旺者，外邪傳入，轉而內挾真陽，外顯心煩舌燥，咽痛不眠等症，主用黃連阿膠湯之類，以分解其熱而潤澤其枯，俱用重劑潤下，一日三服，始勝其任。設熱邪不能盡解，傳入厥陰，則熱深者厥亦深，咽痛者轉為喉痺，嘔咳者轉吐癰膿，下利者轉便膿血，甚者發熱厥逆，躁不得臥，仍是陰竭而死也。必識此意，然後知仲景溫經散邪之法與清熱潤燥之法，細微曲折，與九轉還丹不異矣。後人窺見一斑者，遇陰邪便亟溫，遇陽邪便亟下，其魯莽滅裂，尚不可勝言，而況於聾瞶之輩乎？茲分前後二篇，暢發其義，知我者，當不以為僭也。

喻嘉言曰：少陰後篇，熱邪挾火上攻而為咳，下攻而為利，內攻而為譫語。小便難者，火旺陰虧也。

又曰：強發少陰汗而動其血，勢必逆行而上屬陽竅，以諸表藥皆陽經藥，主上升也。

前篇諸厥為陰厥，其證身重惡寒，少氣懶言，必欲得熱，熱則陽回而厥自癒。

後篇諸厥為陽厥，其症身輕惡熱，心煩不眠，然又必欲除熱，熱除則陰復，而厥自癒。

黃連阿膠湯：

川黃連四兩，炒黃芩一兩，白芍藥二兩，真阿膠三兩，雞子黃二枚。

以水五升，先煮芩、連、白芍，取二升，入阿膠烊化，令小冷，入雞子黃攪令相得，分三次，日三服。

徐忠可曰：芩、連苦寒，解熱為君；阿膠、雞子黃二味甘寒，養陰潤燥為臣；復以白芍之酸寒，收攝外散之微

陰為佐。

舒氏曰：咽痛、咽瘡者，即是外邪挾火之證，當分解其熱，潤澤其枯，所主甘草湯、桔梗湯、半夏湯、苦酒湯，皆不中用也。

咽瘡方：

雞蛋（一個，開一小孔，漉去其清，將黃攪勻）、燈心（以水洗淨，築滿蛋內，以紙封孔，外包黃泥曬乾，火煅紅透，候冷取出，研為細末）二錢，壁錢（長針穿，燈上燒枯，研末），膽礬（瓦炕），黃丹（水飛），雞內金（炕碎），鴨嘴殼（炕碎），降真香。共研細末，鵝毛管吹。

虛寒咽瘡方：

燈心灰一錢，生附子（漂去鹽，曬乾研末）三錢，共合研勻，亦鵝毛管吹。

虛寒、實火何以辨之？凡虛寒者，不熱不赤，略可硬飯，而飲水吞津則痛甚；實火痛者，赤熱而腫，飲水吞津不甚痛，而飯粒不能下咽。

舒馳遠曰：少陰有熱結旁流，復轉陽明之證，腹脹不大便者，然必兼見舌苔乾燥，惡寒飲冷，方為實證，法當急下；若兼見身重嗜臥，舌潤不渴，惡寒等證，又屬虛寒，法宜白蔻宣暢胸膈，砂、半醒脾開胃，附子溫經，肉桂化氣，桔梗開提，生薑升散，使轉運之機乃得先升而後降，所謂上焦得通，中樞得運，而氣化自行，兼服斬關丸以通其閉，然後加參、蓍、苓、朮等藥及骨脂類以收全功。若不辨陰陽虛實，但見腹脹便閉，即行攻下，未必盡當，慎之慎之。

厥陰經證治大意

舒馳遠曰：兩陽相麗，謂之陽明；兩陰交盡，謂之厥陰。究竟六經皆有陽明，六經交盡於厥陰也。嘉言不便分為二篇者，以厥陰中多有陰陽錯雜不分之證，若據陰厥、陽厥分為二篇，則陰陽錯雜又三篇矣，所以不便分也。至於陰厥、陽厥之證，仍從外證辨之。凡陰厥證，必惡寒身重，下利不渴；陽厥證，必惡熱身輕，煩渴不眠。故陰陽之辨，雖曰甚微，以此而論，顯而易見。篇中用治矩則雖多，總之陰厥證重在溫經回陽，以止其瀉；陽厥證重在破陽行陰，以通其厥；其陰陽錯雜不分之證，法當陰陽互治，寒熱雜投，縱或陰陽多寡不一，大概不出乎此。

喻嘉言曰：胃暖乃能食，今胃冷而反能食，則是胃陽發露無餘，頃之即去，故為必死。

曾見黃居士，患寒熱往來，無口苦咽乾，庸醫誤用黃芩，致使邪入厥陰，胃中冷而反能食，真除中也，居士乃未幾而歿。冤哉！舉世妄用黃芩，觀此可以為戒。

舒馳遠曰：厥陰證，陰陽錯雜。消渴者，膈有熱也，厥陰邪氣上逆，故上撞心；疼熱者，熱盛也，心中疼熱，陽熱在上也；飢而不欲食者，陰寒在胃也，飲食不納，飢蛔必出。法宜寒熱互投，以去錯雜之邪。吐蛔用烏梅丸，不中用之方也，王叔和誤人甚矣。

又曰：陰邪直中，埋沒真陽，肌膚凍冽無汗，或爪甲青黑，唇青舌縮，與夫渾身青紫成塊，身重如壓，皆陰盛而陽不虛也。法當生附子以驅其陰，熟附子不中也。若真陽外亡，身微熱而多汗，或眩暈眼花，神思恍惚者，皆陽

虛而陰不勝也，法主熟附子以回其陽，又非生附子之所能也。

【治驗】曾治蕭以德，患陰寒，面白膚冷，青紫成團，見於足而足不能移，見於臂而手不能舉，見於腮而口不能言，且牙齦凍冽潰爛，然時而心悸，昏眩欲絕，此為陽虛陰盛並見也。吾以生、熟附子並用，更加參、蓍、茸、朮以固其脫，歷兩旬而癒。

如此條證，大汗出者，真陽外亡也；熱不去者，微陽尚在軀殼也；四肢拘急者，陰寒內結也；四肢疼者，陰寒侵入關節也。兼之厥逆下利而惡寒，在裏又純陰也。合而觀之，與陰邪盛並見。法宜生、熟附子並用，更加蓍、朮以助後天之陽，庶乎有當。單用四逆，於法尚欠。

門人古常新曰：生附子驅陰，熟附子回陽，一用之以溫經，一用之以壯表。

舒馳遠曰：痰飲壅塞胸中，陽氣不得四布而致厥，法當宣暢胸膈，溫中散結，以驅逐其痰而厥自通也。

又曰：陽邪在上，耗其津液，而咽喉不利；日誤下而脾胃大傷，不能傳佈，則蓄血停痰攜陽邪上逆混濁而唾血也，或唾痰也；復有虛寒在下而瀉痢不止，此為陰陽錯雜之邪。其治法仍宜理脾健胃，宣暢胸膈，兼以養陰清燥，解熱豁痰，更兼溫經止瀉而病自癒，不得錯雜以他經之藥而誤用之，以亂仲景之戒耳。

白頭翁湯，諸家註釋全不合理，謂此湯走陽明血分，誤矣！仲景用之於厥陰，陽明未嘗用也。又曰：白頭翁湯中黃連、黃柏並能堅腎厚腸，悉屬荒唐。夫腸之厚薄，何以辨之？將謂腸薄，大腸滑瀉乎？滑瀉者，法當溫中健

胃，以止其瀉，苦寒不可犯也；若謂大便燥結乎？燥結者，法當滋陰潤燥，以去其結，苦寒性燥，不可以燥益燥也。至於堅腎之說，更見謬甚。

凡真陽素旺之人，腎氣強堅，不堅者，其人必陽虛也。法當大補其陽，豈可更用涼瀉，愈傷其陽乎？何人創此不通之言，貽害千古，竟有不通之輩，紛紛信從，殊屬可笑。

厥陰熱結旁流之證，已見前陽明篇末。

按：嘔吐涎沫，乃陰邪攜肝氣上逆，則嘔吐涎沫，逆而不已，上攻頭頂，而為頭痛。宜用：

吳茱湯：吳茱萸一升，官揀參三兩，乾生薑六兩，大紅棗十二枚，製附子二枚。

若寒利，再加川椒、薑、朮大補中氣而益脾土，則頭痛與嘔吐自癒。然六經各有定法，頭痛之證已詳見前篇首。

喻嘉言曰：厥陰之邪上逆，乾嘔吐涎沫，可用吳茱湯以下其逆。若熱氣有餘，結而為癰，潰出膿血，即不可復治其嘔，正恐人以吳茱萸湯誤之。識此意者，以辛涼開提疏壅，亦何不可為哉？

嘉言又曰：厥陰篇中次第不一，有純陽無陰之證；有純陰無陽之證；有陰陽差多差少之證；有陽進欲癒，陰進未癒之證；復有陰居八九，陽居一二之證。熱而發厥，熱深厥深，上攻而為喉痺，下攻而便膿血，此純陽無陰之證也；脈微細欲絕，厥冷，灸之不溫，惡寒，大汗，大利，躁不得臥，冷厥關元，此純陰無陽之證也；厥三日，熱亦三日，厥五日，熱亦五日，手足厥冷，而熱邪在胸，火熱

在胃，此陰陽差多差少之證也；渴欲飲水，飢欲得食，脈滑而數，手足自溫，此陽進欲癒之證也；默默不欲食，嘔吐涎沫，腹脹身疼，此陰進未癒之證也；下利清穀，裏寒外熱，嘔吐下利，其脈微弱，復誤吐下，面反戴赤，陰居八九，陽居一二之證也。

大率陽脈陽證，當用三陽經治法；陰脈陰證，當用三陰經治法。厥陰病見陽為易癒，見陰為難痊。其表裏錯雜不分，又必先溫其裏，後攻其表。症見咽喉不利，咳唾膿血，則溫法不可用，又宜分解其熱，潤澤其枯。世醫遇厥陰諸證，如涉大洋，茫無邊際可測，是以開口動手即錯，我今不厭繁複，復闡其奧於厥陰篇末，俾後學奉為指南云。

張蓋仙曰：壞病既經誤治而成，勢必六經皆有壞病，何以只言太少二陽有壞病，他經無之？意者闕文耳。喻氏創陽明無壞證之解，周旋其說，大不近理，合病、並病、過經不解三條，亦皆可以不必，究竟仍在六經之內，按仲景六經之法，辨其證在何經，即用何經之法以治之，自無往而不得之矣，夫亦安用此三法為也乎？

舒馳遠曰：病後水腫，乃為脾胃氣虛，不能升清降濁，腎氣渙散，膀胱氣化不行，水邪氾濫而為腫。法宜砂、半、椒、蔻宣暢胸膈，附子溫經，肉桂化氣，桔梗開提，生薑升散，俾轉運之機乃得先升而後降，兼服斬關丸開通其壅。俟小便略長，飲食稍進，再加人參、茯苓、黃耆、白朮大補中氣，其腫漸消，更加鹿鞭大補腎陽，骨脂收納腎氣，多服自癒。若牡蠣澤瀉散大傷元氣，人斷不可用。

再按：病後腹脹（俗名臌脹），亦由脾胃氣虛，升降失職，壅而為滿。推而原之，總因服過順氣等藥，耗散元氣，克削脾胃，故不可再服順氣消滿之藥，當同前法。若脹滿過甚，上下阻塞，轉運不通，升降不行，藥不奏效，急用紙捲艾絨，於頭頂百會穴上隔生薑一片，灸數次，以升其陽而化其氣，藥自有效。甚至腎囊脹滿，更於臍下灸淬燈火七壯，接引頂上艾火，藥必速效。腳腫未消，再淬湧泉穴（在腳底中）。

　　喻嘉言曰：傷寒病後新瘥，人與不病人交，男病傳女，女病傳男，名陰陽易病，即交易之義。剪褲襠近陰處一方，燒灰，水和服。男取女褲，女取男褲，取其同氣相求。服之小便利，陰處微腫，蓋陰毒仍從陰竅出也。

　　舒馳遠曰：此證無非得之少陰腎虛，未必即是新瘥人之病也。果爾，法當該用人參、蓍、朮、薑、桂、枸杞、骨脂等藥，無不立效，恐非褲襠散之所能。然無病之人，不應有此虛證，於鄙心不能無疑。

〔附〕傷寒發狂發斑結胸中寒等證

　　雷公真君曰：人有一時身熱，即便身冷，而滿體生斑如疹者，乃火從外洩而不得，盡洩於皮膚，故鬱而生斑。人盡以為熱也，用寒涼瀉火之藥不效，有斑不得消而死者，殊可憫也。吾傳汝以消斑散治之，其效如桴鼓。

　　又曰：傷寒發斑，危證也。然斑亦有不同，有遍身發斑者，有只心窩內發斑者。若遍身發斑，證似重而反輕；心窩發斑，證似輕而轉重。蓋遍身發斑，內熱已盡發於外；心窩發斑，熱存於心中而不得出，必須用化斑之藥以解熱毒，吾傳起斑湯神效。

【治驗】曾治鄉中一家八口，患斑皆同，急求醫治。予即用消斑神效湯而施治之，方用元參一兩、麥冬一兩、升麻三錢、白芷二錢、白芥子三錢、沙參三錢、丹皮五錢，水煎服。一劑斑勢減，再劑斑紋散，三劑斑影盡消矣。此方妙在元參、麥冬以消斑，尤妙在升麻多用，引元參、麥冬以入於皮膚，使群藥易於奏功而斑無不消也。此證如眾人患一般者，天行時疫也。

嘉慶丙寅，予在清水，城鄉皆染斑疫，概施前方而活人者多。甲戌回郡，又遇大疫兼有夾斑者，亦以此方救活甚眾。若非神力，人豈盡能之耶？吾願仁人醫士，寶之錄之，以遍傳天下，則功德無量。

▲曾治王榮慶，心窩發斑，壯熱口渴，神昏志亂，告急求治。予以起斑湯與之，方用升麻二錢、當歸一兩、元參二兩、荊芥三錢、黃連三錢、天花粉五錢、甘草一錢、茯神三錢，水煎服，連進三劑而安。此證乃火毒結於內，必須盡行發出。然內無血以養心則心中更熱，火毒益熾而不得外越也，故用當歸、元參以滋心中之血，用黃連以瀉心中之火，天花粉以消心中之痰；然無開關之散，則火藏於內而不得外洩，故又用升麻、荊芥以發之，甘草、茯神以和之，自然引火外出而不內蓄也，火即外越，斑亦漸消，又何至於危殆？

▲曾治蕭萬有，患傷寒發狂，棄衣而走，不避羞恥，登高而歌，遇岩而跳，詈罵呼號，終日惟思飲水，其友請治。以祛熱生胃湯，用石膏三兩、知母三錢、人參五錢、元參三兩、茯苓一兩、麥冬三錢、車前五錢，煎水十碗，一日灌完，是夜狂定。明日亦如前法一劑，明夜而口渴減

半。又明日亦如前法一劑，而口渴方止，火亦頓息。乃改用四物湯重用生地一兩，以保護元陰，滋養肝血而癒。前方妙在石膏、知母以瀉胃火，人參以生胃氣，元參去浮游之焰，麥冬生肺中之陰，茯苓、車前引火下行於膀胱，從小便而出。且火盛者口必渴，口渴必多飲水，吾用茯苓、車前二味以分消水濕，則水流而火自隨水而散矣。方中瀉火又不傷氣，較勝於白虎湯。予常以此治火熱發狂，或汗如雨下，口渴舌燥，或起芒刺者，即奏奇功。但要知病之輕重，而斟酌乎用藥之輕重，庶不致誤耳。

▲曾治鄉中一健漢，患傷寒結胸，證具煩躁不寧，胃氣將絕之候，促騎求治。予與之化結湯，用天花粉五錢、枳殼二錢、陳皮二錢、麥芽三錢、天門冬三錢、桑白皮三錢、吳神麴三錢，連煎二劑，即結胸開而津液自生也。此方用天花粉代栝樓，不至陷胸之過猛，蓋天花粉即是栝樓之根也，最善陷胸，而無性猛之憂；枳殼消食寬中；麥芽與桑皮同用而化導更速；神麴、陳皮調胃，真有神功；天門冬善生津液，佐天花粉有水乳之合，世人鮮有知也，且天花粉得天門冬化食化痰，殊有不可測識之妙，所以既結者能開，將死者可活。若以大陷胸湯蕩滌於已汗、已下之後，鮮不速其死矣，予又不得不深為告誡也。

▲曾治毛天祿，惡寒身蜷，四肢逆冷，下利不止，命在須臾，其弟求治。予用黃耆一兩、附子二錢、甘草二錢、乾薑二錢、白朮一兩、茯苓五錢，水煎服。方名救逆止利湯，一劑而逆回，二劑而利止，三劑而痊癒。此證雷真君用參附湯，予因貧人無力購參，故易耆附湯加減亦效。蓋耆、附回元陽於頃刻，以追其散失之元陽，更袪其

齊氏醫話醫案集

陰寒之氣；白朮、茯苓以分消水濕，而仍固其脾中之陽；乾薑、甘草調和腹中，而使其熱生於內，則外寒不祛而散，自然寒者不寒、蜷者不蜷、逆者不逆、利者不利矣，夫亦安有不癒者乎？

▲曾治黃大元，患傷寒吐利交作，四肢逆冷，又加煩躁，飲食不進，來寓求治。予以奠安湯，用黃耆二兩以代人參，白朮二兩、肉桂二錢、丁香二錢、骨脂三錢，水煎灌之，立即救危。此方用黃耆以救胸中陽氣之絕；白朮以救脾胃之崩，實有至效；丁香止嘔；肉桂溫中又能止瀉；骨脂收固腎氣，救中土之危亡，奠上下之變亂，轉生機於頃刻，杜死禍於須臾。若有真正官參，十人可救九人活也。

▲曾治楊子寬，患陰寒直中腎經，面青鼻黑，腹痛欲死，更加囊縮，促騎告急。予曰：「死亡頃刻之證，治之少遲，必一身盡黑而死。」急與之救亡丹，用人參五錢、白朮二兩、附子一枚、乾薑三錢、肉桂五錢，水煎急與之服，一劑而效。此證全是一團死氣現於身之上下，若不用此等猛烈之大熱重劑，又何以逐陰寒而追亡魂，驅毒氣而奪陽魄哉？故人參少用而附、桂不可多用也。然而白朮又何以多用之耶？不知白朮最利腰臍，腹痛欲死，非此不能通達，故多之以驅駕附、桂，以成其祛除掃蕩之功，而奏返魂追魄之效耳。

▲曾治王尚賢，患陰寒直中腎經，心痛欲死，嘔吐不欲食，下利清水，其兄求治。予曰：「乃弟病犯不治，寒邪犯心，脾胃立絕，此時藥緩不濟事，速以針刺一下，於心窩穴出紫血少許，然後用逐寒返魂湯救之，或可得生

卷二

115

否。」予以黃耆一兩、良薑三錢、附子五錢、茯苓五錢、白朮三兩、丁香一錢，煎服而蘇。此方專逐心中之邪，返元陽於頃刻，心君定而諸邪退走，脾胃自安，不致上下之逆，庶可冀其重生。否則因循觀望，有立死矣。

▲曾治陳會元，患陰寒直中腎經，手足指甲盡青，兩脅作痛，腎囊縮入，拽之不出，蜷曲而臥，其弟告急。予曰：「此陰寒從腎氣以入肝，而筋先受病，肝氣欲絕，勢在不可救之例。夫肝木之絕，由於腎氣先絕，今欲救肝，不得不先救腎。」乃與之救腎活肝湯，用白朮二兩、當歸一兩、熟地一兩、山萸肉五錢、附子三錢、肉桂二錢、人參五錢，連進三劑而安。此方祛寒之中仍用回陽之藥，且加入熟地、山萸，則參、朮無過資之益，附、桂無過燥之憂，肝得火而溫，亦得水而養，自然筋活而青去，囊寬而縮解也。

▲曾治李映山，亦患證如前。予診之曰：險候也。乃與蕩寒湯，重用白朮三兩以利腰臍之氣，肉桂三錢以溫命門之火，丁香一錢止嘔逆，吳萸一錢返厥逆，則寒邪無所匿藏，故能一劑陽回神清而氣爽矣。予於五十年內，經歷此危證數十人，均以一劑回春，故敢告之同志。

▲曾治一鄉人，中暑亡陽，汗出不止，其兄求治。予曰：「此氣從汗出，法當急補其陽氣，則陽氣接續陰氣而不致氣脫也，用獨參湯神應之極，但足下無力買參，不若以當歸補血湯救之。」當歸一兩，嫩北耆二兩（蜜炙），加大桑葉三十皮，煎服而汗立止。又與十全大補湯，重加黃耆二劑而安。前方妙在桑葉，故有補陰之功，無陰則陽無以生，無陽則陰無以化，黃耆補氣，得當歸則補血，得

桑葉則尤能以生陰也。

▲曾治一人，患口舌生瘡，鼻中不時流血，口中不時吐血，來寓求治。予曰：「此乃火氣勃於上焦，不能分散，故上衝而吐衄、口舌生瘡也。其法當用寒涼之品以清其火熱燎原之勢，並瀉其炎上巔頂之威。」遂與生地一兩（搗成泥汁）、當歸一兩、老芎五錢、元參一兩、黃芩三錢、炒黑荊芥三錢、甘草一錢，水煎，調三七末服之，連進三劑而效。此方妙在不用大苦大寒以逐火，而用微寒之藥以滋陰，蓋陰氣生則陽氣自然下降。尤妙用黑荊芥引血歸經；用三七末以上截其新來之路；加黃芩以清其奔騰之路；誠恐過於寒涼，冷熱相戰，又加甘草以和之，此治熱之最巧妙法也。若用寒涼之重者折之，非不取快於一時，然火降而水不足，則火無所歸，仍然焰生風起，必較前更甚，而始以清補之藥救之，則胃氣已虛，何能勝任？今之速效者，是病之初起也，若再遲緩，主治者又自當有法，又不可作如是治療也。

▲曾治鄉中一人，患心中卒痛，手不可按，來寓求治。予曰：「此火邪直犯心君也，若不急救其火，則臟腑內焚，頃刻立逝。」急與黑梔三錢、白芍五錢、甘草一錢、良薑七分、天花粉三錢、蒼朮三錢、貫眾二錢，煎服二劑而效。此方妙在用梔子以清火，若疑心經之熱而用黃連誤矣。黃連性燥，不可以燥益燥而轉助其焰矣，惟梔子瀉肝木之火，母衰則子亦衰，不瀉心火，正所以瀉心火也；且又重用白芍同以瀉肝；又加良薑以引入心經；復增天花粉以逐其火熱之痰，痰去而火熱自散，肝鬱亦舒。此急治肝而以治心也。諺云：要得鍋中不滾，除是釜底抽

卷二

薪。餘可類識。

▲曾治一鄰友，患心痛欲死，問治於余。即與貫眾三錢、乳香二錢、白芍三錢、黑梔子三錢、甘草六分煎服而痛去如失。

又以此方治一人口渴呼號，煎服渴止。

▲曾治梁濟舟，患腹中痛極，手足皆青。予曰：此乃寒邪直中腎經也。急與人參三錢、白朮五錢、黃耆五錢、熟地五錢、附子二錢、肉桂二錢、吳茱萸五分、乾薑五分，煎服即安。

此方妙在急溫命門之火，而佐熱其心包絡之冷，故痛立止，不致上犯心而中犯肝也。臨證之工，當於平日留心，不致以倉促誤人性命也。

▲曾治張天元，患心中疼痛，手足溫和，予以熱手試按之，則痛微。乃曰：此寒氣侵入心經也，宜用散寒止痛湯：良薑三錢、白朮三錢、蒼朮三錢、貫眾三錢、甘草一錢、肉桂一錢、草烏一錢。煎服一劑而安。

此方妙在用貫眾以祛邪，用二朮以祛濕，邪濕俱去而又加之散寒之品，自然直中病根，而其病去如掃也。

▲曾治鐘興順，患心中疼痛，三日而加劇，危在此刻。予捫其手足反冷，即語之曰：此乃火氣焚心而痛也。遂與瀉火止痛湯，用炒梔三錢、甘草一錢、白芍二兩、半夏二錢、柴胡三錢，水煎服，一劑而安。此方之妙，在用白芍之多，瀉水中之火，又加梔子直折其熱，而柴胡散邪，半夏逐痰，甘草和中，用之得當，故奏功如響耳。

前後兩案，一寒一火，皆一劑奏效，全在認證之確也。

齊氏醫話醫案集

▲曾治俞天明，患腹痛不能忍，按之愈痛，口渴飲冷水即止，少頃依然大痛，其兄惶迫。予曰：此火結在小腸，若不急療，頃刻即逝。乃與定痛至神湯，用炒梔三錢、甘草一錢、茯苓一兩、白芍五錢、蒼朮三錢、大黃二錢、厚朴二錢，水煎一劑，服畢痛止。

此方妙在舒肝木之氣，利膀胱之水，更妙在甘草和諸痛，梔子瀉鬱熱，又恐其效不速，更佐之走而不守之大黃，則瀉火逐瘀，尤為至神也。

❖ 痢門挈綱

馳遠曰：痢之為病，其綱凡四：一曰陷邪，一曰秋燥，一曰時毒，一曰滑脫四者。痢門所謂陷邪者，六經之邪陷入而為痢也。治法仍從六經之例，然而陷邪亦由脾虛，藥中當以黃蓍、白朮、砂仁、半夏理脾開胃為主，再看兼見何經之證，即加何經之藥，於其間合而治之。

若兼太陽風傷衛，主桂枝；寒傷營，主麻黃；兼太陽腑證，仍兼五苓；陽明表證，主葛根；陽明腑證兼見，察其淺深而斟酌於白虎、承氣諸法之中；兼見少陽，表用柴胡，裏用黃芩；太陰虛寒之證，附子理中；少陰挾水而動者，溫經回陽；挾火而動者，滋津解熱；厥陰有純陽無陰之證，破陽行陰；純陰無陽之證，溫經止瀉；陰陽錯雜之證，寒熱互投，陰陽並驅。凡此六經陷邪，以六經之法合而用之，無不立應。

又有鶩溏一證，常見陷邪之中。鶩者，鴨也。其證糞內帶清水，言其狀如鴨糞，故名鶩溏，屬太陰臟寒。法主

蓍、朮、附、桂、芡實、炮薑溫經散邪，理脾崇土，其氣固，其瀉自止矣。

秋燥者，秋分之後，燥金主氣之時，涼風漸起，暑氣退而濕氣收，大氣清而土氣燥。斯時也，人皆精神爽慧，起居咸康。然而天道靡常，時有不正之氣混亂清肅之令，轉見暴熱流行，謂之秋燥，人感之而為燥病。其燥上侵於膈，則乾咳失音，咽痛心煩，膚無潤澤，法宜玉竹、蔞仁、天冬、麥冬、桔梗、雞子白；其燥下侵於腹，則腹痛下利，裏急後重，皮毛焦槁，索澤無汗，心煩咽乾，法宜生地、阿膠、桔梗、蔞仁、雞子黃。

燥與火不同，火為實證，熱盛陽亢，身熱多汗，法宜苦寒奪其實而洩其熱；燥為虛證，陰虧失潤，肌膚燋燥，法宜甘寒養其陰而潤其燥。然又與陷邪之脾虛者不同，脾虛為寒濕，宜溫補；秋燥為陰虧，宜清潤，至於蓍、朮、砂、半，不可用也。

時毒者，天行癘疫，時氣流行，人觸之而為病，外見心煩惡熱，口臭氣粗，渴欲飲冷，滿腹攪痛，鼻如煙煤，肛門似烙，乃熱毒內攻臟腑，有立壞之勢。急宜三黃湯以救內焚，加桔梗開提肺氣，宣其壅而舉其陷，則腹痛自止，熱毒除而癘疫消，下痢亦自癒。

前證腹痛，乃肺氣為火熱所逼陷入腹中，壅滿過盛而為攪痛，其與虛寒腹痛不同。虛寒者，腹不滿，喜手摩按，法當溫補，重用蓍、朮、砂、半、川椒、乾薑；火熱內壅者，其腹滿，不喜手摩按，蓍、朮溫補，毫不敢犯，即如陳皮、木香、川朴，皆不可用，惟有桔梗開提一法，投之立應，誤用蓍、朮，立殺之矣。庸醫無傳，不知蓍、

尤之所用，又不知耆、尤之所禁，操戈任殺，造孽無涯，世人哪知其庸，而自任其殺，可悲也。夫我蓋有志昌明斯道，以救斯世，不惜金針，以廣其傳，俾天下後世之人知其庸殺人，而不受其殺，是余之所厚望者也。奈何世人不特不聽吾言，而且誹謗妄加焉，吾亦未如之何也已矣。

滑脫者，由病後久虛，脾胃土敗，腎陽衰乏，中氣下陷而為滑脫。法宜大補元氣，扶脾固腎，理脾健胃，更加澀以固脫。方用耆、尤、參、芩、鹿茸、附、桂、砂、半、川椒、芡實、山藥、骨脂、益智、建蓮，重劑多服，俾令陰消陽回，脾胃強健，腎氣收固，元氣大復，滑脫自止。

痢門諸書，不知仍從分經辨證、分門用法，所立方論，皆未中肯，概不足錄，即如《醫門法律》中之痢疾論，可謂詳矣，然於治痢之道，亦未能曲盡無遺。予雖學識謭陋，敢將數十年寤寐誠求心得，痢門肯要，昭然揭出，亦可以為後學升階之一助也。

【治驗】嘉慶庚辰，曾治公祖貢太守，夏月患痢，症見身重欲寐，少氣懶言，胃中夙有寒飲，喜食辛溫，此太少二陰陷邪也。前醫不明陰陽虛實，不知分門為治，誤用下法克伐真陽，損傷胃氣，嘔逆不止，腹痛加劇，神氣昏寐。余用六君子湯，備加黃耆、白尤各八錢，砂仁、丁香、草果、草蔻各八分為末，沖藥水服一劑，其嘔止而腹痛減，人事稍蘇，略進飲食，但醷脹不安。予曰：醷脹者，大腸氣滯也，薤白能利之（即苦蕌子）。前藥中加入此味十三顆打碎，俟藥煎好，入蕌子再煎一沸，去渣服之，連進二劑，醷脹頓除。明日又曰：「腹中又微膨脹，先生可用厚朴、檳榔乎？」余曰：「不可，公祖今當大病

之後，腎氣渙散，氣化不行，中氣不得升降，壅而作滿，若再破氣行氣，則真氣愈傷，其滿愈甚。」曰：「然則治之當何法？」余曰：「其法當用黃蓍、白朮大補中氣，益智、骨脂收固腎氣，砂仁、半夏醒脾開胃，白蔻宣暢胸膈。」四劑膨脹消而痢亦微。再加芡實、懷山，又四劑而痊癒。

　　▲曾治貢太守門丁張四美，秋月患痢，惡寒嗜臥，見食即吐，下痢純白，其證甚微，醫者曰：「痢而魚腦必死。」辭以不治。徐友來寓謂予曰：「此證還可生乎？」答曰：「痢如魚腦，一味虛寒，何云死證？此太少二陰之陷邪也。」乃與人參三錢、黃蓍、白朮各五錢，骨脂三錢，芩、半、薑、附各二錢，吳萸、丁香、白蔻各八分（研細末，調藥水），一劑而效，四劑而痊癒矣。

　　▲又治門丁王五美，亦患痢也，身體燠燥，聲音重濁，腹痛心煩，口澀無味，症日加劇，晝夜無寧，脹醉異常，諸醫不效，來寓求治。予曰：此秋燥證也。乃與生地、真阿膠各二兩，桔梗、甘草、麥冬各五錢，煎三碗，一日服盡，再煎，夜又服之。明日神清氣爽，忽想黃蠟丁魚湯拌飯與之食，得大汗而病去如失。門人清華問曰：「吾師方中無治腹痛之藥而效，其證寒乎？熱乎？」予曰：「非寒非熱，此乃肺氣為燥氣壅塞，混亂清肅之令，陷入腹中，搏結而為腹急痛，故止清其燥邪而病去如掃矣，何不效之有？」清華曰：「吾師所論，直切了當，弟子渙然而冰釋矣。」

　　▲又治牛四，病後久虛，下痢滑脫，諸醫不效，延予治之。乃與參、蓍、歸、朮各五錢，懷山、砂、半、白

蔻、草蔻各一錢，芡實、骨脂、益智各三錢，薑、附各一錢。煎服二劑而病略減，不思飲食。因令其家以白飯鮮魚置其前，令香氣入鼻觀中，胃口頓開，飲食漸進，調理而癒。予常見病後不思食者，即令以鮮餚美食嗅之，亦可為引開胃口，外助一妙法也。蓋香先入脾，脾喜食自進矣。神而明之，存乎人耳。

▲曾治武生張三元，患痢甚危，三日不食，醫治無效，促騎告急。往視其證，上身發熱，下身作冷，此乃陽熱在上，陰寒在下也；心中煩熱，乃陽明裏證，法用石膏；口苦咽乾，乃少陽裏熱，法主黃芩；飲食不下，屬太陰脾；身熱多汗，少陰亡陽；厥逆腹痛，厥陰裏寒。其證錯雜，寒熱互用。遂與蓍、朮、砂、半以理太陰，石膏以清陽明腑熱，黃芩以解少陽裏熱，薑、桂、骨脂以溫少陰亡陽，吳萸、川椒、生附子以驅厥陰之寒逆。煎服一劑，

諸症減半。於是減去生附子、石膏、黃芩，再加熟附、茯苓、炙草、芡實、山藥，服數劑而痊癒矣。

▲曾治一武童，患痢，寒熱往來，默默不欲食，下痢赤白兼綠凍，其糞內帶青水，來寓求藥。予乃與小柴胡湯去黃芩以治少陽之經證，以蓍、朮、砂、半、薑、附以溫太陰脾經之臟寒，四劑而痊癒。予曰：凡不能食，皆為噤口，皆因不知分經辨證之故耳。此證寒熱往來，不欲食，是少陽之表證也；綠凍者，少陽之本色也，少陽屬甲木，主東方青色；清水為鶩溏，是太陰之裏寒也。陰陽表裏，懵然不識，求其不殺人者，幾希耳。

▲又治一武生黃姓者，患赤白痢，其證身壯熱，飲食不下，醫家誤用香薷、黃連，利轉純紅，不能起床，起則

暈眩，延予視之。其症惡寒發熱，頭項強痛，微汗自出，太陽風傷衛也；前額兩側連痛者，陽明、少陽之表證也；胸膈不開，飲食不下，屬太陰；目瞑倦臥，少氣懶言，屬少陰；腹痛拘急，屬厥陰。余曰：先生乃六經陷邪皆見之證，宜桂枝、葛根、柴胡以解三陽在經之表，蓍、朮、砂、半補中開胃以理太陰，附子、炮薑以溫少陰而散寒邪，吳萸、川椒以入厥陰而驅寒降逆。煎服一劑，而頭痛即止，利轉白而無紅，其三陽表證皆退，三陰裏寒未減。乃於方中去桂枝、葛根、柴胡，倍蓍、朮，再接一劑，飲食漸進，腹痛略鬆，利亦稍輕。於是方中再加山藥、芡實，連進數劑而安也。

▲曾治萬人和，患痢純紅，一日間至數十次，醫治無功，來求予治。乃予與天師救絕神丹，方用歸、芍各二兩，枳殼、檳榔、甘草、滑石、萊菔子各三錢，磨廣香末一錢調藥水，又和苦薤汁服之。一劑輕，二劑止，三劑痊癒。此方妙在白芍用至二兩之多，則肝血有餘，不去克制脾土，則脾氣有生發之機，自然大腸有傳導之化；加之枳殼、檳榔、萊菔子俱逐穢驅積之神藥，尤能於補中用攻；而滑石、木香、甘草調和其遲速；薤子善能破滯，不急不徐，使淤濁盡下而無內留之患也。其有些小痢疾，不必用此大劑，減半治之，無不應。不分紅白、痛不痛，凡夏秋感熱氣而患痢，用之皆神效。

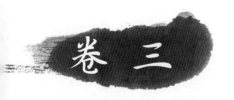

✿ 先天圖

命門左邊小黑圈是真水之穴，右邊小白圈是相火之穴，此一水一火，俱屬無形，日夜潛行不息，息則無生矣。（圖略）

✿ 先天圖說

嘗觀《內經》注文以心為主，愚謂人身別有一主，非心也。心為君主之官，當與十二官平等，不得獨尊。若以心之官為主，則六經圖說中「主不明則十二官危」，「危」當云十一官矣，何注《內經》者昧此耶？

蓋人之軀殼皮袋猶之暗室，心在軀殼中猶人之在暗室，若無一點燈光，雖至靈動者，亦蠢然無用，倀倀乎其何之？所謂終夜有求於幽室之中，非燭何見也？唯一燈才照，機巧運動，便爾自如。

可見主者非心，而真宰之陽光乃主也，其「不明則危」之義，即息則無主之義也。此主也，氣血之根，生死之關，十二經之綱維。此理含糊，未經道破，業醫而不知此，醫云乎哉？

又一日遇一高僧，問之曰：「心即是佛，然則佛在胸中也？」曰：「非也。在胸中是一團肉塊，心有一真如心是佛。」

又問曰：「真如心有何形狀？」曰：「無形。」又問：「此在何處安寄？」曰：「想在下邊。」

余曰：「此可幾於道矣。」因與談《內經》諸書及《銅人圖》，豁然超悟，唯唯而退。今將六經真陰、真陽一一申示，俾學者潛玩深思，據有形之中以求無形之妙，自得之矣。特撰先天一圖，十二官載於六經圖說中，及複查考，則醫學之真傳有由，而仙佛之微燈不絕，其所謂靈光也、舍利也、嬰兒也、元神也、玄牝也、空中也、浩然也、太極也，同此一火而已，為仙為佛，延年養生，不過克全此火而歸之耳。區區茲論，闡千古之未明，後之君子，慎勿以為迂。

趙氏曰：余考古《銅人圖》，畫一形象，而人身太極之妙，顯然可見，豈好事哉？余不得已也，試即命門言之。命門在人身之中，對臍附脊骨，自上數下則為十四椎，自下數上則為七椎。《內經》曰：七節之旁有小心。此處兩腎所寄，形似太極，左邊一腎屬陰水，右邊一腎屬陽水，各開一寸五分，中間所居之宮，即太極圖中之白圈也。其右旁一小白竅，即相火也；其左旁之小黑竅，即天一之真水也，此一水一火，俱屬無形之氣。相火稟命於命門，真水又隨相火，自寅至申，行陽二十五度，自酉至丑，行陰二十五度，日夜周流於五臟六腑之間，滯則病，息則死矣。

凡人有生之時，男女交媾之時，先有火會，而後精

聚，故曰火在水之先。人生先生命門火，此褚齊賢之言也，發前人之所未發。諸書皆謂父精母血，非也。男女俱以火為先，男女俱有精，但男子陽精中有陰，以火為主；女子陰精中有陽，以精為主，謂陰精陽氣則可。

謂男女合此二氣交聚，然後成形，成形俱屬後天矣。後天百骸俱備，若無一點先天火氣，盡屬死灰矣。故曰：主不明則十二官危。

予有譬焉，譬之元宵鰲山走馬燈，拜者、舞者、飛者、走者，無一不具，其中間惟是一火耳，火旺則動速，火微則動緩，火息則寂然不動，而拜者、舞者、飛者、走者，軀殼未嘗不存也。故曰：汝身非汝所有，是天地之委形也。予所以諄諄必欲明此理者，欲世之養生者、治病者，的以命門之火氣為君主，有火方有氣，無火則氣斷矣，故人身中以氣為至貴至寶。

何世之養身者，不知節慾，而日夜戕賊，此火即病矣。不知溫養此火，而直用寒涼以日滅此火，焉望其有生氣耶？故曰：主不明則十二官危，此之謂也。

夫先天腎中有陽水，有陰水，有火中之水，有土中之水，有金中之水，有木中之水。陽水者，坎水也，氣也。陳希夷論曰：坎以一陽陷於二陰，水氣潛行地中，為萬物受命根本。蓋潤液也，氣之液也。《月令》於仲秋云殺氣浸盛，陽氣日衰，水始涸，是水之涸，地之死也；於仲冬云水泉動，是月一陽生，是水之動，地之生也。謂之火中之水，可也；謂之土中之水，可也。

陰水者，兌澤也，形也。一陰上徹於二陽之上，以有形之水，普施萬物，下降為資生之利澤，在上即可為雨露

之水，在下即可為大溪之水。人之飲食入胃，命門之火蒸腐水穀，水穀之氣上薰於肺，肺通百脈，水精四布，五經並行，上達皮毛，為汗、為涕、為唾、為津；下濡膀胱，為便、為液。

至於血，亦水也，以隨相火而行，故其色獨紅，週而復始，滾滾不竭，在其上則可為天河水，在下則可為長流水，始於西北天門，終於東南地戶，正所謂黃河之水天上來，奔流到海不復回，故黃河、海水，皆同色也。

金中之水，礦中之水，水銀是也。在人身中為骨中之髓，至精至貴，人之寶也。木中水者，巽木入於坎水而上出，其水即木中之脂膏。人身足下有湧泉穴，肩上有肩井穴，此暗水潛行之道。凡津液潤佈於皮膚之內者，皆井泉水也。

夫水有如許之不同，總之歸於大海，天地之水，以海為宗；人身中之水，以腎為源，而其所以能晝夜不息者，以其有一元之乾氣為太極耳。此水中之五行也，明此水火之五行，而土木金可例推矣。

夫火有陽火，有陰火，有水中之火，有土中之火，有金中之火，有木中之火。

陽火者，天上日月之火，生於寅而死於酉；陰火者，燈燭之火，生於酉而死於寅，此對待之火也。

水中火者，霹靂火也，即龍雷之火，無形而有聲，不焚草木，得雨而益熾，見於季春而伏於季秋。原夫龍雷之見者，以五月一陰生，水底冷而天上熱，龍為陽物，故隨陽而上升；至冬至一陽來復，故龍亦隨陽下伏，雷亦收聲。

人身腎中之相火亦猶是也，平日不能節慾，以致命門火衰，腎中陰盛，龍火無藏身之位，故游於上而不歸，是以上焦煩熱、咳嗽等證。善治者，以溫腎之藥，從其性而引之歸原，使行秋冬陽伏之令而龍歸大海，此至理也。

奈何今之醫陰虛火衰者，以黃柏、知母為君，而愈寒其腎，益速其斃，良可悲哉！若有陰虛火旺者，此腎水乾枯而火偏盛，宜補水以配火，亦不宜用苦寒之品以滅火。壯水之主，以鎮陽光，正謂此也。如燈燭火，亦陰火也，須以膏油養之，不得雜以一滴寒水，得水即滅矣。

獨有天上火入於人身，如河間所論六氣暑熱之病，及傷暑中暑之疾，可以涼水沃之，可以苦寒解之。其餘爐中火者，乃灰土中無焰之火，得木則煙，見濕則滅，須以炭培，實以溫燼。

人身脾土中火，以甘溫養其火而火自退。經曰：勞者溫之，損者溫之。甘能除大熱，溫能除大熱，此之謂也。空中之火，附於木中，以常有坎水滋養，故火不外見。惟乾柴生火，燎原不可止遏，力窮方止。

人身肝火內熾，鬱悶煩躁，須以辛涼之品發達之。經曰：木鬱則達之，火鬱則發之，使之得遂其炎上之性，若以寒藥下之，則愈鬱矣；熱藥投之，則愈熾矣。金中火者，凡山中有金銀之礦，或五金埋瘞之處，夜必有火光，此金鬱土中而不得越，故有光輝發見於外。

人身皮毛空竅中，自覺如針刺、蚊咬，及顛頂如火炎者，此肺金氣虛，火乘虛而現肺主皮毛。經曰：東方木實，因西方金虛也，補北方之水，即所以瀉南方之火。雖曰治金中之火，而通治五行之火，無餘蘊矣。經曰：紀於

水火，餘氣可知。

腎中真陽，乃奉化生身之主，內則賴以腐化水穀，鼓運機神，外則用之溫肌壯表，流通營衛，耳目得之而視聽，手足得之而持行，所以為人身之至寶也。然而稟受原有不同，其中陰陽不無偏勝，陽過亢者，常宜養陰濟陽；陰過旺者，更當助陽禦陰。

喻嘉言曰：腎中真陽，得水以濟之，留戀不脫；得土以堤之，蟄藏不露，而手足之陽為之役使，流走周身，固護腠理而捍衛於衛；胸中之陽，法日之馭，離照當空，消陰除噎而宣佈於上；脾中之陽，法天之健，消化飲食，傳佈精液而運行於內，此三者後天之陽，豐亨有象，而先天真陽安享大寧。

惟在外、在上、在中之陽衰微不振，陰氣乃始有權，或浮冷不溫，衛外之陽不用矣；或當膺阻礙，胸中之陽不用矣；或飲食不化，脾中之陽不用矣。

斯時腎中真陽不能安於內而亡於外也，於是肌膚得陽而汗燥，頭面得陽而戴赤，脾胃得陽而除中，即不中寒，其能久乎？嘉言此論，開天闢地，亙古今之未有也，令人讀之千遍不厭。

先賢往往重在養陰清火，亦時勢不同也。常見前輩長者，陽旺多壽，如黃蓍、白朮概不可用，亦必不可用。後人漸見陽虛，而服芩、連者亦漸少。近時稟賦又大不同，凡病未有能外太、少二陰者，縱或兼見三陽，亦不免裏重於表，用藥總以蓍、朮、附、桂為主，而服涼藥者百中難逢一二。然而學者亦不當專以時勢為主，蓋非至正變通之道也，務必陰陽虛實諸法俱備，方稱醫手。

夫仲景六經傷寒，其中發表攻裏，驅陰回陽，與夫清燥瀉火諸法，條分縷析，至詳且盡，未嘗偏廢。今之淺於醫者，不知分經辨證，始則亂表，曰：寧可過表，不可失表；繼則怕火，曰：千虛易補，一火難除。

吁！是何言也？此等無稽之談，從何得來？況六經原有法程，病在陽明，所怕是火，火邪實盛，足以竭陰，法當急驅其陽，以救其陰；病在少陰，所喜是熱，熱尚未去，陽即可回，法當急驅其陰，以救其陽。不明其理，肆謂某某喜用溫補，某某喜用寒涼，安知仲景之法條分縷析，分經辨證，確有所據，溫涼補瀉，毫不容混，烏容爾之喜好也耶？徒形所議之疵，謬耳。

❖ 先天要論

八味地黃丸

昔漢武帝病消渴，張仲景為此立方，藥只八味，以熟地黃為君，重可加至二三兩，故名八味地黃湯，取天一生水之源也。

至聖元關，為萬世無窮之利，後薛立齋、趙養葵咸重用而珍寶之。

治病者善用之，能治命門火衰，不能生養脾土，以致脾胃虛寒，飲食少思，大便不實，或下元衰憊，臍腹疼痛，夜多溲尿等證。

【藥方】乾熟地八兩，懷山藥四兩，山萸肉四兩，大粉丹三兩，白茯苓三兩，光澤瀉三兩，紫油桂一兩（去皮），大附片一兩。

製地黃法

地黃稟北方純陰之性，為陰中之陰，製之法非太陽烈火交相為製，即煮百日，終不熟也。苟使一煮便熟，何以固本膏用生地、熟地各半？

製之時，惟夏日秋陽氣盛暴烈，用真產懷慶者，以酒洗酒浸一宿，柳木甑砂鍋內蒸半日，取出搗爛，手攤薄片，盡一日曬乾，再蒸再曬，九次為度。

瓷壇收固，經久不壞。臨用酒潤搗泥為丸，或以砂鍋微火焙，和諸藥磨末尤佳。又云：地黃非懷慶產者力薄，非九蒸九曬不熟。

製附子法

頂大附子有蓮花瓣，頭圓底平者佳。童便浸五七日候透，揭去皮，切四塊，仍浸三四日，用粗紙數層包之浸濕，煨灰火中，取出切片，檢視有白星者，仍用新瓦上炙熱至無星為度。如急用者，切薄大片，銅鍋內用童便煮三四沸，熱瓦上焙乾至熟用之。

八味丸藥，能伐腎邪，皆君主之藥，宜加減用，加減不依易老之法，亦不能收效。

今人有加人參者，人參乃是脾經之藥，到不得腎經。有加知母、黃柏者，有去澤瀉者，皆不知仲景立方之本意也。烏乎其可哉！

六味地黃丸

錢氏於前方中減去桂、附，以治小兒，故名，蓋以小兒純陽也。

都氣丸

六味丸中加五味子，故名，述類象形之義也。

加減八味丸

楊氏云：平人常服，去附子，加五味子。

三一腎氣丸

丹溪所製，獨此方不可用。

金匱腎氣丸

仲景所製也，治氣虛中滿神方。

益陰地黃丸

治目病火衰者。

濟陰地黃丸

治目病有火者。二方見《原機啟微》。

易老云：八味丸治脈耗而虛，西北二方之劑也。金弱木盛，水少火虧；或脈鼓指，按之有力，服之亦效，何也？答曰：諸緊為寒，火虧也，為內虛；水少為木勝金弱，故服之亦效。

張仲景八味丸中用澤瀉論，不過接引桂、附歸就腎經，王海藏譏之。

愚謂八味丸以地黃為君，而以餘藥佐之，非止為補血之劑，蓋兼補氣也。若專為補腎而入腎經，則熟地、山萸、茯苓、丹皮皆腎經之藥，固不待澤瀉之接引而後至也。其附子乃右命門之藥，浮中沉無所不至，又為通行諸經引用之藥。肉桂能補下焦相火不足，是亦右腎命門藥也。然則桂、附亦不待夫澤瀉之接引而後至矣。且澤瀉雖曰鹹以瀉之，乃瀉腎邪，非瀉腎之本也，故五苓散中用之。白茯苓亦瀉腎邪之品也。

八味用澤瀉者，非但為引經瀉邪，蓋取其攻邪即以補正，能養五臟，益氣力，起陰氣，補虛損五勞之功，寇氏

又何疑而去之耶？況澤瀉雖能瀉腎，然用之大補藥中，即欲瀉之而力莫能施矣，其蘊妙豈冒昧所能窺毫末耶？

余所以諄諄於此方者，蓋深知仲景為立方之祖，確認此方為治腎之要，毫不敢私意增減，今人或以脾胃藥雜之，寒涼加之，皆妄逞臆見，而無當於理者也。

✤ 水火論

坎，乾水也，氣也，即小而井、大而海也。兌，坤水也，形也，即微而露、大而雨也。一陽陷於二陰為坎，坎以水氣潛行地中，為萬物受命根本。故曰：潤萬物者莫潤乎水。一陰上徹於二陽為兌，兌以有形之水普施於萬物之上，為資生之利澤。故曰：悅萬物者莫悅乎澤。明乎此二水，可以悟治水之道矣。

心火者，有形之火也；相火者，無形之火也。無形之火，內燥熱而津液枯，以五行有兌水，兌水制之者權也。吾身自有上池真水氣也，無形者也，以無形之水，沃無形之火，當而可久者也，是為真水、真火，升降既宜而成既濟矣。

醫家不悟先天太極之真體，不窮無形水火之妙用，而不能用六味、八味之神劑者，其於醫理尚欠大半。

陳希夷曰：坎，乾水也，氣也。一陽陷於二陰為坎，坎以水氣潛行地中，為萬物受命根本。故曰：潤萬物者莫潤乎水。蓋潤液也，氣之液也。

《月令》於仲秋乃云，殺氣浸盛，陽氣日衰，水始涸，是水之涸，地之死也；於仲冬乃云，水泉動，然而是

月一陽生，是水之動，地之生也。由斯而觀，不過欲人脫死地而就生地，凡舉動先自潛固根本以待後，乃能萬應而萬舉萬勝，明其理也。

六味丸，一名地黃丸，治腎虛作渴，小便淋閉，氣壅痰涎，頭目眩暈，眼花耳聾，咽燥，舌痛，齒痛，腰腿痿軟等症，及腎虛發熱，自汗，盜汗，便血，諸血，失音，水泛為痰之聖藥，血虛發熱之神劑。又治腎陰虛弱，津液不降，敗濁為痰；或治咳逆，或治小便不禁。能收精氣之虛脫，養氣滋腎，制火導水，使機關利而脾土健實。

上為末，和地黃膏。如煉白蜜為丸，梧子大，一早空心淡鹽湯送下，少時以美膳壓之，使不得停留胃中，直至下元，以瀉沖逆也。

六味丸說

腎虛不能制火者，此方主之。腎中非獨水也，命門之火並焉，不虛則水足以制火，虛則火無所制而熱證生矣，名之曰陰虛火動，河間所謂腎虛則熱是也。今人足心熱、陰股熱、腰脊痛，率是此證，乃咳血之漸也。

熟地、山萸味厚者也，《內經》曰：味厚為陰中之陰，故能滋少陰，補腎水；澤瀉味寒，寒先入腎；地黃、澤瀉、山藥，皆潤物也，腎惡燥，喜得所潤，此方所補之水係無形之水，物之性潤者亦無形，故用之；丹皮者，牡丹之根也（即今之香牡丹根是也），丹者，南方之火色，牡而非牝，屬陽，味苦辛，故入腎而斂陰，益少陰，平虛熱；茯苓味甘而淡者也，甘從土化，土能防水，淡能滲瀉，故用之以制水臟之邪，且益脾胃而培萬物之母。壯水

之主，以鎮陽光，即此藥也。

八味丸說

君子觀象於坎，而知腎中具水火之道焉。夫一陽居於二陰為坎，此人生與天地相似也。今人入房盛而陽事易舉者，陰虛火動也；陽事先痿者，命門火衰也。真水竭則隆冬不寒，真火竭則盛夏不熱。

是方也，熟地、山萸、茯苓、澤瀉、丹皮、山藥皆濡潤之品，所以能壯水之主；肉桂、附子辛溫之物能於水中補火，所以益火之原。水火得其養，則腎氣復其元矣。益火之原，以消陰翳，即此方也。益脾胃而培萬物之母，其利溥矣。

❖ 先天水火總論

前人之論水火既詳，慧再約言而切指之。夫人之始生也，先生腎，腎有兩腎，左為陰水，右為陽水，中間是命門之穴，真陽之火居焉。此火，即是人之命根也，火旺則精神強健，火微則精神衰弱，火息則無生矣。

心賴命門之火而神明有主能應世事，肝賴命門之火而能謀慮，膽賴命門之火而能決斷，胃賴命門之火而能受納，脾賴命門之火而能轉輸，肺賴命門之火而能治節，膻中賴命門之火而能喜樂，大腸賴命門之火而能傳導，小腸賴命門之火而能布化，腎賴命門之火而能作強，三焦賴命門之火而能決瀆，膀胱賴命門之火而能收藏，此十二官者全借命門之火以養之也。經曰：勞者溫之。八味地黃湯大

齊氏醫話醫案集

劑與之是也。

而腎中真陰之水亦無一臟不一取資也。腎水生肝木，肝木生心火，心火生胃土，相火生脾土，脾土生肺金，肺金生腎水，生生不已，故能長有天命。心得腎水而神明始煥發也，脾得腎水而精微始化導也，肺得腎水而清肅始下行也，肝膽得腎水而謀慮始決斷也，六腑俱賴得腎水而後可分佈之也。

腎中無水，六味地黃湯丸大劑與之；肝中無水，四物湯中熟地用至一兩；心中無水，天王補心丸中生地換熟地；膻中無水歸脾湯；脾胃無水六君、四君；肺金無水生脈散，舉一而類推之可也。

凡人得失榮枯，察色便曉，有諸內者形諸外，不觀之帝王之色，龍文鳳彩；神仙之色，岳翠山光；榮華之色，珠明玉潤；壽耆之色，柏古松蒼；貧賤之色，薄削垢膩；疾病夭枉之色，重濁晦滯，枯索堊鰲。故五臟各有正色，即以其色之呈於面者分生剋，黑有黃色，土剋水矣；紅有黑色，水剋火矣；黃有紅色，火生土矣；黑有白色，金生水矣。相生則生，相剋則死，剋則救生，生則制剋，其理一通，方稱醫傑。不學無術，何知生剋？

窮究六經，方知用藥。即如內傷諸證，脾腎居多，脾虛者宜用參、苓、蓍、朮、砂、半、薑、蔻等藥溫醒脾胃，宜暢胸膈，飲食健運，諸病自癒；腎虛者宜用熟地、山茱、附、桂等藥，無水者壯水之主，無火者益火之原，腎氣收藏，元氣自復。

或問曰：常見凡人腎中之火，亦無一臟不焚燒也，腎火犯心而煩躁生焉，腎火犯肝而龍雷出焉，腎火犯脾而津

液乾焉，腎火犯肺而喘嗽病焉，腎火犯於六腑而燥渴枯竭之證，種種變生，然則治之之法奈何？

余曰：明乎哉問也。夫腎中之真火起者，由於腎中之真水竭也，宜用六味地黃丸料加麥冬、五味，大劑煎飲，以大補腎中之水，水盛而火自潛藏，何病不癒？粗工不達此理，誤用梔、柏、芩、連，殺人多矣。故經曰：知其要者，一言而終也。

此論水火之妙用，實有至理存焉，學者苟能參悟而會通之，醫不稱神，吾未之能信也。

❖ 滋陰降火論

補陰丸中，以黃柏，知母，天、麥門冬為佐，蓋黃柏苦寒瀉水，天冬寒冷損胃，服之者，不惟不能補水，而且有損於腎，故滋陰降火者，乃謂滋其陰而火自降，當串講不必降火也。

然二尺脈各有陰陽水火，互相生化，當於二臟中各分陰陽虛實，求其所屬而平之。若左尺脈虛弱而細數者，是左腎之真陰不足也，用六味丸；右尺脈遲軟，或沉細而數欲絕者，是命門之相火不足也，用八味丸。至於兩尺微弱，是陰陽俱虛，用十補丸。治腎經虛冷，足寒膝軟，即八味丸加五味子、嫩鹿茸。

此皆滋其先天之化源，實萬世無窮之利，世醫之補陰者，多用黃柏、知母反戕脾胃，多致不起，不能無遺憾於世。予特表而出之，以廣前人之未詳，使病家醫者加意於六味、八味二方云。

❖ 相火龍雷論

火有人火，有相火。人火者，所謂燎原之火也，遇草而燔，得木而熯，可以濕伏，可以水滅，可以直折，黃連之屬可以制之；相火者，龍火也，雷火也，得濕則熯，遇水則燔，不知其性而以水折之，以濕攻之，適足以光焰燭天，物窮乃止。識其性者，以火逐之則焰灼自消，炎光撲滅，古人瀉火之法意蓋如此。

今世醫家、病者，多善黃柏、知母治相火，殊不知此相火者，寄於肝腎之間，此乃水中之火，龍雷之火也，若用黃柏苦寒之藥，又是水滅濕伏，龍雷之火愈熾矣。龍雷之火，每當濃陰驟雨之時，火焰愈熾，或燒燬房垣，或擊碎木石，其勢誠不可抗，惟太陽一照，火自消滅，此得水則熾，得火則滅之驗也。

夫龍雷何以春夏而啟發，秋冬而歸藏？蓋冬時陽氣在水土之下，龍雷就其火氣而居於下；夏時陰氣在下，龍雷不能安其身而出於上。明乎此義，惟八味丸中桂、附與相火同氣，直入腎中以據其窟宅而招之，同氣相求，相火安得不引而歸原耶？凡人非此火不能以有生，世人皆曰降火，而予獨以地黃滋養水中之火；世人皆曰滅火，而予獨以桂、附溫補天真之火。此千載不明之論，予更重言以引申之，高明以為然否？

❖ 咳嗽論

咳無痰而有聲，嗽有痰而有聲，雖分五臟六腑之殊，

而其要皆主於肺。蓋肺為清虛之腑，一物不容，毫毛必咳。又肺為嬌臟，畏熱畏寒，火刑金故咳，水冷金寒亦咳，故咳嗽者，必責之肺。

而治之之法，不在於肺而在於脾，不專在脾而反歸重於腎，蓋脾者肺之母，腎者肺之子，故虛則補其母，虛則補其子也。

如外感風寒而咳嗽者，今人率以麻黃、紫蘇之類發散表邪，謂從表而入者，自表而出。如果係形氣、病氣俱實者，一汗而癒；若形氣、病氣稍虛者，宜以補脾為主而佐以解表之藥，何以故？蓋肺主皮毛，惟其虛也，故腠理不密，風邪易入。若肺不虛，邪何從而入耶？古人所以製參蘇飲中必有參，桂枝湯中有白芍、甘草，敗毒散有人參，解表中兼實脾固氣也。脾實則肺金有養，皮毛有衛，已入之邪易以出，後來之邪無路而入矣。若專以解表，則肺氣益虛而不固，腠理愈疏，外邪乘間而入者，何時而已耶？須以人參、甘草、黃蓍以補脾，兼用桂枝以驅邪，此予所謂不治肺而治脾，虛則補其母之義也。

《直指》云：肺出氣也，腎納氣也，肺為氣之主，腎為氣之本。凡咳嗽暴重，動引百骸，自覺氣從臍下逆奔而上者，皆腎虛不能收氣歸元，當以六味丸、安腎丸主之，毋徒從事於肺，此虛則補其子之義也。

余又有說焉，五行之間，惟肺腎二臟，母盛而子宮受邪。何則？肺主氣，肺有熱則氣得熱而上蒸，不能下生於腎，而腎受邪矣，腎即受邪，則肺益病。此又何也？蓋母藏子宮，子隱母胎，凡人肺金之氣，夜臥則歸藏於腎水之中，今因肺受心火之邪，欲下避於水中，而腎水乾枯，有

火而遂無可容受之地，於是復上而病愈盛矣。

又有火鑠肺金而咳嗽者，宜清金降火。今之醫書中論清金降火者，以黃芩、天冬、麥冬、桑白皮清肺金，以黃連降心火，以石膏降胃火，以四物、黃柏、知母降陰火，謂枳殼、半夏燥洩傷陰，易以貝母、栝樓、竹瀝、枇杷葉以潤肺金而化痰，以上治法豈不平正通達耶？

殊不知清金降火之理似是而非，彼不知補北方正所以瀉南方也，滋其陰即所以降其火也。獨不觀啟玄子云，壯水之主，以鎮陽光乎？予於相火論及滋陰降火論中，已詳言黃柏、知母之不宜用與夫寒涼諸藥之害矣。

又王節齋云：凡酒色過度，損傷肺腎真陰者，不可服參。此言一出，誤天下之蒼生，去虛咳嗽者，視參、蓍如砒毒，奉知、柏為靈丹，致使患此證者，百無一生，良可悲也。

是病本起於房勞太過，虧損真陰，陰虛而火上，火上而刑金，故咳嗽而金受傷矣。予意先必壯水之主，用六味地黃丸以補其真陰，使水升而火降，隨即以參、芩、蓍、朮健脾救肺之品，補腎之母，使肺金與水相生，而病易癒。世醫用寒涼者，膚淺庸工，固不必嗤。間有知用參、蓍，不知先用六味壯水以鎮火，而遽投參、蓍以補陽，反使陽火愈旺而金益受傷，此豈藥之罪哉？抑世醫之不識先後也？

有脾胃先虛，土虛不能制水，水泛為痰，子來乘母而咳者；又有初雖起於心火刑金，因誤服寒涼，以致脾土受傷，肺益虛而咳者，乃火位之下，水氣承之，子來救母，腎水復火之仇，寒水挾木勢而上侵於肺胃，水冷金寒故

嗽。前病未除，新病愈甚，庸工不達此義，尚謂痰火難除，寒涼倍進，豈不殆哉？斯時也，須用六君子湯加炮薑以補脾胃，八味丸以補土母而引水歸原。此等治法，同志宜留意焉。

《金匱》云：咳而上氣，喉中有雞聲，射干麻黃湯主之。此論外感。

有嗽而聲啞者，有金實不鳴，金破亦不鳴。實則清之，破則補之，皆治肺之事也。又須知少陰之絡入肺中，循喉嚨挾舌本，肺為之標，本虛則標弱，故聲亂咽嘶，舌萎聲不能前。出仲景傷寒書。

又有一等乾咳嗽者，丹溪云乾咳嗽極難治，此係火鬱之證，乃痰鬱其火邪在中，用逍遙散以開之，下用補陰之劑而瘥。

人參敗毒散說

人參敗毒散一方，藥味皆辛平升散，為咳嗽門中第一神方，世醫鮮有知者。凡有咳嗽，聲重鼻塞，外感風寒，內傷飲食，夾食夾毒，不拘男婦大小，胸緊氣急，咽痛口苦，痰不相應，即煎服此方以升散之。或感冒重者，服之其咳愈甚，不知者以為藥不相符，棄而不服，殊不知正是升散之功，真佳兆也。再服之，漸必輕減，不拘劑數，總以痰應聲響為度，聲響痰出是其驗也。若枯燥之人，數劑之後，略加沙參、歸、芍、地黃、麥冬之品以滋其陰，無不癒者。愚五十年來屢用屢效。

同志君子，凡見咳嗽初起，切勿誤用寒涼及滋陰之藥，閉其肺竅，為害不小，必以升散為先著，俟痰應之

後，再用麥味地黃湯以滋其陰，則得之矣。其方歌曰：人參敗毒茯苓草，枳橘柴前羌獨芎，薄荷少許薑三片，感冒咳嗽有奇功。

【治驗】曾治儒學王子男，每至春交，咳嗽即作，醫用參蘇飲乃癒。其後發時，復用前藥不應，反致喉瘡，來寓請診。按之右寸洪數無力。余曰：此乃少陰陰火刑肺金。以六味丸料加麥冬、五味、山梔做湯與服，兼服補中湯加麥、味，數十劑而癒。

咳者，肺氣傷而不清故咳；嗽者，脾濕動而生痰故嗽。雖分六氣五臟，其要皆主於肺。尤須知心咳者火也，巳午尤甚；肺咳者金也，申酉尤甚；腎咳者水也，亥子尤甚；肝咳者風也、木也，寅卯尤甚；脾咳者土也，辰戌丑未四時微咳，脈式歌曰，阿阿緩若春楊柳是也。善治者，先問是咳是嗽，或是咳嗽，何時咳甚，即用何經之藥加入咳嗽方中，分新久、寒熱、虛實而施治之。

如病欲癒而咳反甚者，肺中有鬱火也，即取雞鳴丸投之，不過數日乃安。

此方係孫真人去龍宮得來，歌曰：咳嗽原來十八般，只因邪氣入於肝，脾咳之時多吐逆，胃嗽膈上有痰涎，腎咳須知多虛享，咳嗽一夜不曾安，三陽咳時多潮熱，三陰咳時半上難，咳嗽吐血連心癅，膀胱咳嗽氣相傳，氣咳夜間多沉重，肺咳嗽痰多喘難，暴咳日間多汗出，腸風咳嗽冷痰酸，總計前件十八證，用心去取雞鳴丸，此是神仙真妙訣，更加烏梅棗肉煎。

神仙雞鳴丸方

知母（去毛），貝母（去心），杏仁（去皮），款冬

（炒），甜葶藶（隔紙炒），甘草，法夏，北味（炒），廣皮（去白），桔梗（炒），雞蘇（曬），天冬（去心），粟殼（炒），旋覆花，沙參（炒，原方用人參三錢，功較勝），東阿膠（麵炒珠，無真正者，以換水牛膠名黃明膠代之，亦可通用，但功不及東膠）。

上製各一兩足，合為極細末，煉白蜜為丸，如彈子大。每服一丸，用烏梅二枚，棗子三枚，泡濃湯細嚼下一丸。小兒一丸分四服。有病者云烏梅味酸難嚥，予曾以烏梅、棗肉加白蔻仁各一兩焙乾，同前磨末為丸，生薑湯化下，亦妙。

【治驗】曾治清水范三才，患咳唾，痰血相兼，余親治癒已三載矣。一日忽感風寒咳嗽，醫家誤用滋陰之藥，釀成吐血不止，乃弟促騎求治。余曰：令兄新疾也，先宜發散，繼以滋陰，方為合法，今誤早為滋陰，閉其肺竅，恐不可及也。乃勉強以人參敗毒散四劑與之，且看緣法何如。服之其咳愈劇，遂與雞鳴丸，令每夜細嚼三五粒，日服補中湯加麥、味，不數日而咳嗽如失，血亦不吐，遂服六味都氣丸而康。此丸余歷驗已久，活人亦多，同志君子，切勿忽視。

▲又治一儒者患咳嗽，面紅潮熱，其脈洪數，予以黃連解毒湯治之而癒。

▲又治一人熱燥而咳，予以梔子仁湯。

▲又治一書生咳咯有血，用麥門冬湯而效。

以上諸證，均用八仙長壽丸善其後。若在夏月，尤當用大劑，壯水以保肺金也。餘月兼用補中湯加麥、味，兼服八仙長壽丸，屢治屢效。

麥門冬湯

治火熱乘肺，咳嗽有血，胸膈脹滿，五心煩熱等症。

麥門冬、桑白皮、大生地、法夏子、桔梗片、淡竹葉、麻黃絨各七分，五味子、大甘草各五分。

麥門冬湯

麥門冬七錢，法夏子三錢，官揀參五錢，炙甘草一錢，大紅棗十二枚，白粳米一勺。治火氣上逆，咽喉不利。水煎服。

此手太陰肺金藥也。

喻嘉言曰：此胃中津液乾枯，虛火上炎之證。用寒涼而反升，徒知與火相爭。知母、貝母屢施不應，不知胃者肺之母氣也。此方用麥冬為君，人參、粳米、甘草、大棗大補中氣，以生胃中津液；隊中增入半夏之辛溫，以利咽下氣，此非半夏之功，實善於用半夏者，此仲景兩千餘年之秘，開古今未有之奇矣。

按：半夏亦脾胃藥，能燥能潤，以能行水故燥，以味辛故潤也，仲景治咽痛不眠皆屢用之，今人率以為燥而疑之，良由《內經》之未讀到耳。

【治驗】曾治周嘉興，每夏至患咳嗽，服降火化痰之藥而益甚。診之脾、肺、腎三部脈皆浮而洪，按之微細。予曰：此脾土虛不能生肺金，肺金不能生腎水而虛火上炎也，朝用補中益氣湯加麥、味，夕用八仙長壽丸而癒。

▲曾治一儒者，夏月唾痰，用清火藥不應。予曰：此火乘肺金。用前麥門冬湯而癒。後因勞復嗽，遂與補中益氣湯加桔梗、黃芩、麥、味而癒。但體倦口乾，小便赤澀，日服生脈散，夕服八仙長壽丸，其後遂不復發。

▲又治一儒者咳嗽，壯熱自汗，口乾便赤，予診其脈虛而洪。先與白虎湯以撤其熱，熱退，遂用補中益氣湯加山梔、麥冬、五味煎服數劑，兼服八仙長壽丸而癒。

❖痰　論

王節齋曰：痰之本，水也，源於腎；痰之動，濕也，主於脾。古人用二陳湯為治痰通用，然以治濕痰、寒痰則是矣。若陰火炎上，薰於上焦，肺氣被鬱，故其津液之隨氣而升者，凝結而成痰，腥穢稠濁，甚則有帶血而出者，此非中焦脾胃濕痰、實痰之所比，亦非半夏、南星之所治，惟用清氣化痰須有效耳。

噫！節齋論痰而首揭痰之本於腎，可為發前人之所未發。惜乎啟其端而未竟其說，其所製之方，皆治標之藥，而其中寒涼之品甚多，多致損胃。惟仲景云，氣虛有痰者，用八味腎氣丸補而逐之。吳茭山《辨疑篇》云：八味地黃丸，治痰之本也。此二公者，真開後學之蒙憒，濟無窮之夭枉。

或曰：有火無火，何以辨之？答曰：無火者純是清水，有火者中有重濁白沫，此為別耳。

善治者能察，果是腎虛，先以六味丸壯水之主，八味丸益火之原，復以四君子或六君子補脾土以制水；若果脾土虛弱者，既以補中、理中，又能以六味、八味制水益母，子母互相生剋，而於治痰之道其庶幾乎。

【治驗】曾治明經某，素稱實學，舉動狂傲，不善保養。忽飲食無味，口乾吐痰，肚腹膨脹，二便不利。醫家

不問虛實，便與之化痰行氣，轉見胸滿痞悶，痰飲愈甚。與之導痰，又與分消，腹脹脅痛，坐臥不安。又與破血耗氣，兩足浮腫。知予在英公署內，告急求治，即謂余曰：「賤軀被諸醫治壞，請問先生還可救否？」予診其脈，右寸大而無力，右關微弦，右尺倏有倏無，左三部軟而無力。

余曰：「足下脾腎兩傷之證。」令以午前服補中益氣湯，早、晚服金匱腎氣丸。初服數劑更脹，余曰：「不妨，久服則不脹。」果信余言，逾月而諸證盡退，飲食漸進。繼服八味丸去附子加北味，兼服歸脾湯去木香、甘草，加五味子、肉桂，半載而康，元氣大復。

▲曾治蔡孝廉，不慎起居，患證同前，手足逆冷，惡寒喜熱，語言不清，手足不能舉動。予以補中益氣湯加薑、附、薑黃、靈仙、南星、半夏以溫經回陽，服數劑而諸證漸退，語言稍覺清楚，行動自如。余因他往，誤聽庸工服清火化痰之劑，以致大下鮮血而歿。惜哉！

按：化痰丸藥味概用甘苦寒鹹之品，雖開鬱軟堅，降火化痰，難免損胃之禍，若脾土太過，氣滯鬱而生痰者用之得宜；若脾土不及，氣痞虛熱而生痰者，誤用之必致中滿吞酸，肚腹腫脹，小便不利，不治而殞。殞者多矣，業醫者尚其慎諸。

凡患痰證，若胸膈不開，飲食無味，此足太陰中州虛也，宜理脾滌飲。方用：黃耆，白朮，砂仁，半夏，白蔻（研末），乾薑（炒黃）。加草蔻一枚，能散滯氣，中州健旺，痰自運化。

若腎氣虧損，精液難降，敗濁為痰者，乃少陰真臟之

證，宜六味地黃丸補而逐之。有火者，痰煉而硬，宜六味丸；痰清者，腎火衰也，又宜八味丸。寒熱分明，不致差池。亦有脾陰虧損，中州氣弱，健運無權而為痰者；又有誤服峻厲之劑克伐脾陰，不能運化，津液凝結而為痰者。凡此皆用補中益氣湯加茯、半，或理脾滌飲加草蔻，以健理脾氣，方為合法，不致貽誤也。

❖ 痰 飲

馳遠舒氏曰：凡患痰飲，胸中痞硬，其氣上衝咽喉，不得息，乃太陰脾經留飲；上入胸膈，名曰支飲，乃為胸中陽氣衰乏，不能宣佈，飲邪乃得上僭；旁流入脅，名曰懸飲；溢出四肢，名曰溢飲。法宜大補胸中陽氣，兼以散逆逐飲而痰飲自癒。

按：痰飲由於脾虛，法屬太陰脾經。蓋凡人後天水穀所生津液，全借脾中之陽傳運敷布，營養筋骨脈絡。設脾氣衰乏，傳佈不盡，其所留者不得謂之津液，斯為留飲。留飲為患，十常八九。

【治驗】曾醫幕友柯南，年五十，體素豐。患痰喘，每遇風寒即發，飲食不進，旦夕不寐，數日方安。余寓長邑，道經彼過，其證復作，較前更甚，就診於余。按之右寸洪大而數，右關微弦滑甚，餘脈無力。

余曰：手足太陰二經虧損，以致痰飲益甚，兼之腎氣渙散，氣虛上乾而喘。法宜黃蓍、白朮大補中氣，砂、半、茯苓醒脾豁痰，白蔻、草蔻宣暢胸膈，且消滯氣，乾薑、草果溫中逐飲。

柯友曰：「嘗聞蓍、朮提氣，我素畏服。」余曰：「分經用藥，乃千古指南，一定而不可易之法，今君患太陰留飲，蓍、朮乃補中宮陽氣之的藥，足下畏如鴆毒，又何藥之用乎？」柯友頓首謝曰：「我門外漢也，今幸遇明公教我，不然賤軀不知病至胡底。」

領服一劑而效，數劑而安。遂與補中益氣湯加茯、半，兼服八仙長壽丸而痊。明年在興邑署中，製錦軸撰詩贈曰：「笑我風塵客，昔從洞庭過。杏林春燦爛，橘井影婆娑。仙指含生意，予懷轉太和。括囊藏秘訣，處處活人多。」

▲曾治湯孝廉，年四十有四，形體魁梧，性孝友，與余莫逆。素好勤學，四鼓方臥，忽患中滿吐痰，十指麻木，勞則眩暈。自謂知醫，一日遇諸途，恭謂予曰：「賤恙已半載矣，服清痰理氣之劑不少，而病漸加劇。醫書曰：痰因火動，降火為先，火因氣逆，順氣為要。弟依此法調理，何乃不應？吾兄何以教我也？」

余曰：「書中所論，是治有餘也。足下患不足，服之必相反。中滿者，脾氣虛而作痞也；四鼓勤勞，勞傷脾也；痰盛者，脾氣虧損，不能運化也；頭暈者，脾氣虛而清陽不能上升也；十指麻木者，脾氣虛而不能周也。岐伯曰：脾居中央，灌溉四旁，故為孤臟，太過則令人四肢不舉，不及則令人九竅不通，名曰重強，是以百病生焉。」

孝廉曰：「吾兄所見甚明，敢問賤疾主何藥，當用何方？」

余曰：「東垣補中益氣湯，治內傷不足之證，實萬世無窮之劑，足下宜此方加半夏、茯苓以補脾土，滋其化

源；八味丸以補脾母。」調理三月，而元氣大復。

凡人忽患胸背、手足、腰項、筋骨牽引吊痛，走移不定，或手足冷痺，氣脈不通，此是痰涎在胸膈上下，誤認癱瘓，貽害非輕。

控涎丹（一名妙應丸）

甘遂、大戟、白芥子等分為末，糊丸桐子大，臨臥薑湯送下五丸、七丸，加至十丸，痰猛者酌加。若腳氣加檳榔、木瓜、松節、卷柏；若驚痰加硃砂、全蠍；若驚氣成塊加穿山甲、鱉甲、元胡、莪朮；若熱痰加盆硝；若寒痰加丁香、胡椒、乾薑、肉桂。

此足太陽、太陰二經藥也。痰之為物，隨氣升降，無處不到，入心則迷，即成癲癇；入肺則塞竅，為喘咳背冷；入肝則膈痛肋痛，乾嘔，寒熱往來；入經絡則麻痺疼痛；入筋骨則牽引吊痛；入皮肉則生瘰癧、癰腫。以上諸證，並以妙應丸主之，立見神功。

此乃治痰之本，痰之本，水也，濕也，得氣與火，則結為痰。大戟能瀉臟腑之水濕，甘遂能行經隧之水濕，二物能直達水氣所結之處，白芥子散皮裏膜外之痰氣。司命之士，瓶中不可一日無此丸，遇此證神而明之，辨而施之，則隨手而應。

曾治徐知州，忽患手足痺冷痠疼，飲食減少，求余診治。按之右關沉滑而數。余曰：「公之恙，乃足太陰脾經受濕，氣虛不能宣佈，痰飲積在胸膈上下，宜理脾滌飲送枯礬丸二錢，臨臥用薑湯吞妙應丸十粒。」旬日安好如故。

曾治府教授何以善，患喘咳背冷，膈痛乾嘔，寒熱往

來。余曰：「公乃少陽膽經受邪，痰涎為虐。」遂與逍遙散煎飲，臥時服妙應丸九粒，數日而安。

又治王孝廉，患腰背筋骨牽引吊痛。余曰：「君素好飲，痰涎積在胸膈上下，宜用妙應丸七粒、枯礬丸五粒，臨臥生薑湯吞下。」旬日諸痛如失。

又治張英，患眼疾，不明不痛，醫治罔效，來寓就診。按之左關沉滑。余曰：「痰也，故目昏不明。」乃與二陳湯十劑，臥服妙應丸十粒，而眼目復明如舊。可見痰之為害，無處不到，信然。

枯礬丸

以明礬火煅，飯碾丸，梧子大。能驅濕殺蟲，治痰飲咳逆。用二錢與理脾滌飲同服，見功甚神。並治濕毒潰清膿，流水不乾者，服之立效。

十棗湯

芫花（醋炒）、甘遂、大戟等分為末，瓷瓶收著，每用五分，紅棗十枚煎水調服。此湯驅逐裏邪，使水氣自大小便而瀉，《內經》謂潔淨腑、去陳苑之法。內裏不和，痰與燥氣壅於中焦，故頭痛乾嘔，短氣汗出，乃是痰隔。痰，亦水濕病耳，得氣與火，則凝滯而為痰、為飲、為涎、為涕、為癖，非十棗湯、妙應丸不治，然須知緩宜用丸，急宜用湯，神而明之耳。

酒客病酒說

昔在武昌，從吾師遊，偶見一人，以手按心而痛，汗如雨下，痛不可忍。吾師曰：「此必酒病也。」以十棗煮水，調前末藥三分與服，限一時許，下惡水數升，而病去

如失。余曰：「願聞吾師明論。」

師曰：「酒一入胃，漬則成飲，濁則成痰，酒停不散之故。入肺則塞竅喘咳；入心則心痛，怔忡為噎；入肝則肋痛，小腹滿痛；入膽則嘔苦汁，目眩不開；入脾則脹腫，吞酸健忘；入腎則背惡寒，腰痛尿澀，赤白濁下；入胃則嘔吐，嘔血，血痢，或胃脘痛。有諸證疾，種種難名，不亟治之，養虎為患，只需一劑，根株悉拔。否，再服一劑必癒。」

慧拜聆後，修合此藥，施治數十年，活人多矣，願同志者亦如吾心焉，則幸甚。《三因方》以前藥末棗肉為丸，治水氣喘急、浮腫，蓋善變通者也。

❖ 陰虛發熱論

世間發熱，類傷寒者數種，治各不同。傷寒、傷風即寒疫也，則用仲景法；瘟病即瘟疫也，則用河間法，此皆論外感者也。今人一見發熱，便認作傷寒，率用汗藥以發表，汗後不解，又用表藥以涼其肌，柴胡湯、涼膈散、白虎湯、雙解散，雜然並進，若是虛證，豈不殆哉？

自東垣先生出而發明內傷之論，此用氣藥補氣之不足者也。至於勞心好色，內傷真陰，真陰既傷，則陽無所附，故亦發熱，其人必面赤煩躁，口渴引飲，骨痛，脈數而大，或尺數而無力者是也。

惟朱丹溪發明補陰之說甚好，惜又以四物湯加知母、黃柏，蓋因陰字認不真，誤以血為陰耳，故屢用不效。何耶？要當作腎中之真陰即先天也。

《內經》曰：諸寒之而熱者取之陰，諸熱之而寒者取之陽，所謂求其屬也。王太僕注云：大寒而盛熱之不熱是無火也，大熱而盛寒之不寒是無水也。又云：倏忽往來，時發時止，是無火也；晝見夜伏，夜見晝伏，時節而動，是無水也。當求屬而主之。無火者宜八味丸，益火之原，以消陰翳；無水者宜六味丸，壯水之主，以鎮陽光。必須六味、八味二丸出入增減，以補真陰，屢用屢效。若誤用知母、黃柏苦寒，苦先入心，久而增氣，反能助火，至於滑瀉敗胃，損傷脾陰而立斃者，不可勝數。

大抵病熱作渴，飲冷便秘，此屬實熱，人皆知之。或惡寒發熱，引衣蜷臥，四肢逆冷，大便清利，此屬真寒，人亦易曉。曾見狂擾煩越，不欲近衣，欲坐泥水中，此屬假熱之證。又有甚者，煩極發躁，渴飲不絕，舌如芒刺，兩唇燥裂，面如塗朱，身如焚燎，足心如烙，吐痰如湧，喘急不寧，大便閉結，小便淋瀝，三部脈洪大而無倫。當是時也，卻似承氣湯證，承氣入口即斃；又似白虎湯證，白虎下咽立亡。若用二丸緩不濟事，愚即以加減八味丸料一斤，入肉桂一兩，以水熬煎六碗，調桂末冰冷與飲，諸證自退。翌日必畏寒脈脫，是無火也，當用八味倍附桂丸料煎服，以補真陽而愈。

若產後，或大失血後，陰血大傷，必大發熱，亦名陰虛發熱。此陰字正是氣血之陰，若以涼藥正治立斃。所謂像白虎湯證，誤服白虎湯必死。當此之時，四物湯宜矣，然猶捨而去之也。

蓋有形之血不能速生，幾希一線之氣所當急固，莫若獨參甚妙，然參價昂物少，勢難猝辦，愚每用當歸補血湯

（當歸三錢、黃耆一兩）甚神，或獨參湯亦效，使有形從無形中生出，此陽生陰長之妙用，不可不知也。

或問曰：「先生之論則詳矣，氣虛、血虛均是內傷，何以辨之？」余曰：「明乎哉，子之問也。」陰血虛者面必赤，無根之火戴於上也；若是陽氣虛者，火入於內，面必不赤。其口渴者，腎水乾枯，引水自救也，但口雖渴，而舌必滑，脈雖數而尺脈必無力，其甚者，尺脈雖洪數而按之必不鼓，此為辨耳。然其人曾服過涼藥，脈亦有力而鼓指矣。戴氏云：服涼藥而脈加數者，火鬱也，宜升宜補，切忌寒涼，犯之必死。臨證之工，更宜詳辨，毫釐之差，枉人性命，尚慎旃哉！

❖ 咳嗽吐血論

或問曰：吐血多起於咳嗽，咳嗽吐血者，肺病也。方家多以止嗽藥治肺兼治血而不效，何也？

答曰：諸書雖分咳血、嗽血出於肺，咯血、唾血出於腎，余謂咳、嗽、咯、唾皆出於腎。蓋腎脈入肺，循喉嚨，挾舌本，其支者從肺出，絡心注胸中，故二臟相連，病則俱病，而其根在腎。腎中有火有水，水乾火燃，陰火刑金，故咳；水挾相火而上化為痰，入於肺，肺為清虛之府，一物不容，故嗽中有痰唾帶血而出者，腎水從相火炎上之血也，豈可咳嗽獨歸之肺耶？褚氏《津潤論》云：天地定位，水位乎中，人肖天地，亦有水居中焉，在上為痰，在下為水，伏皮膚內為血，出毛竅中為汗。可見痰也、水也、血也，一物也，均發源於腎也。又云：飲溲尿

百不一死，服寒涼百不一生。童便一味，世傳治血之要，然暴發之際用之，以為消瘀之急劑則可。若多服久服，大能損傷胃氣。褚氏特甚言寒涼之不可用耳。

曰：若是乎知、柏既在所禁，用童便又不宜多服，治之當何法？曰：惟六味丸獨補腎水，性不寒涼，不損脾胃，久服則水生火降而癒。又須用人參救肺補胃藥收功，使金能生水，蓋滋其化源也。

又有一等腎水泛上，上侵於肺，水冷金寒，故咳嗽；肺氣受傷無所附，故亦吐血。醫者、病者，一見嗽血者，火也，以寒涼折之，病者危，而危者斃矣，冤哉！若遇智者，用八味丸補命門火以引水歸原，次用理中湯補脾胃以補肺之母，使土能制水則腎水歸原而血復其位矣。

以上論陰虛吐血者，用補天之法；若陽虛吐血，與夫六淫七情所致，各自不同，熟讀《絳雪丹書》及《吐血論》，逐一可考，茲不再贅。

又有一方最妙，只是節慾，不但節慾，直須絕慾。不絕慾而徒恃乎藥，未有能生者也。

❖ 發 熱

丹溪朱氏曰：近世治病，不分氣血，不辨虛實，但見虛病，便用蓍、參，然果屬氣虛者，宜矣。若是血虛，豈不助氣而反耗陰血耶？是謂血病治氣則血愈耗，甚而至於氣血俱虛，故治病用藥，要知病在血分，不可用氣分之藥，以犯仲景之禁耳。

曾治湯同庚，素勤苦，飲食失節，大便下血或赤。其

面部或黯，其後非盜汗則下血，非惡寒則發熱，延予診之。按之右寸浮大而芤，心脾則澀，左關沉弦，左尺細數無力。余曰：此思傷心脾，不能攝血歸經。蓋血即汗，汗即血。其面色赤黑，便血盜汗，皆火之升降微甚耳；惡寒發熱，氣血俱虛也。與之補中益氣湯令午前服，以滋脾胃之化源；午後用歸脾湯加麥、味，以統脾陰之血，收耗散之津液。不兩月諸證痊癒，元氣如舊。

又有後天陽虛之證，夜則靜，晝則發熱。兼表宜小柴胡湯加梔子、黃連、地骨皮，虛加耆、朮、歸、芍，寒者酌加乾薑，此藥宜五更煎好，必須黎明將曙服之，方可奏效如神。

陰虛之證則反此，晝則靜，夜則發熱，或天明或五更清爽而熱便退，一到黃昏或更初又覺昏沉。宜四物湯重用生地五錢，加黃連、梔子、柴胡、粉丹各二錢，知、柏各一錢，虛甚者加乾熟地黃一兩，或酌加鱉甲、首烏，必於日將晡申酉二刻煎藥，速服二次以截之，則陰氣回而邪不敢入矣，所以一劑而奏效如響。

日夜俱發熱者，氣血俱受邪也。宜用小柴胡合四物湯加梔子仁、川黃連，一劑而安。不應，即用升陽散火湯，一劑而效若桴鼓。

升陽散火湯

升陽散火湯名義：柴胡以發少陽之火為君；升麻、葛根以發陽明之火，羌活、防風以發太陽之火，獨活以發少陰之火，五味各用二錢為臣，此皆味薄氣清上行之藥，升舉其陽，使三焦暢遂而火邪皆散矣；人參補正；甘草一錢，生、熟並用，益脾土而瀉熱尤妙；用白芍五錢洩脾火

而斂陰，酸斂甘緩，散中有收，不致有損陰氣，以為佐使也。

【治驗】曾治子東山，於一歲時出花，不密不稀，紅潤可喜，精神如常，未藥而安。及至四歲而麻出，亦紅潤如前，至靨未藥。因有伏火匿於血分，將與清涼解毒之藥，忽徐進士家迫請，因友誼重強去。及二日歸見此子，火熱已極，人事慁慁，刻不容緩，即請兒科劉卓然先生診視，曰：「病勢迫矣，藥不能及，速用取蟾酥的癩蝦蟆劈破撲胸，但得鼻中有水出去之。」果撲二個而應，遂與之藥。明日先生復視，曰：「無憂也，仍服前方。」余知先生確有識見，所用歸、地、知、柏、梔子、連翹、桑皮、元參、桔梗、石膏，連進四劑而熱減八分，仍然精神不慧。先生曰：「歸師勿掩，窮寇勿追。」歇三日，連服二劑而精神爽慧，行動如常。

明年五歲中秋夜二更，忽周身如火，捫之烙手，而人安然熟睡，及至五更熱退身涼，醒來仍然清爽，飲食如常。乃請前醫，與以人參敗毒散，連服二劑，其熱更甚。於滋陰藥內加陽藥十餘劑而不效，病漸昏沉，如痴如醉。自九月初八至十五不大便，摸其腹肢，全無影響。余與先生商曰：「七八日不大便，得非少陰轉陽明乎？」先生依余言而用下法。

愚思此子發熱一退身即涼矣，想腹中必有伏陰，以致陰邪干犯胃陽，灼乾津液，以致熱邪結於肛門不能運送而然，但於方中加黃耆、白朮各三錢大補中氣，附子、肉桂各一錢以助腎中真陽。煎服一劑，是夜稍平，腹中全無響動，天明令伊登廁，惟掙時許，果出乾軟黑糞三寸，餘皆

稀溏。連日藥水盡下，而人事略疏快，即以補中益氣湯滋其化源而熱退身安。因幼不肯服藥，以致失補，明年前證復作，又治而癒，然竟費手。

又明年又發，是夜更甚，余心恨天不明，去請前醫。明早已行，自揣頓止，若去請他，仍用發散，靜而籌之半日，方得其解。此子由於痘麻後未與滋陰，以致陰虧火旺，每因失調而作，是以晝則靜，夜則熱，若用發散，相隔天淵，可見從前治法亦概誤矣。

余用四物湯，生地倍用，加梔子仁、知、柏、黃連、粉丹、柴胡六味各二錢，酉初煎藥，布漉去渣，進服二次，自必陰氣回而邪不敢入矣。譬如人家門戶緊防，鎖鑰嚴整，司更值宿之僕，俱各精健絕倫，賊必望風退卻，此亦理之所有者也。故日將晡乃服，服早則至夜不能敵矣。果服後安然熟睡，不發熱矣，明夜安好如故。但不能除根，每發則服一劑而安，其效如鼓應桴。自十二歲以後，至今不復發矣。

▲曾治蕭善人大公郎廩員蕭岱瑞，年十六，讀書勤勞。患陰虛發熱，自與補中益氣數劑，每夜身熱如焚，手不可近，天明退去。善人倉皇來舍請診，詳說病情，余哂曰：「不須診視，倘信吾方，便教晚服一帖，夜靜即安，明晚再服一劑痊癒。」乃以前案方藥與之。善人曰：「我止有此子，發熱數夜，我與同臥，捫之烙手，寸心如割，望名公賜一妙方，何乃又用四物加知、柏、黃連大隊陰藥，況小兒本之先天不足，以此施之，恐未相宜乎？」余曰：「要知病在陰分，不可用陽分之藥，以犯仲景之禁耳。善人獨不聞，有是病必用是藥，我乃分辨陰陽，斷不

致有錯誤，用此方藥活人多矣，又何疑哉？」

遂信余言而依其法煎服一劑，是夜燒熱減去大半，明晚仍依前法，一劑而安。又明日迎予診，與之八珍湯加黃蓍、五味子；歸脾湯料去木香、甘草，加五味子、肉桂、鹿茸為丸，湯、丸並進，元氣大復。

▲曾治宋豪士乃郎，患證如前，緣由內傷外感，醫家不與溫經解表，肆行發散，病已數旬，表證難罷，干犯陰血，愈治愈熱。病者、醫家無法可措，交相為苦，來寓求診。按之六脈沉細而數，右關微弦。余曰：「發散太過，血虛之甚，又被陰火逼迫，而其勢不可緩。」乃用當歸、白芍、元參、生地各三錢，熟地五錢，知、柏、梔子、黃連、川芎各二錢，柴首三錢，如前法煎藥，晚服而效。改服八珍湯八劑，諸證漸退。是日晴朗，走出街口觀望，以致迎風復作，是夜較前更甚。

豪士復延余問曰：「是病復作，其熱如火，捫之烙手，熱若不退，此子危矣。」余曰：「足下勿憂，不過再多服藥，可保無傷。」又如前藥二劑而熱退，其身安矣。多服十全大補湯，體遂健旺。

▲又治三子輯五，年六歲時，因麻痘後患陰虛發熱，其證與二子東山無異，亦服前方，一劑而癒。屢發用之屢效。乃一日發時，投之不應。又明日巳刻，人事昏昏，捫之亦熱，較夜則輕。余細察之，是陰居六七，陽居二三之證。經曰：火鬱則發之。升陽散火湯是的對之方，果煎服一劑熱退身安，神氣清爽。再煎八珍湯加黃蓍、五味子，兼服六味地黃丸，至今不發。

▲曾治鄒姓者，素患咳嗽吐血，去秋大作，晝則發

熱，夜則安靜，誤服滋陰之藥，臥床不起，飲食不進，諸醫斷以必死。伊表曾其恆，代請診視。按之六脈沉微，惟右寸浮大而軟。余曰：此陽虛之證，前醫不知分辨陰陽，一見發熱，寒涼肆投，轉致陰愈長而陽愈消，不救之候也，猶幸脈小身溫，許予數劑而安。

遂以補中益氣湯加黑薑、茯神、遠志、熟地、麥、味，倍用蓍、朮，一劑而蘇，明日不發熱矣，即進飲食。再服十全大補湯兼龜鹿地黃丸，旬日而癒。

❖ 哮吼齁喘論

夫齁喘何以哮吼名者，喉中有雞聲是也。主於痰，宜用吐法，虛者用紫金丹導之。此證遇天陰欲雨即作，坐臥不安，飲食不進，蓋因肺竅中積有冷痰，一遇寒氣從背心、鼻孔而入，則肺脹作聲，是證有子母相傳者，感之則苦至終身，每發如服紫金丹，不過七八次，覺吐出痰涎腥臭，是絕其根也。按之脈浮而滑者易治，微細者難療。

紫金丹：

白砒霜（生用）一錢，白明礬（煅枯）三錢，同研細末；淡豆豉（水潤去皮，蒸熟搗如泥）一兩，和前藥合勻，搓如綠豆大。遇證發時，先以冷茶送下七丸，以不喘為癒。不必多增丸數，慎之。小兒只服二三丸，神應之至。

【治驗】曾治劉天全，年三十二，患齁喘證，每發則飲食不進，坐臥不安，日夜為苦，至三四日痰盡乃平。天將雨，偶感風寒又作，至今十餘年矣，諸藥不應，請余診

齊氏醫話醫案集

治。按之六脈沉微，惟右寸肺脈大而滑甚。乃與紫金丹九粒，令將欲發以冷茶吞服，一次稍輕，七次而癒。繼以六味、補中兼服而康。

▲曾醫長邑幕友朱榮光，年二十七，久患齁喘唾痰，咯血遺精，惡寒喜熱，三伏天猶披狐裘。不分春冬，調治七載無功，諸證集聚，飲食不入，不能床褥，日夜作苦，欲尋自盡，憤不欲生，促騎求治。診之左關沉細而數，右尺沉細而芤。余遂以紫金丹治齁喘，理脾滌飲送斬關丸溫中逐痰，胡巴、骨脂收納腎氣以保固元精，兼服補中湯加麥、味、茯神、遠志、懷山藥、熟地攝血歸經，繼服八味地黃丸去附子加鹿茸壯水補血，三月而康。以書謝曰：「自別台旌後至今半載，賤軀甚為健旺，值此暑天朝日，赤身尚知大熱，諸病已癒，心中爽快，飲食亦加，若非高明妙劑，何能回春？再造之恩，永誌於心耳。」時嘉慶五年八月十三日也。

紫金丹，愚修合至今多年，治驗無數，不及備載，同志君子宜珍寶之。

✥ 虛 勞

余考《內經》而知，夫人之生也，陰血為營，陽氣為衛，二者運行而無壅滯，病安從生？若力用不休，則龍雷二火逆潛至高，故勞字從火。曲運神機，病心勞而為虛汗、怔忡；縱情房室，病腎勞而為骨蒸、夢遺洩精；病肝勞而為痛痺拘攣；形冷悲哀，病肺勞而為上氣喘嗽；動作傷形，思慮傷意，病脾勞而為食少痰多，形羸神倦，此五

勞也。故勞者必至於虛，虛者必因於勞。

　　古稱五勞、七傷、六極、二十三蒸，症狀繁多，令人眩惑，但能明先天、後天根本之治，無不痊安。蓋簡而不繁，約而無漏者也。

　　夫人之虛，非氣即血，五臟六腑莫能外焉。然血之源頭在乎腎，蓋水為天一之元，而人資之以為始者，故曰先天；氣之源頭在乎脾，蓋土為萬物之母，而人資之以為生者，故曰後天。二臟安和，則百體受調，一有虛傷，則千痾競起。至哉斯言，可為司命者之指南也。

　　土為金之母，而金為主氣之宮，故肺氣受傷者，必先求助於脾家。水為木之母，故肝血受傷者，必由借資於腎臟。而虛勞之證，扶脾保肺，兩不可缺。然脾之性喜溫燥，而溫燥之劑不利於肺；肺之性喜涼潤，而涼潤之藥不利於脾。兩者並立而論，而脾則有生肺之能，肺無扶脾之力，故曰土壯而生金，勿拘拘於保肺者也。

　　瀉火之亢，以全陰氣；壯水之主，以鎮陽光，法當並行。然瀉火之品多寒而損陽氣，壯水之劑多平而養陰血，兩者並列而論，苦寒過投，將有敗胃之憂；甘平恆用，卻無傷中之患，故曰水盛而火自息，勿亟亟於寒涼也。

　　症如煩渴喘呼，脈見數大有力者，當潤肺為主，而扶脾佐之。症如食少善瀉，脈見細數無力者，當扶脾為主而保肺佐之。甚則保肺之藥不利於脾，當即去之，卻宜補土之母，少火庶可冀其回春。醫家全在分經辨證，則陰陽虛實確有所據，而後切其脈以治之，方無差誤。

　　春夏之令主生長，秋冬之令主肅殺，人皆知之。彼不知藥之溫者行天地發育之德，藥之寒者象天地肅殺之刑，

齊氏 醫話醫案集

如四物加知母、黃柏，世醫皆奉為滋陰上品、降火靈丹，不知秋冬之令非所以生萬物者也，涼血之藥常膩滯，非痰多食少者所宜；涼血之藥常滋潤，必至滑瀉腸鳴。況知母苦寒，苦先入心，久而增氣，反能助火，至於滑瀉敗胃，所不待言。

丹溪云：實火可瀉，虛火可補。試問癆瘵之火，屬之虛乎？屬之實乎？瀉之可乎？昔有畏知母、黃柏如鴆毒者，曰恐戕吾命根耳，然如病初起而相火正隆，或燥渴而右尺脈滑大，偶投一二劑，亦可也。若多用之，則斷乎不可。

或問曰：血主濡潤，四物湯豈非濡潤，而為血虛者之要藥乎？答曰：血虛而燥，用四物以濡潤未嘗非合劑，但恐用之久而多，則在上有泥膈奪食之憂，在下有滑腸泄瀉之患，且主秋冬之令，鮮發育之功也。

或又問曰：氣有餘便是火，補氣之藥能無助火乎？古人云：正氣與邪勢不兩立猶低昂，然一勝則一負，正氣旺則邪氣無所容，譬如滿座皆君子，一小人而無容身之地。

五臟雖各有勞，心腎為主，心主血，腎主精，精竭血枯則勞成矣。惟宜滋養培補，調心益腎，若過用薑、附燥熱等藥，則雄駿之氣性太烈，火內之精血何堪？當此之時，雖云壯火適足以發其虛陽，然又不可因其熱而純用寒涼以傷胃氣。若過用熱藥者，猶釜底無火而添水也，非徒無益又反害之。宜十全大補湯、人參養營湯、建中湯、補中益氣湯選而用之。如左尺獨虛者，六味地黃丸壯水之主，以鎮陽光；右尺不足者，八味地黃丸益火之原，以消陰翳。

卷三

丹溪之論勞證，主於陰虛，未嘗非也。陰虛之熱，以發在午後子前，諺云：朝涼暮熱也。陰虛之汗，從寐時盜出。陰虛無以制火，則火氣逆上，喘嗽而吐痰也。陰虛則脈浮大，或沉虛也。四物加知、柏主之，以四物潤血，血為陰，又加知、柏降火，理固然也。不知後人不能分辨陰陽虛實，以此方概施，多致不察變通而累，丹溪有遺恨也。蓋川芎上躥，非火炎者所宜；地黃膩滯，若痰多食少者必禁（地黃不依製法，又不知服法，無怪乎膩滯，製若精良，反為逐痰聖品）；知母易於滑腸；黃柏易於敗胃，暫投猶可，多用必傷。

予今擬一方，以苡仁、茯苓扶脾，且切降下之功；桔梗、陳皮行氣，且有健脾之力；麥冬、五味保肺，而能滋化之源；骨皮、丹皮除蒸，而無寒涼之害；痰喘用桑皮、川貝；止血用童便、黑薑；泄瀉則山藥、芡實；燥結則人乳、梨汁。此以甘溫之品，行降收之令，而為初病者設也。若久病而百脈空虛，虛火亢炎，非甘溫之品不能復其真元，宜異功散、補中益氣湯；非濡潤之品不能澤其枯朽，宜六味地黃丸。

若少氣懶言，目昏面白，宜生脈散、甘橘湯頻頻啜之。若病久而積痰成積，腹脅常熱，惟頭面、手足於寅卯時乍涼，宜六君子湯加薑汁、竹瀝送滾痰丸三錢，先以湯潤丸，令其易化。

有面色不衰，肌膚不瘦，外若無病，內實虛傷，俗名桃花症，須察其何經、何臟、何病而施治之。

勞證久嗽，咽痛失音，乃下傳上也；不嗽不痛，尿出脫精，此乃上傳下也，皆非吉兆。

至若形色尪羸，陽事不禁，脈細無根，且數而無倫者，旦夕必逝。

✥ 癆 瘵

男子二十前後色慾過度，損傷精血，必生陰虛火動之病，睡中盜汗，午後發熱，哈哈咳嗽，倦怠無力，飲食少進，甚則痰涎帶出咯血，咳血，衄血，吐血，身熱而脈沉數，肌膚消瘦，此名癆瘵最重，治療難矣。

輕者必服藥數十劑，丸餌十數斤；重者問瘉不可以月計期，以年許然。必須病者愛命，堅心定志，絕房室，息妄想，戒惱怒，節飲食，以自培其根。否則雖有良醫，亦無可如何也。此病治之，於早則易，若到肌肉銷鑠，昏睡床褥，脈至細數，則難為矣。

今製一方，治酒色沉迷，初起潮熱盜汗，咳嗽倦怠，趁早服之。方用生地、炙草、炮薑、川芎、熟地、酒芍、廣皮、白朮、當歸、門冬、知母、黃柏、生薑，煎服一二劑，細心斟酌，切勿多服，慎之慎之。

按：前方治陰虛火盛之法也。愚謂此證屬三陰虧損，無火之證，故見虛熱，晝發夜止，夜發晝止，不時而作，當用六味地黃丸為主，以補中益氣湯調補脾胃。若脾胃先損者，當以補中益氣湯為主，以六味地黃丸溫補肝腎，多有得生者。若用知、柏之類，傷乎脾胃，飲食日少，諸臟愈虛，元氣下陷，腹痞作瀉，則不可救矣。

又有疰夏之病，或少有老態，不耐寒暑，不勝勞役，四時迭病，皆因氣血方長而勞心虧損，或精血未滿而早斲

喪，故見其證難以名狀。若左尺脈虛弱，或細數，是左腎之真陰不足也，宜六味地黃丸；右尺脈遲軟，或沉細而數欲絕，是命門之相火不足也，用八味地黃丸。至於兩尺微弱，是陰陽俱虛也，十補丸。

此皆滋其化源也，仍參前發熱及咳嗽諸法調治之，至於衄血、咳血、咯血，在《絳雪丹書》咳嗽吐血論中詳之。

【治驗】曾治韓千總，每至夏月無陰，一到三伏之時，全無氣力，悠悠忽忽，惟思睡眠，一睡不足，再睡不足，懶於言語，或夢遺不已，或夜熱不休，問治於予。

予曰：「皆子不善保養，腎水洩於冬天，夏月陽盛，陰無以敵，所以如此。」須用乾熟地一兩，山萸四錢，當歸、白芍、麥冬、白朮、芡實、生棗仁各三錢，茯苓、陳皮、北味子各一錢，水煎服。峻補其腎水，腎水充足則骨始有力而氣不下陷，神自上升矣。

此方純是補陰，蓋骨空則軟，補其骨中之髓，則骨不堅而堅也。此方治骨軟、氣軟神驗。

▲又治方州同，色慾過度，煩熱作渴，飲水不絕，小便淋漓，大便秘結，唾痰如湧，面目俱赤，滿舌生刺，兩唇燥裂，遍身發熱，兩足心如火烙。診其脈，左三部洪數無倫。予曰：「此腎中之真陰大虛，陽無依附而發越於外。經曰：大熱而盛，寒之不寒，是無水也。極當峻補其陰。」乃與加減八味丸料一斤，內肉桂一兩，以水熬六碗，水冷與飲，熟睡半刻。

至晚又溫飲一碗，諸證悉退。翌日畏寒，四肢作逆，諸證仍至，是無火也，極當大補其陽，乃煎八味地黃湯四

劑，諸證盡退。繼服龜鹿地黃丸而痊。

岐伯曰：膏肓之病，成之非一朝，治之亦非一日。必須多服湯藥於日間，久服丸餌於夜半，非數百劑之湯藥、數十斤之丸餌不能奏功。大約癆瘵之證多而虛勞次之。方用熟地一兩，山萸、山藥各四錢，丹皮、澤瀉、茯苓、麥冬各三錢，北味一錢，芡實五錢，一日一服。又以鹿茸、龜膠、元參、麥冬各三兩，山萸、地骨、白朮、白芍、棗仁、枸杞各四兩，乾熟地八兩，人乳二碗浸曬，微火焙，和諸藥磨末，蜜丸。每夜半熬開水吞五錢，名為中正丸，不寒不熱，可以長服。

如此病已大傷根本，扶之不易，譬如花木大肆摧殘，欲其枝葉之茂，豈是一朝可成，必須培植灌溉，終歲經年，自然春意漸回，萌芽可達，漸漸扶蘇，而不可性急也。湯丸並進，不可歇乎，飲食更須得宜。病久之難，從來眉蹙，切勿性急，期奏效之速。

此等證十人中止可逃一二，論此治法，非盡人能救之也，捨此又別無治法，余憫世人，故立此二方。

倘肯聽信吾言，禁絕色慾，口淡滋味，心戒貪瞋，息一切妄想，自然服藥有效。否則，亦苟延歲月而已，又不可不告誡也。

傳屍癆瘵蟲治驗

曾治季三思，患屍蟲證，飲食如常，但瘦削不堪，臥床不起，起則暈眩，舉室倉皇，訪求良醫，知予在孫公署內，提刺促騎請治。余曰：「是病起於何時？得於何因？」其母泣曰：寒門單傳已三代矣，昔者吾祖、吾父死於此證，吾夫又死焉，今吾子又染此證，年未及強，雖有

一孫尚幼，祖姑年九十有六，姑多病，望先生憐而救之。」余慰之曰：「爾勿憂，此屍蟲證也，余屢醫驗。」

乃與救癆殺蟲丹，用鱉甲一斤（酒醋炙透），茯苓五兩，乾熟地、山藥、沙參、地骨皮各一斤，山茱萸八兩，白薇、白芥子各五兩，人參二兩，鰻鱺魚（一名白鱔、蛇魚）一尾（重一斤餘或二斤更好），煮熟，先將白鱔搗爛，和前藥為細末，粳米飯碾成丸，梧子大。每夜五更時洗臉，北面仰天，念北斗咒七遍，即以開水送丸五錢，服畢，南面吸生氣入腹中，燒降香置床下，午時又依前法吞服。至七日，三思向伊母言曰：「有堂先生良醫也，吾知其不死也，心中安穩，全無憂懼，吾家當戴德於無涯矣。」

服至半料，其蟲盡化水由小便長驅而下，狀若稀糊。此方大補真陰，全無殺蟲傷氣之藥，補中用攻，若非天仙救人，烏立此方？果服之三月而效，半載而康，連生五子，至今二十五年而不發，亦無恙焉。

曾治州吏目宋豪士，為人清高，二代單傳。年十八患前證，醫家不識屍蟲之害，誤作虛勞治之，一味滋陰，以致陰愈長而陽愈虧，不竭力殺蟲，反去養蟲，則蟲之子若孫，愈肆猖獗，不亡何待？乃叔肇堂延請診之，六脈沉細而數，左關數甚，觀其面黯色滯，膚無潤澤，髮焦耳枯，形神俱敗，屍蟲旺極之候。

遂與人參、黃耆、白朮各五錢，南星、半夏、乾薑、附子各三錢，吳萸、川椒、枯礬各一錢。服十劑，覺神氣稍清。又服十劑，皮膚光澤。又服三十劑，髮潤耳紅，人事利爽，元氣漸復，步履自如。乃為之竭力殺蟲，兼以制

鬼法，用室女頂門髮一小團，皂角湯洗去垢，酒醋浸曬，同黃紙捲筒燒存性，川芎五錢，當歸三錢，廣香一錢，安息香、明雄各二錢，全蠍二枚，生活鯉魚一尾取頭（酒醋酥炙），共為粗末，分四服。每服入降真香末五分，書北斗符一道，火化入藥中，如前法念北斗咒七遍。五更時井花水煎服務要，初旬治之乃靈。

又另買大鰻鱺一尾去腸腹，用水清蒸，調和五味，湯肉任吃，留其全骨，以火炕乾，入降真香、雷丸、大黃、川椒、吳萸、甘草、明雄各七錢，共為粗末，入當門子七分和勻，捲黃紙筒以藥貯之。令患者高臥於大油紙內，覆好留頭，面向外，燃紙筒燻之。熟睡半時，九竅作癢，醒則諸蟲盡在油紙中矣。

延余視之，形如針嘴，近人氣猶作跳躍狀，殊甚駭然，命除之。繼服補中益氣湯數百劑、龜鹿地黃丸數十斤，而元氣大復，連生五子。

曾治廩生高鳴岐，性孝友，行端方。因堂弟鳴崗、文中二人外染屍蟲，相繼淪亡，此時無人知覺，鳴岐念叔父仁慈公直，不忍二子連喪，日夕不離病者側，明年詣館讀書，疾作矣。

自察知是屍蟲傳染之故，忙忙歸去，來寓求取玉樞丹，更深時用無灰酒磨服三錢，靜坐一時許，自覺腹內似螞蟻搬遷之狀，不安殊甚。禁食一日，餓甚，只服稀粥少許。又明日，其蟲化成魚凍而下，若冰條然，即服八珍而安。未幾，一僕一裁縫，均曾服侍二亡者，同染亦作，鳴岐以前法施治，均下惡物而痊。此丹為驅毒殺蟲神品，初起用之，奏功自捷。若諸證俱見，虛勞已成，仍依前湯

藥、丸餌諸法調理，自必有效。

昔有一家患傳屍癆，五人兄弟已死其三，方士令服此丹，各進一錢，下惡物如膿狀，一下死蟲如蛾形，俱獲活命。其家遂依法制合藥廣施屍證，服之無不驗者。

又見一女子久患癆瘵，為屍蟲所噬，磨此丹一錢，服之一時許，吐出小蟲十餘頭後，復配蘇合香丸，服半月如常。藥品雖不言補，羸瘦人服之並效，誠衛身之寶也，仁人君子，合以濟人，德莫大焉。

❖ 反胃證

雷公曰：反胃之證，雖一時不能遽死，然治之不得其法，終亦必亡而已矣。蓋反胃多是腎虛無火，故今日食之，明日即吐盡。經曰：食入即出是也。夫食入於胃中而吐出，似乎病在胃也，誰知胃為腎之關門，腎病而胃始病。飲食入於胃，必得腎水以相濟，而咽喉有水道之通，使上可轉輸，下易運化，然而腎中無火，則釜底無薪，又何以蒸腐水穀乎？此腎寒而脾亦寒，脾寒不能化，必上湧於胃而不肯受，則湧而上吐矣。

方用熟地三兩，山茱萸六錢，肉桂三錢，茯苓三錢，水煎服。一劑而吐止，十劑而痊癒。然此治朝食暮吐、暮食朝吐者也。若食下即吐，即於前方中去肉桂，加麥冬一兩、北味一錢，其效如鼓應桴。此二方大補腎中之水火，全不去治胃，勝於治胃也。

反胃之證，初起時當用大劑逍遙散加吳茱萸、炒黃連，一劑立止也。若用行氣消食、清火化痰，禍不旋踵而

齊氏醫話醫案集

至矣。

如患前證，克伐已壞，天師憫之，乃傳一方，用熟地一兩、山茱萸四錢，當歸、元參、白芥子、川牛膝、麥冬各三錢，北味子一錢，水煎服。此方之妙，全不治反胃，而正所以治反胃也。

夫人之反胃，乃腎中陰水竭也。腎水不足，大腸必然細小，水不足以潤之，故腸細而乾枯，腸既細小，則飲食入胃，不能下行，必反而上吐。

治之之法，不可治上而宜治下。方中所用熟地、山茱萸純補腎中之水，腎中之水足而大腸有水相資，則大腸仍復寬轉，可以容物，而水路既寬，則舟楫無礙，大舸、小舶可以順行，又何懼區區小舟不能轉運糧食哉？此腎水虛而不足以潤大腸者，宜如是治法。

若腎中寒涼而虛者，又不可如是。蓋反胃之名雖同，而反胃之實各異，腎中無水者，食下喉即吐；腎中無火而反胃，食久而始吐也，朝食暮吐，暮食朝吐者是也。宜用八味地黃湯水煎服，此方妙在用附、桂於補腎之中，使去水中補火。補火者，補命門之火也。

蓋脾胃中必得命門之火始生，譬如人家釜中無火，何以煮爨，未免水冷金寒，結成冰凍，必得一陽初復之氣，始解和暖，人身脾胃亦然。

然而寒涼之病，皆心疼腹痛，今反無此證，乃上越而吐者，何也？因脾胃有出路則寒邪之氣不留於中，今日日上吐，將胃中咽門已成大道熟徑，往來無所阻滯，則徑行趨奔，其勢甚便，又何能蓄積於中州，盤踞於心腹，頓寒乍熱，以苦此脾胃哉？此反胃下寒，心腹之所以不痛也。

此又不治反胃而正治反胃如神也。

【治驗】曾治富商湯名揚，自謂體旺，酒色無度，行年四十，飲食漸減，形神尪羸，或教以每早進牛乳酒，初食似可，久之朝食至暮，酒乳結成羊屎形，一一吐去，其大小便日夜不過數滴，全無渣滓下行，臥床不起，告急請診。按之兩尺脈微如絲，右關弦緊，乍有乍無，兩寸與左關洪大而散。

余曰：「足下之恙，乃本實先拔，先天之陰虛宜補水，先天之陽虛宜補火，水火既濟，庶可得生。」富商請方，乃用熟地一兩，山茱萸、山藥各四錢，茯苓、澤瀉、丹皮、肉桂、附子各三錢，煎服一劑。明早令進牛乳酒，至暮則下行而不上吐矣。連服十劑，飲食漸進。遂以前方藥料為丸，日服二次。囑戒酒色，半載而康。

▲曾治筠邑令葉進士，坐西台回任，途中沐雨櫛風，致患反胃之證。余有一面之交，令進八味地黃丸，不信。初食官燕，次飲牛乳，數旬無功，以致朝食暮吐，命在垂危。葉與余友王馨桂同鄉，交好莫逆，時王母年逾七旬，亦患證同葉，延予診治。

予曰：「伯母之恙，乃腎中真水竭，真火衰，非得上上紫油肉桂合八味丸，壯水之主，益火之原，不可活也。」忽葉令書至，托王聘余治療。予曰：「葉公之恙，前不信余方，延至今日，恐不可及也。」王友迫至筠邑診之，果不能起，但見覓得肉桂甚佳，催令速合八味地黃丸，計圖脫身，余行而公明日不祿。來至慶邑，幸遇王友，遂語之曰：「足下與葉公父子交厚，順去致吊，便求丸餌，令堂可得生也。」王求之，果惠然而與，歸奉為

服，三日而飲食下行，不復上吐。丸藥服畢，安康如常，後猶享壽十二年。以此觀之，信藥者存，不信藥者亡，何幸，不幸，若斯也，其命也夫。

反胃神方

喻嘉言曰：仲景旋覆代赭石湯，乃治傷寒汗、吐、下解後，余邪挾飲作痞之方，妙矣，神矣。昌竊取此方而治反胃噫氣，痰多氣逆並嗽者，活人已盈千累萬矣。故《石室秘錄》云：此方宜補入反胃門。

旋覆代赭石湯：

旋覆花六錢，人參、生薑、代赭石（煅焠）、法夏、炙甘草各三錢，紅棗十二枚。水煎服。

《內經·宣明五氣論》曰：五氣所病，心為噫是也。旋覆之鹹能軟痞硬而下氣，代赭石之重能鎮心君而止噫，生薑、半夏之辛所以散逆止吐，人參、甘草、大棗之甘所以補虛。慧得嘉言之心法，數十年來，活人多矣，同志者宜留心焉。

【治驗】曾治燮堂伍登相，病反胃，求治於余。診之兩寸關脈大而弱，兩尺脈澀而小，乃氣血不足，大虛之證。遂與旋覆代赭湯二劑，八味地黃湯八劑，繼服八味丸而元氣大復。

❖ 陽強不倒論

岐伯曰：陽強不倒者，乃虛火上炎，而肺金之氣不能下行。若用知、柏二味煎飲，立即倒矣，但自此以後，終

歲經年，不能重振，亦是苦也，當知養陽湯甚神。

【治驗】曾治邑門丁陳二，患陽強不倒，延求診治。按之右尺洪大而緊，餘脈如常，視之滿面紅光，全無滯氣，乃是腎中真陽之氣飛越耳。遂與元參三兩、麥冬三兩，煎好取汁一大碗，入油桂末七分，調藥水服。

此方妙在用元參最重，以洩腎中浮游之火；尤妙在用桂末少許，以引其入宅，而招散其沸騰之火，同氣相求，火自回舍；況麥冬能助肺金清肅之氣下行，以生腎水，水足而火自得其養矣。此不求倒而自倒也，他日亦可重整戈矛，再圖歡合耳。

❖ 陽痿不振論

岐伯曰：陽痿不振，乃因過於色慾，日洩其腎中真陰之水，而腎中真陽之火消亡。蓋水去而火亦去，自然之理。譬如廚下無火，何以煮爨生煙，必預汲其泉源，然後取其薪炭，或鑽木取火，或擊石取火，以煮飲食，否則空鐺安爨，必至舉室倉皇，無生理矣。

【治驗】曾治江西徐茂松，患陽痿來寓謂余曰：「愚貿敍郡，以勤勞頗獲蠅頭利，三十方娶，未數月而陽忽痿，飲食無味，精神衰減，松雖不肖，亦知不孝有三，無後為大，如此景況，命恐不保，焉望嗣乎？敢求先生憐治。」余遂與之酌一方：黃蓍、白朮各五錢，乾薑、肉桂、附子、半夏各二錢，砂仁、白蔻、吳萸、川椒各一錢。服一劑，陽物出而不舉。又服一劑，舉而不堅。

改用乾熟地一兩，白朮五錢，山萸、杜仲、枸杞各四

錢，遠志、巴戟、蓯蓉、茯神各三錢，煎汁沖香甜肉桂末一錢。服一劑而陽起，三劑而陽強矣。

此方用熱藥於補水之中則火起，而不愁炎燒之禍，自然煮湯可飲，煮米可餐，斷不至焦釜沸乾，或虞暴碎也。繼服強陽壯精丹，用乾熟地、嫩北薈各一斤，當歸、白朮各八兩，巴戟天八兩，麥冬、柏子仁、覆盆子、枸杞子、虎脛骨、嫩鹿茸、附子、肉桂各四兩，白蜜為丸。服一料而陽強勢舉，飲食健旺，步履如舊，連生二子。

❖ 縮陽證

至有縮陽一證，惟立冬至大寒六十日更多，春夏秋三時偶爾有之，治者亦須留心，否則殺人頃刻。

【治驗】曾治鄧隆太，冬月患中寒，初則四肢厥逆，耳心痛連少腹，冷厥關元，勢在垂危，冒雪請診。六脈俱伏，面青唇黑，舌捲陽縮。

余曰：「此正縮陽證也，陽縮屬少陰，舌捲屬厥陰，且耳心亦屬少陰，是證乃因酒色過度而釀成耳。」急用黃薈、白朮各五錢，砂仁、白蔻各八分，乾薑、附子、肉桂各二錢，吳萸、川椒各一錢，煎服，一劑而效。再加胡蘆巴、骨脂各三錢收固腎氣，四劑而安。繼服八味地黃丸而元氣大復。

〔附〕張真人治狐疝神方

晝則氣出而腎囊腫，夜則氣入而腫脹消。

白朮五錢，沙參一兩，柴胡、白芍、王不留行各三錢。水煎服，一劑即出而不縮矣。

〔附〕孫真人治諸疝痛方

沙參一兩，橘核、柴胡各三錢，白芍五錢，廣陳皮（去白）二錢，家吳茰、油桂心各一錢（香甜者佳）。水煎服。一劑定痛，二劑痊癒。

門人張太和曰：「吾遊於鄉，遇一老翁，自云患疝證數十年，一日正作，無意間與兒童分食梧桐子數勺，疾遂止，甚訝。之後日日摘而食子，自此永不作矣。因以治患此證者均驗。敢問夫子，其故何也？」

予曰：「疝證乃屬三陰肝木為病，想梧桐春榮秋實，稟秋金之氣以成，其子生於葉之兩旁，象病之形矣，其味甘而淡，合清肅之氣矣，性專而直走下行，故奏效功如響耳。」雖然單方之妙，多有令人難測者。

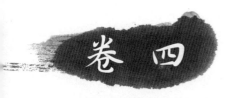

◈ 後天圖

余讀趙氏書，見畫一先天太極之象，獨以水火為重，知其學超千古，發前人所未發。然萬物以土為根，元氣以土為宅，後天非不併重也，予因畫脾經形象，復疏通證明其說，亦可為後學升階之一助云。（圖略）

◈ 後天圖說

夫後天脾土，有陰土，有陽土，隨火寄生，即當隨火而補。然而補火有至妙之理，足陽明胃土隨手少陰心火而生，故補胃土者補心火，而歸脾湯一方，又從母之外家而補之，俾木生火，火生土也；足太陰脾土，隨少陽相火而生，故補脾土者補相火，而八味丸一方，合水火既濟而蒸腐之。此一理也，至理也，人所不知，人所不信，余特重申言之。

蓋混沌之初，一氣而已，何嘗有土？自天一生水，而水之凝成處始為土，此後天卦位，艮土居坎水之次也，其堅者為石，而最堅者為金，可見水、土、金，先天之一原也。

又有補子之義，蓋肺為土之子，先補其子，使子不食母之乳，其母不衰，亦見金生土之義。

又有化生之妙，不可不知。甲木戊土所畏，畏其所勝，不得已，以己妹嫁之，配為夫婦，後歸外氏成家，此甲己化土。其間遇龍則化，不遇龍則不化，凡化物以龍為主。張仲景立建中湯以健脾土，木曰曲直，曲直作酸，芍藥味酸，屬甲木；土曰稼穡，稼穡作甘，炙草味甘，屬己土，酸、甘相合，甲己化土；又加肉桂，蓋桂屬龍火，使助其化也。仲景立方之妙，類如此，又以見火生土之義。蓋土無定位，旺於四季，四季俱有生理，故及之。

至於木也者，以其剋土，舉世欲伐之。余意以為木借土生，豈有反剋之理？惟木鬱於下，故其根下剋。

蓋木氣者，乃生生之氣，始於東方，盍不觀之，為政者首重農事，先祀芒神。芒神者，木氣也，同出而異名也。我知種樹而已，雨以潤之，風以散之，日以暄之，使得遂其發生長育之天耳。及其發達既久，生意已竭，又當斂其生生之氣，而歸於水土之中，以為來春發生之本，焉有伐之之理？

此東垣脾胃論中，用升、柴以舒木氣，諄諄言之詳矣，但未及雨潤風散與夫歸根覆命之理，余於木鬱論中備言之，總以申明五行陰陽之妙用，專重水火焉耳。

又木、金、土三者，俱為寄生，故其死為真死。惟水、火從真生，故能不死，而絕處逢生。歸庫者，絕其生氣而收藏也；返魂者，續其死氣而變化也。況水、火隨處有生機，鑽木取火，擊石取火，圓珠取火，附、桂是也；掘地取水，承露取水，方諸取水，熟地是也。若金死不

救，木死不救，土死不救，余故重水火為根本焉。

◇ 黃耆白朮不固表說

舒馳遠曰：後天以脾為主，黃耆、白朮大補中氣之藥，皆入足太陰脾經之裏，不走軀殼之外，何以固表？外科用之脫毒外出，可見其性外攻，不為收斂顯然矣。即不當用而誤用之，亦止壅塞中焦，無固表之理也。當云實者不必用，虛者必當用之，以禦其表也。彼不知分經解表，又不能辨其虛實，用之不當，能無害乎？無怪乎其視如砒毒也。

且說治病必先表而後補，烏知三陰虛寒諸證，法當溫補並用者。若但驅陰散寒，而不知及早重用黃耆、白朮，則寒雖去而虛不能回，甚且不治矣，而況妄行表散者乎？若能早知重用黃耆、白朮，補中宮之陽以翊之，則火種不致滅也，否則火種無存，吹然無益矣。

況夫先天真陽屬腎者，以媾精屬腎，故曰屬腎，此生身之本，健順之根，先天之火種也。然非養生之物，養生之道在於黃庭，黃庭者，即中宮之陽氣，乃發育之元，先天之宰，養生之火種也。黃庭真固，真陽不露；黃庭寂滅，真陽立亡。故有腎痿精絕而不死者，黃庭之火種在也。仙家修練，進陽火歸於黃庭，以造其基，可見主宰先天之權在是矣，而驅陰回陽，必宜重用黃耆、白朮者，即仙家修練造其基，以歸於黃庭之妙旨也。

余讀舒氏妙論，誠哉補前人之所未及，至於末年復刊所製理脾滌飲，與仲景黃耆建中、東垣補中、歸脾、十

全、養營、補血等湯，咸皆重用黃蓍、白朮而珍之如寶，醫者明乎此訣，凡遇三陰虛寒諸證，依脈輕重變化，效如桴鼓。予非謬執臆說，屢用奏功，故重言以申明之同志君子，誠能推廣而變通焉。於醫道也，雖不及上工，亦在中工之列。

又常見陰寒腹痛之證，法當溫補並用者，世俗名曰氣痛，即用順氣之藥以耗其氣而更傷其陽，雖能暫快目前，必至漸見加重，久而釀成不治之證矣。且云其氣既痛，豈可補氣，而蓍、朮又視如鴆毒焉？

是未讀仲景六經之法，不明陰陽、表裏、寒熱、虛虛實實之理也。若此輩者，信口雌黃，全無識見，拘執幾個陳方，混施一切，貽害蒼生，縱王法幸脫，天律難逃。粗工者，其速當猛省。

◈ 後天要論

補中益氣湯：

官揀參，北箭蓍，白貢朮，當歸身，綠升麻，軟柴首，廣陳皮，炙甘草，大紅棗。

此東垣先生末年所製以治內傷之方，方中只有黃蓍一錢，餘各三分，後薛立齋參、蓍常用三五錢。慧入斯門，至今五十年，黃蓍、白朮二味，輕則三五錢，重則八錢或一兩，進退加減，神應無窮。大凡脾胃喜甘而惡苦，喜通而惡滯，喜升而惡降，喜燥而惡濕。此方得之，業醫者慎毋忽視。

岐伯曰：升治者，乃氣虛下陷不能升而升之也。凡人

飢飽勞役，內傷正氣，以致氣乃下行，脾胃不能克化，飲食不能運動，往往變成癆瘵。或疑飲食不進，謂是脾胃之火，或疑黍肉所傷，謂是水穀之積。輕則枳殼、砂仁、山楂、麥芽，重則芒硝、大黃、牽牛、巴豆，紛紛雜投，必至臟悶不已。

倘先以升提之法治之，一切內傷飲食、飢飽勞役、內感風寒，有何不可治哉？世多昧此，不知李東垣補中益氣湯實為對證之方，智者明乎此秘，依脈輕重變化，萬病俱見神功。予特表而出之，欲學者奉為金丹也。

凡人右手寸口脈大於左手寸口之脈者，即是內傷證也。無論左右關脈、尺脈大、小、浮、沉，即以此方投之，無不效如桴鼓。

此方之奇妙，妙在用升麻、柴胡雜於參、蓍、歸、尤之中，以升提其至陽之氣，不使其下陷於陰分之間，尤妙用去白陳皮、炙草二味於補中解紛，則補者不至呆，補而升者不致偏墜，所以下口安然奏功，如響之應聲耳。

或疑參、蓍大多，不可驟補，不妨竟為減少，不知二味略輕，則升、柴無力，譬如繩索細小，欲升重物於百尺之上難矣。或用參而不用蓍，或用蓍而不用參，則必至功力減半，然猶有盡去之者也。

倘又以升、柴提氣，或疑清氣不升，濁陰之騰上者，此必左手寸口之脈大於右手寸口之脈者是也。可以借言，苟或不然，殺人無算，必是此人創說也。

余最惡此輩似是而非，為吾道之鄉原，須宜辭而避之也。東垣一生學問神而明之，千古之下，一人而已。

或問曰：古稱補中益氣湯為萬世無窮之利，其義云

何？曰：此發前人之所未發也，繼仲景、河間而立，其意深遠也。世人一見發熱，便以為外感風、寒、暑、濕、燥、火之邪，若不發散，邪從何解？又不見用風、寒、暑、濕、燥、火而施治，何乃通用九味羌活湯、敗毒散、十神湯之類甚多，涼膈散、白虎湯胡亂雜投，因而夭枉致斃者多矣。冤哉！

東垣先生深痛其害，創立此方。經曰：邪之所湊，其氣必虛。世間內傷者多，外感者兼而有之。縱有外邪，亦是乘虛而入，但補其中、益其氣而邪自退，聽不必攻邪。補正氣，邪自無所容。若以攻邪為主，虛者愈虛，而危亡隨其後矣。倘有外感而內傷不甚者，即於本方中酌加對證之藥，而外邪自退，所謂仁義之師，無敵於天下也。

至於飲食失節，勞役過度，胃中陽氣自虛下陷於陰中而發熱者，此陽虛自病，誤作外感而發散之，益虛其虛矣，為害豈淺鮮哉！又有一種內傷真陰而發熱者，與內傷陽氣相似，此當補真陰，非四物湯之謂，又非坎離丸之類，詳見先天要論中，而斟酌於六味、八味。有火者用六味，無火者用八味。

夫心肺在上，肝腎在下，脾胃居中州，為四臟之主氣者。中焦無形之氣，所以蒸腐水穀，升降出入，乃先天之氣又為脾胃之主，後天脾土非得先天之氣不行。是方蓋為此氣因勞而下陷於腎肝，清氣不升，濁氣不降，故用升麻使由右腋而上，柴胡使由左腋而上，非借人參、黃蓍之功，則升、柴無力，是方所以補益後天中之先天也。

或問曰：「余見先生動輒以先天、後天立論，余見之《易》中先天、後天之圖，乾南、坤北、離東、坎西等卦

方位，於醫道甚無所合，而先生屢言之不已，其義云何？」曰：「怪乎子之問也。予所謂先天者，指一點無形之火氣也；後天者，指有形之體，自臟腑及血肉皮膚，與夫涕泣津液皆是也。既曰先天，此時尚未有天，何有乾南、坤北八卦對待之圖乎？」

或又曰：「然則此圖伏羲何為而設也？」余曰：「此非先天之圖，乃中天八卦之圖，天位乎上，地位乎下，日出乎東，水源於西，風雨在天上，山雷在地下，人與萬物位乎中，余常見邵子排列如此，是為中天八卦。其當今所用者，止一文王後天圖，出乎震，齊乎巽，相見乎離，致役乎坤，悅言乎兌，戰乎乾，勞乎坎，成言乎艮，以春秋晝夜十二時相配，因以定陰陽，決死生，推之而天文、地理、卜筮、星相，無一不以此圖為則。至於先天無形可見，即《易》中帝出乎震之帝，神也者，妙萬物而為言者之神是也。帝與神，即於予先天要論中所稱真君、真主，本係無形，不得已而強立此名，以為主宰先天之體，以為流行後天之用。而東垣先生獨會其宗，立補中益氣湯中用柴胡、升麻者，正以升發先天之氣於脾土之中，真萬世無窮之利，余所為諄諄言也。」

蓋人身以脾為主，人皆知之，而先天隱於無形者，置而不論，余故既立先天要論矣。復於後天論中，發明東垣《脾胃論》，亦用先天無形者為主。讀東垣《脾胃論》者，讀至人生受水穀之氣以生，所謂清氣、營氣、衛氣、元氣、穀氣、春升之氣，皆謂氣之別名，則可見矣。

飲食入胃，猶水穀在釜中，非火不能熟。脾能化食，全借少陽相火之無形者在下焦蒸腐，始能運化也。若用寒

183

涼之藥，飲食亦不運化矣。

蓋脾胃中之火，土中之火，納音所謂丙丁之火，爐中火也。蓋養爐中火者，必頻頻加炭，宜以熱灰溫養其火而火氣自存，一經寒水，便成死灰，將以何者蒸腐水穀，以何者接引燈燭？舉目皆地獄光景，可不畏哉？故經曰：勞者溫之，損者溫之。正取溫養之義也。

東垣曰：岐伯曰，有所勞倦，形氣衰少，穀氣不盛，上焦不行，下脘不通，而胃氣熱，熱氣薰胸中，故內熱。《舉痛論》云：勞則氣耗，勞則喘且汗出，內外皆越，故氣耗。夫喜怒不節，起居不時，有所勞傷，皆損其氣。氣衰則火旺，火旺則乘其脾土，脾主四肢，故困熱，無氣以動，懶於言語，動作喘乏，表熱自汗，心煩不安。當病之時，宜安心靜坐，以養其氣，以甘寒瀉其熱火，以酸味收其散氣，以甘溫補其中氣，經曰：勞者溫之是也。

《金匱要略》云：平人脈大為勞，脈極虛亦為勞。夫勞之為病，其脈浮大，手足煩熱；春夏劇，秋冬瘥。以黃蓍建中湯治之。方用人參、黃蓍、白芍、甘草、肉桂、大棗、飴糖。此方亦溫之之義也。

夫胃氣為水穀之海也。飲食入胃，游溢精氣，上輸於脾，脾氣散精，上輸於肺，通調水道，下輸膀胱，水精四布，五經並行。合於四時五臟陰陽，揆度以為常也。若飲食失節，寒溫不適，脾胃乃傷；喜怒憂恐，耗損元氣。脾胃氣衰，元氣不足，而火獨盛。火者陰火也，起於下焦，元氣之賊也。壯火食氣，少火生氣，火與元氣不兩立，一勝則一負。

脾胃氣虛則下流腎肝，名曰重強，陰火得以乘其土

位，故脾證始得則氣高而喘，身熱而煩，其脈洪大而頭痛，或渴不止，其皮膚不任風寒而生寒熱。蓋脾胃之氣下流，使穀氣不得升浮，是春生之令不行，則無陽以護其營衛，遂不任風寒而生寒熱。此皆脾胃之氣不足所致也。

然與外感風寒，證雖同而實則異，內傷脾胃，乃傷其氣；外感風寒，乃傷其形。傷其外則有餘，有餘者瀉之；傷其內則不足，不足者補之。汗之、吐之、下之、克之之類，皆瀉也；溫之、和之、調之、養之之類，皆補也。果是內傷不足之病，苟誤認作外感有餘之證而反瀉之，則虛其虛也。

實實虛虛之禍，如此死者，皆醫殺之耳。然則奈何？惟當用辛熱甘溫之劑，補其中而升其陽則癒矣。經曰：勞者溫之，損者溫之。又曰：甘溫能除大熱。大忌苦寒之劑損其脾胃。故東垣先生立補中益氣湯主之。

夫因飢飽、勞役損傷脾胃，或專因飲食不調，或專因勞力過度，或勞力之後加之飢飽，或飢飽之後加之勞力，皆為內傷。脾胃一虛，肺氣先絕，故用黃蓍以益皮毛而閉腠理，不令自汗損其元氣；上喘氣短，人參以補之；心火乘脾，須炙草之甘以瀉大熱，而補脾胃中之元氣。

若脾胃急痛並大虛，腹中急縮者，宜多用之，經曰：急者緩之。白朮苦甘溫，除胃中熱，利腰臍間血；胃中清氣在下，必加升麻、柴胡以引之，引黃蓍、甘草甘溫之氣味上升，能補衛氣之解散，而實其表也，又緩帶脈之縮急。二味皆苦平，味之薄者，陰中之陽，引胃中清氣升於陽道，及諸經生發之氣以滋春氣之和也；氣亂於胸中，為清濁相干，用去白陳皮以理之，清升而濁自降矣；胃氣

虛，不能升浮，為陰火傷其生發之氣，營血大虧，榮氣不營，陰火熾起，日漸熬煎，氣血日減，心主血，減則心無所養，致使心亂而煩，故用當歸以和之。如煩猶未止，加服地黃丸以補腎水，水旺而心火自降。

以手捫之而肌表熱者，表證也，只服補中益氣湯一二劑，得微汗而已，非止發汗，乃陰陽氣和，自然汗出也。

補中益氣湯加減法：

如精神短少，備加人參及五味子。

如頭痛，加蔓荊子。

如頭痛有痰沉重，乃足太陰痰厥頭痛證也，加半夏、天麻。

如腹中痛者，加酒芍藥。

惡寒痛者，加附、桂。

如惡熱喜寒，熱痛者，更加黃連。

如腹中痛，惡寒而脈弦者，是木來剋土也，小建中湯主之。

如脈沉細腹痛，以理中湯主之。乾薑味熱，於土中瀉水以為主也。

如臍下痛者，加乾極熟地黃。不已，乃大寒也，更加桂、附。

凡小腹痛，多屬腎氣奔豚，惟桂能瀉奔豚，故加之。

如脅痛或脅下縮急，俱加柴胡、白芍以舒肝木。

如體重肢節痛，或腹脹，自利，脈來濡緩者，濕勝也，加蒼朮、厚朴主之。

如風濕相搏，一身盡痛，加羌活、防風、藁本，別作一服，病去切勿再服，以諸風藥損人元氣也。

如冬月惡寒，發熱無汗，脈浮而緊，本方中酌加麻黃、桂枝。如用麻黃五分，參、著各用二錢。

如冬月惡風，發熱有汗，脈浮而緩，加桂枝、芍藥。

傷寒必惡寒，傷風必惡風，傷食必惡食。烈火不能熱，重綿不能溫者，傷寒也；內傷者，得就暖處著綿溫火，便不惡寒矣。內傷飲食，口不知味，不思飲食；傷寒者，雖不能食，未嘗不知味也；勞力內傷者，身體沉重，四肢睏倦，百節煩疼，心滿氣短，懶於語言；若傷寒者，太陽則頭痛，少陽則脅痛，陽明則目痛，不若內傷之倦怠嗜臥也。傷寒發熱，拂拂如羽毛之熱，熱則在肌表皮毛；內傷者，肌體壯熱，捫之烙手。

右手氣口脈大於左手人迎三部，其氣脈急大而數，時一代而濇，濇是肺之本脈；代是氣不相接，乃脾胃不足之脈；大是洪大，洪大而數，乃心脈刑肺；急是弦急，乃肝木挾心火刑肺金也。其右關脈屬脾，此五脈獨大而數，數中時顯一代，此不甚勞役，是飲食不時，寒溫失所，胃脈損弱，隱而不見，亦惟內顯脾脈，乃是如此。若外感，則人迎脈大於氣口也。

東垣先生以手捫熱有三法，以輕手捫之則熱，重按之則不熱，是熱在皮毛血脈也；重按筋骨之間則熱蒸手，輕捫之則不熱，是熱在骨髓也；輕手捫之不熱，重手按之亦不熱，不輕不重，按之而熱者，是在筋骨之上、皮毛血肉之下，乃熱在肌肉。肌肉間熱，正內傷勞倦之熱也。若餘於內熱真陰者，以手捫熱亦有二，捫之烙手，骨中如炙者，腎中之真陰虛也；捫之烙手，按之筋骨之下反覺寒者，腎中之真陽虛也。

面赤者，陰盛於下，逼陽於上也；口渴者，腎水乾枯，引水自救也。若吐痰多如清水者，腎水泛上為痰，口必不渴也；咯痰如沫者，水拂為痰，陰火熬煎，口必渴也。腰脊痛者，腎肝虛也。足心如烙者，湧泉涸竭者也。膝以下冷者，命門衰絕，上氣必喘也。尺脈數者，陰火旺也；尺脈數而無力，或欲絕者，真陽衰也。骨痛如折者，腎主骨，骨衰乘火也。此陽虛、陰虛之辨，而陰虛之中，又有真陽、真陰之不同，其治法詳於先天要論中。

或問曰：丹溪云：東南之人，陽氣易以升，不可服補中益氣湯。當今江以南之人，果盡不當服乎？

曰：此東南指人之臟腑而言也。蓋東方屬肝，南方屬心，肝與心有火者不可服，恐木火愈旺也。若黃帝起四方之問，岐伯有四治之能，此東南西北方，指地位也。既不可服東南二方之劑，其人上盛者必下虛，其腎氣大虛矣，急須填補北方先天之元氣為要。總而言之，先天、後天不得截然兩分。上焦元氣不足者，下陷於腎中也，當取之至陰之下；下焦真陰不足者，飛越於上部也，焉可不引而歸原耶？是以補中益氣湯與腎氣丸並用，朝服補陽，暮服補陰，互相培養，但先後輕重之分，明者參之，難於盡述。

或問曰：腎氣丸中以地黃為君，恐其泥膈，或於脾胃有妨礙乎？

曰：腎氣丸中，儘是腎經的藥，並無一味脾胃藥雜於其中，徑入腎經，焉能泥膈？凡用藥需要分得陰陽水火清淨，如朝廷有六部，一部有一部之事，一部有一部用事之人，今欲輸納錢糧，而可與天朝用事之神同議乎？

曰：若如所言，正予謂腎經水部不可與脾經戶部相雜

之謂耳。

曰：余所謂不雜者，謂腎水藥中不可雜脾土藥，脾胃藥中不可雜腎經藥。如四君子湯，脾經藥也，雜地黃其中，則泥膈矣；八味地黃，腎經藥也，加人參則雜矣。若論腎與脾胃，水土原是一氣，人但知土之為地，而不知土亦水也。自天一生水，而水之凝成處始為土，土之堅者為石，此後天卦位，坎之後，繼之艮。蓋艮為土，為山，艮土者，先天之土，水中之土也。土無定位，隨母所生，隨母而補，故欲補太陰脾土，先補腎中少陽相火。若水穀在釜中，非釜底有火，則蒸不熟。補腎者，補腎中之火也，須用八味地黃丸補坎水，桂、附以補水中之火生艮土。醫不達此而曰健脾，非探本之術。蓋土之本，初原是水，世謂補腎莫如補脾，余謂補脾莫如補腎也。

薛立齋曰：大凡瘧症服青皮飲、草果飲不應，當以補中益氣湯倍柴胡，加半夏、生薑，養正攻邪而瘧自除。或以補中益氣湯加半夏、人參、煨薑，此不截之截也，一服即癒。

神應瘧疾丸：

白砒礵（淨末）一兩，綠豆子（連皮乾磨細粉）四兩。用絲羅篩勻，米糊為丸，如綠豆子大，水飛明雄為衣，瓷壇收固，經久不壞。

此方余昔在武昌游黃鶴樓遇一羽士秘授，治擺子，不論男、婦、老、幼、寒、熱、虛、實，於臨發日，先一時以冷水吞下。壯盛者五丸，老弱小兒只可三丸。一服截住，否，下日臨發再服。酌量用之，神應無窮。飲食須扇涼吃，若誤吞熱物，必至大吐，擺子仍然截住，但恐有虧

脾胃。余獲此方三十餘年，刻帖遍送，丸子每年計以斗數，三江、閩、廣、雲、貴等，用極神效。

伏望醫士仁人，見此方者，抄錄遍傳，修製濟人，所費無多，陰功甚大。

✤ 傷飲食脾胃論

《黃帝內經·陰陽應象論》云「水穀之寒熱，感則害人六腑」，是飲食之傷，傷於寒熱也。古人治法，分上、中、下三等而治之，在乎上者因而越之，瓜蒂散吐之，不若燒淡鹽湯探吐法更神；在乎中者消化，神麴、麥芽、山楂、三棱；在下者，硝黃、巴豆、牽牛、甘遂下之。傷熱物者，以寒藥治之；傷寒物者，以熱藥治之。隨其所傷而施治之，庶乎其可也。

今之方家，以平胃散出入增減，似乎克伐，余見不若枳朮丸為善。夫枳朮丸乃潔古老人所製，方用枳實一兩、白朮二兩，補藥倍於消藥，先補而後消，以荷葉裹飯燒熟，和二味為丸。蓋取荷葉色青，得震卦之體，有震仰盂之象，中空而清氣上升。燒飯為丸，以助穀氣。謂潔古枳朮丸一方，啟東垣先生末年之悟，製補中益氣湯自此始也。但潔古枳朮丸，專為傷食者設，世人多以此丸補脾胃者，非也。吾憂枳實有掀牆倒壁之功，而人之腸胃既已有傷，如牆壁之不固矣，其能經幾番摧挫乎？

至若神麴、麥芽、山楂三味，舉世所當用者，余獨屏棄之不用。蓋山楂能化肉積，婁豬肉老，煮不脆者，入一撮同煮，皮肉盡爛。又產婦兒枕作痛，用山楂二十粒，砂

齊氏醫話醫案集

糖水煎一碗服之，兒枕立化。其破血破氣可知，豈可輕用？

又世之釀酒者，以米與水貯瓦缸中，必借麴糵而成，前之藥味，猶麴糵也。但脾胃在人身，非瓦缸比，脾胃強健，自有化食之能，食有所停積，脾弱不能轉運，乃不能消化而成傷食病也。今只補其虛，助其弱，自能食而化矣，何必肆用克伐，貽害於人。余痛念此弊，因申言之。

凡太平丸、保和丸、肥兒丸之類，其名雖美，其藥實霸，乃以美名賜之，欺人耳目，遺害蒼生，可勝悼哉！故智者咸知東垣先生為治脾胃之聖手，補中益氣、調中益氣二方因人增減。真知其寒涼物傷也，本方中加薑桂；熱物傷也，加黃連；肉傷也，加山楂數粒；酒食傷也，加葛花一味。隨證調理，此東垣之法，方士之繩墨也。然以寒治熱而熱不去，以熱治寒而寒不除，其奈之何？《經》曰：寒之不寒，是無水也；熱之不熱，是無火也。壯水之主，益火之原，此則東垣所未及也。

又有食填太陰，名曰食厥者，上部有脈，下部無脈，不急治則死，即以陰陽水燒淡鹽湯探吐之，即癒。如有食積，腸腹絞痛者，手不可按，不得下，審知其為寒積，必用巴豆感應丸；審知其為熱積，必用大承氣湯急下之。否則死生立判，慎之慎之。

余於脾胃分別陰陽、水火而調之。如不思飲食，此陽明胃土受病，須補少陰心火，歸脾湯補心火，以生胃土者也；如能食而不化，此屬太陰脾土受病，須補少陽相火，八味丸補相火，以生脾土者也。無非欲人培補一點先天之火氣，以補土之母耳。

191

若理中湯用乾薑，所以制土中之水也；建中湯用芍藥，所以制土中之木也；黃耆湯所以益土之子，使不食母之食也；六味丸所以壯水之主也；八味丸所以益火之原也。土無定位，寄旺於四時，能代天以成化，故四臟中兼用之。總以補土為主，不用克伐。脾氣下陷，補中益氣湯；肝木乘脾，左金丸；鬱怒傷脾，歸脾湯；脾虛不能攝痰，六君子湯；脾腎兩虛，四君、四神；陰火乘脾，六味地黃丸；命門火衰，不生脾土，八味地黃丸；先天之氣足，而後天之氣不足，補中益氣湯為主。

或問曰：正當胸膈飽悶之時，數日粒米不下，陳皮、枳殼、木香、烏藥，日夜吞嚥，尚且不通，復可補乎？

曰：此正因初先不知補益，擅用發散，克伐太過，虛痞之病也。《內經》曰：下焦虛乏，中焦痞滿，欲治其虛，則中滿愈甚；欲消其痞，則下焦愈乏。庸醫值此，難以措手，疏啟其中，峻補於下，少用則邪壅於上，多用則峻補於下，所謂塞因塞用者也。善治者，能以人參一兩，或七八錢，少加綠升麻一錢，大劑一服即癒。此《內經》之妙用，不可不知也。

張仲景曰：余有一方，治痞塊腹痛，手不可按者，甚神。方用：

治痞塊腹痛方：

枳實一兩（麩炒），白朮二兩（土炒），馬通（炒焦）八錢。水煎服。

馬通即馬糞也，最能定痛，又不傷氣，又能逐邪化物，藥櫥中最宜早備，不然倉促間不可即得此物，陳年愈久者佳。今之與枳實同用，則積塊自消，又加以白朮大健

脾氣，則馬通與枳實各施其驅蕩之功。愚屢用之，其效捷於桴鼓。

【治驗】曾治親友太學譚庭才，拔貢知縣譚瀛公三子也，患腹痛俱急，命在須臾，來寓求治。余曰：此絞腸痧也。

急用乾馬糞炒黑存性一兩，乾黃壁土塊少許搗碎微炒，入黃酒（無黃酒，淡水酒亦可）一品碗煎好，布濾去渣，乘熱服之，少頃即睡，醒來病去如失，蓋馬通治腹痛如神。用黃土者，因馬通行之迅速，得土性而稍緩，且黃土與脾土同氣相求，同性相親，引之於痛處，使馬通易於奏功也。況又用黃酒佐之，則無微不達，非吐則瀉。《內經》曰：痛則不通，通則不痛。此雷公法也，愚常用之，活人多矣，故錄此以告救世君子。

❖ 中風論

東垣曰：有中風者，卒然昏憒，不省人事，痰涎壅盛，語言蹇澀等症，此非外來風邪，乃本氣自病也。凡人年逾四旬，或憂喜憤怒傷其氣者，多有此證，壯盛之時無有也。若肥盛者則間而有之，亦是形盛氣衰而如此耳。

觀東垣之論，當以氣虛為主，縱有風邪，亦是乘虛而襲，經曰：邪之所湊，其氣必虛是也。當此之時，豈尋常藥餌能通達於上下哉？急以三生飲：生南星五錢，生川烏、生附子各二錢五分，木香一錢，和人參一兩煎服即蘇。夫三生飲，乃行經活痰之劑，斬關奪旗之將，每服必用人參兩許，駕驅其邪而補助真氣，否則不惟無益，適以

取敗。觀先哲用耆附湯、參附湯，其義可見矣。

若遺尿、手撒、口開、鼾睡為不治也，然用前藥多有得生者，又不可不知。

劉河間曰：所謂中風癱瘓者，非為肝木之風實甚而卒中之，亦非外中於風。良由將息失宜，心火暴甚，腎水虛衰，不能制之，則陰虛陽實而熱氣怫鬱，心神昏冒，筋骨不用，而猝倒無知也。亦有因喜、怒、思、悲、恐五志有所過極皆卒中者。夫五志過極皆為熱甚，俗云風者，言末而忘其本也。

觀劉氏之論，則以風為末，而以火為本。世之遵劉氏者，專為劉氏主火之說所拘泥，殊不知火之有餘，水之不足也，劉氏原以補腎為本，觀其地黃飲子之方，可見劉氏之意，亦屬推本尋原，而以真陰之虛為重也。

地黃飲子：

乾熟地，巴戟天，山萸肉，製附子，肉蓯蓉，五味子，白茯苓，石菖蒲，遠志肉，紫油桂，麥門冬，薄荷葉，金釵石斛，大紅棗，生薑。水煎服。

注云：舌瘖不能言，足廢不能行，此謂少陰氣厥不至，急當溫之，名曰痱證。但陰虛有二，有陰中之水虛，有陰中之火虛。火虛者，專以河間地黃飲子為主；水虛者，又當以六味地黃湯、丸為主。果是水虛，辛熱之藥與夫參、耆之品，俱不可加入。臨證者，明辨以晰之功，不可少也。

河間、東垣專治本而不治風，可為至當不易之論，學者必須以陰虛、陽虛為主。自後世醫書歧出，而使後學猶豫狐疑。丹溪曰：有氣虛，有血虛，有濕痰。左手脈不足

及左邊半身不遂者，以四物湯補血之劑為主，而加以竹瀝、薑汁；右手脈不足及右邊半身不遂者，以四君子湯補氣之劑，而佐以竹瀝、薑汁。如氣血兩虛者，且又挾痰，以八物湯為主，而加南星、半夏、竹瀝、薑汁之類。

丹溪之論，平正通達，宜世之人咸宗之。但持此法以治中風而多不效，或少延而久必斃，何也？蓋治氣、血、痰之標，而不知治氣、血、痰之本也。

夫人之有四肢也，如木之有枝幹也，人之氣血營養於四體也，猶木之漿水灌溉於枝葉也。木有枝葉，木有本根，人之氣血，豈無根本乎？人有半身不遂，而遷延不死者，如木之根本未甚枯，而一邊之枝幹先萎耳。人有形容肥壯，忽然倒仆而即斃者，如木之根本已絕，其枝葉雖榮，《易》曰：枯楊生華，何可久也？忽遇大風而摧折矣。觀此則根本之論明矣。

然所謂氣血之根本者何？蓋火為陽氣之根，水為陰氣之根，而火與水之總根，兩腎間動氣是也。此五臟六腑之本，十二經之源，呼吸之門，三焦之根，又曰守邪之神。經曰：根於中者，命曰神機，神去則機息；根於外者，名曰氣立，氣止則化絕。今人縱情嗜慾，以致腎氣虛衰，根先絕矣。一或內傷勞役，或六淫七情，少有所觸，皆能卒中，此陰虛陽暴絕也。

須以參附湯大劑峻補其陽，繼以六味地黃丸、十補丸之類填實真陰。又有心火暴甚，腎水虛衰，兼之五志過極，以至心神昏悶，猝倒無知，其手足牽掣，口眼喎斜，乃水不能營筋急而縱也。俗云風者，乃風淫末疾之假象，風自火出也，須以河間地黃飲子峻補其陰，繼以麥門冬、

五味子之類滋其化源，此根陽根陰之至論也。

　　若夫所謂痰者，凡人之將死，必有痰，何獨中風為然？要知痰者水也，從何處來乎？其原蓋出於腎。張仲景曰：氣虛痰泛，以腎氣丸補而逐之。觀此，凡治中風者，即以前法治其根本，則痰不治而自去矣。若初時痰涎壅盛，湯藥不入，少用稀涎散之類，使喉咽疏通，能進湯液即止。若必欲盡攻其痰，頃刻立斃。戒之哉！戒之哉！

　　乾坤生氣云：凡人有手足漸覺不遂，或臂膊，或髀股、指節麻木不仁，或口眼喎斜，語言蹇澀，或胸膈迷悶，吐痰相續，或六脈弦，續而虛軟無力，雖未至於倒仆，其中風暈厥之候可指日而決矣，須預防之。

　　愚謂預防之理，當節飲食，戒七情，遠房事，此至要也。如欲服餌，須察其脈證之虛實，如兩尺虛衰者，以六味丸、八味丸切補肝腎；如寸關虛弱者，以六君子湯、十全大補湯之類急補脾肺才有補益。若以搜風順氣及清氣化痰等藥，適足以招風取中也，不可不知。

　　【治驗】曾治凌秀才之母，年五十，已生九男二女，氣血衰憊。一日外出，飲食過傷，途遇風雨，食填太陰，倒暈床褥，水漿不入已四日矣。舉家議以必無生理，三子促騎而請，予因家有要事，辭以不果。其七子廩生弼祖，在館攻書，聞之來寓，長跪而請，予念救母心誠，扶起允之登輿，頃刻而至。視之衣棺俱備，靜候死耳。

　　其夫亦府庠，引予入室。見其手撒口開，診之寸關如絲，兩尺全無。乃謂其夫曰：經云上部有脈，下部無脈，其人當吐，不吐者死。

　　令其子燒淡鹽湯三品碗，入童便一碗攪勻，扶起病

人，三飲而三吐之，果吐出宿食痰涎碗許而人事稍蘇。乃與六君子湯加薑、朮、白蔻一劑，是夜即服稀粥一碗，明早乃起床矣。又用歸脾湯數十劑，兼服六味地黃丸而安。

▲又治傅福興，年三十，形體魁梧。因酒色過度，忽一日至街仆地，口眼喎斜，語言蹇澀，不省人事，痰涎上湧，右手足不活，腰俯不伸，四肢不動，乃弟迎診。按之六脈沉伏，惟肝脈洪數，面色青而兼黑。

予曰：此腎水枯竭也。乃與大劑補中益氣湯，加酒炒黃柏三分，以滋化源，瀉陰中之伏火；酒炒紅花三分，以入血分而養心血。連進二劑，人事稍蘇，痰涎漸少，語言頗覺爽利，行動亦覺自如。仍用前湯去黃柏、紅花，合六味地黃湯，大劑煎飲，十劑而諸證悉退。單服補中益氣湯，又兼服龜鹿地黃丸而元氣大復。

▲曾治原配周氏，年四十，勤儉過甚，氣血久枯。忽一日早，頭暈仆地，人事不省，痰涎滿口，手撒鼾睡，氣息如絲。按之六脈浮遲，乍有乍無。吾料其不可為也，勉強與三生飲，濃煎灌之；外以神應散吹鼻，得嚏而蘇。乃以六君子湯兼六味地黃丸服之，一載無功，交春而歿。可見氣血虛甚者，即治之得法，亦竟不能保其長年。

▲曾治宋豪士令正，年二十七，性稟端淑。忽一早將飯，自去空室，以腰帶結喉，微笑而不語，若痴呆狀。其家以為染邪，巫師以為邪制，桃符棘矢，御之不應。乃叔肇堂曰：「此必病耳，盍請醫診之？」急延予視。

予曰：「喉中有雞聲，乃風痰塞喉。」即以神應散吹鼻取嚏，吐痰而蘇。其人仍然鬱鬱，予思其家富饒，姑亦賢良，因何而思自縊，又不死於金、死於水、死於火，而

必欲死於木？木者肝也，肝藏魂，肝血不足而外邪深入，肝木被鬱而人不知也。乃與逍遙散吞左金丸，平肝開鬱，一劑而效。繼服六君子湯加黃蓍，八劑而癒。

後余見《松峰說疫》書中載有扣頸瘟一案，其所論證，皆與愚見符合，可見理無二致。古人已先得，我心之所同然耳。今之男婦，多有無因而竟以一繩自縊於一木者，其枉死良多也。後學知此，或可為救生廣一法門。

神應散方：

明雄（水飛），枯礬（煅研），藜蘆（生用），牙皂（炙黃）。等分為末，瓷瓶收貯。每用豆大一粒，吹入鼻內，取嚏吐痰神效。

治時氣纏喉，水藥不下，牙關緊閉，不省人事等症。愚以此方活人甚多，修合之，佩以濟人，德莫大焉。

❖ 中暑傷暑論

中暑者，面垢自汗，口燥悶倒，昏不知人，背冷，手足微冷，或吐或瀉，或喘或滿是也。當是時，切勿便與冷水，或臥冷地。如行路暍死者（暍音謁，傷暑也），即置日中，曬地上，以小便淋熱土上，取熱土填患者臍眼，急以二氣丹同蘇合香丸，湯調灌下。如無二氣，搗大蒜水灌之亦可。蓋中傷暑毒，外陽內陰，治暑藥多用暖劑，如大順散之用薑、桂，枇杷葉散之用丁香。獨蒜亦辛熱之物，蓋蒜氣臭烈，亦通諸竅之靈藥也。

東垣先生分陰陽動靜而治之。靜而得之者為陰證，或水閣深堂，過處涼室，以傷其外；或沉李浮瓜，過食生

冷，以傷其內，所謂因暑而傷暑也。其病必頭痛，惡寒，肢節逆冷而心煩，肌膚大熱無汗，腹痛吐瀉，為幽室、冷物之陰寒所遏，周身陽氣不得伸越，以大順散主之。

動而得之者為陽證，或行人，或農夫，於日中勞役得之，為熱傷元氣。其病必苦頭疼，發燥惡熱，捫之肌膚大熱，且大渴引飲，汗大洩，齒燥，無氣以動，乃為傷暑，蒼朮白虎湯主之。

若人元氣不足，前藥不應，惟清暑益氣湯或補中益氣湯為當。

大抵夏月，陽氣浮於外，陰氣伏於內，若人飲食勞倦，內傷中氣，或酷暑勞役，外傷陽氣者多患之。法當調補元氣為主而佐以解暑。若陰寒之證，用大順散，桂、附大辛熱之藥。此《內經》捨時從證之良法也，業醫者不可不知。

今人患暑證猝歿，而手足指甲及肢體青黯者，此皆不究其因，不溫其內，而泛用香薷飲之所誤也。夫香薷飲乃散陽氣、導真陰之藥也，須審果有是證而服之，斯為對證。今世人於平時恐患此病，而先服之以預防，適足以招暑取病也，若其人元氣素虛，或房勞過度而服之者，為禍尤深。必欲預防，惟孫真人生脈散為夏月最宜。

暑乃六氣中之一，即天上火也，惟此火可以寒水折之，非比爐中火與龍雷火也。凡傷暑腹痛與吐瀉交作者，一味清涼，井花水加青蒿汁飲之立癒，暑毒從小便中瀉矣，名曰臭靈丹。

暑喜傷心，心屬南方，火從其類也，小腸為心之腑，利心清暑毒使由從小腸出，故青蒿、香薷為要。

有因傷暑，遂極飲冷水，或醫家過投冷寒苦涼之劑，致吐利不止，外熱內寒，煩躁多渴，甚欲裸體，狀如傷寒，此陰盛格寒。宜用辛溫藥，香薷飲中加附子，浸冷與服。

又有因冒暑吐極胃虛，百藥不入，粒米不下，入口即吐，病甚危篤。急用人參一錢，黃連五分（薑汁炒焦），糯米一勺，水二鍾，熬一小盞，候冷，用茶匙徐徐潤下，少頃再入一匙，得入數時，不吐，盡一小盞，便可頻投藥食矣。

暑證與熱證相似，但熱病脈盛，暑病脈虛，斯為辨耳，臨證慎之。

二氣丹：

硝石、硫黃各等分。為末，瓦上火炒，令黃色，再研極細，糯米糊丸，如梧子大。每服四十丸。治伏暑傷冷，二氣交錯，中脘痞結，或吐或瀉。

大順散：

甘草三兩，乾薑、杏仁、肉桂各四兩。

製法：先將甘草炒黃，次入乾薑同炒，令薑裂，又次入杏仁同炒，以杏仁不作聲為度，取起同桂一處搗為末，入絲羅篩細。每服二錢，水一鍾，煎七分，溫服。如煩躁，井花水調服，不拘時刻。

香薷散：

香薷八兩，扁豆（炒）四兩，厚朴（薑汁炒）二兩，黃連（薑汁炒）二兩（咀片）。共為細末。每服三錢，水一鍾，入酒少許，水煎七分，溫服。

治伏暑引飲，口燥咽乾，或吐或瀉，並皆治之。

清暑益氣湯：

北箭蓍，綠升麻，白貢朮，官揀參，廣陳皮，炙甘草，老蒼朮，吳神麴，廣青皮，麥門冬，五味子，當歸身，黃柏皮，光澤瀉，甜葛根。

《內經》曰：陽氣者，衛外而為固也。熱則氣洩。今暑邪侵衛，故身熱自汗。以黃蓍甘溫，補之為君；人參、陳皮、當歸、甘草微溫，補中益氣為臣；蒼朮、白朮、澤瀉，滲利而除濕；升麻、葛根甘苦平，善解肌熱，又以風勝濕；熱則濕不消而作痞，故以炒麴辛甘，青皮辛溫，消食快氣；腎惡燥，急食辛以潤之，故以黃柏苦寒，借其氣味，瀉熱補水；虛者滋其化源，故以麥冬、五味酸甘微寒，救天暑之傷庚金為佐。此病由飲食勞倦，傷其元氣，乘天暑而發也。元氣不虛，暑邪何自而入哉？

【治驗】曾治一書生附余館，患嘔吐瀉痢，煩躁搐搦，咽乾引飲，醫者誤作驚風治之，病漸昏沉。延予視之，曰：「此子因脾虛氣弱，乃傷熱暑也。」遂與人參一錢，麥冬三錢，五味子十三粒（搗碎），酒炒黃連八分，甘草四分，煎一劑，冷服，少頃即睡，醒來病去如失。

▲曾治一富翁張某，感冒盛暑，壯熱大汗，煩渴惡熱，暈眩倒仆，昏睡懶言，其子來寓求診。按其六脈，微細而緩，惟右關弦緊而芤。余曰：「此暑邪侵入陽明之裏，故壯熱大汗；煩渴飲冷，乃為熱越；暈眩不言，熱盛而神昏也。」乃與白虎湯以撤其熱，更加人參二錢、黃蓍五錢、桑葉十三片，以大補其氣而收其汗。果服一劑而熱退汗止，再服生脈散二劑而痊癒矣。

▲曾治汪三元，暑月吐利，汗出惡寒，腹痛厥逆，喜

手摩按，心中煩熱無狀，時時索飲，飲而即吐。服薑、附不納，心中煩熱加劇。此為伏陰在下，錯雜陽邪在上。予以白通湯，加半夏、吳萸、白朮、茯苓，入人尿、豬膽汁，因有汗，去蔥白。煎服一劑而效，二劑而遂收功焉。

▲又治鄉中一人，暑月忽吐利，發熱，以手觸之則痛甚，其父求診。按之六脈弦細而芤。余曰：「此潯暑也。」乃與益元散合四苓散，煎服一劑，而吐、利、痛、熱退去大半。因其人氣弱，更用補中益氣湯，倍人參、黃耆，加冬麥黃、五味，二劑而安。

❖ 中濕（附：腳氣四案）

有在天之濕，雨、霧、露是也。在天者，本乎氣，故先中表之營衛；有在地之濕，泥、水是也。在地者，本乎形，故先傷肌肉、筋骨、血脈；有飲食之濕，酒、水、乳酪是也。胃為水穀之海，故傷於脾胃；有汗濕之濕，謂汗液出而沾衣濕透，未經解換者是也；有足太陰脾土所化之濕，不從外入者也。

陽盛則火勝，化為濕熱，陰盛則水勝，化為寒濕。其症發熱惡寒，身重自汗，筋骨疼痛，小便秘澀，大便溏瀉，腰痛而不能轉側，跗腫，肉如泥，按之不起。

經曰：因於濕，首如裹。濕氣蒸於上，故頭重。又曰：濕傷筋，故大筋短，小筋弛長，短為拘，弛長為痿。又曰：濕勝則濡瀉，故大便溏瀉。大便瀉，故小便澀。又曰：濕從下受之，故跗腫。又曰：諸濕腫滿，皆屬脾土，故腹脹，肉如泥。濕氣入腎，腎主水，水流濕，各從其

類，以故腰腎痛。

【治法】在上者，羌活勝濕湯微汗之；在下者，五苓散利之。夫脾者，五臟之至陰，其性惡濕，今濕氣內客於脾，故不能腐熟水穀，致清濁不分，水入腸間，虛莫能制，故濡瀉，法當除濕利小便也。

東垣曰：治濕不利小便，非其治也。又曰：在下者，引而竭之。聖人之言，雖布在方策，其不盡者，可以意求耳。夫濕淫從外而入裏，若用淡滲之劑以除之，是降之又降。復益其陰而重竭其陽，則陽氣愈消而精神愈短矣，是陰重強，陽重衰，反助其邪之謂也。宜用升陽風藥乃瘳，以羌活、獨活、升麻、柴胡各一錢，防風、甘草各五分，水煎熱服。

大法云：濕淫所勝，助風以平之。又曰：下者舉之，得陽氣升騰而癒矣。又曰：客者除之，是因曲而為之直也。夫聖人之道，可以類推，舉一而知百也。

有腳氣類傷寒，發熱惡寒，必腳脛間腫痛而不能步履，俱從濕治。《千金方》有陰陽之分，陰腳氣腫而不紅，陽腳氣腫而紅者是也。

有濕熱發黃者，當從鬱治。凡濕熱之物，不鬱者則不黃，禁用茵陳五苓散。誤用之者，百難一生。當用逍遙散，方見鬱論。

凡傷寒必惡寒，傷風必惡風，傷濕必惡雨。如傷濕而兼惡寒而無汗，骨節疼痛者，宜：

甘草附子湯：

炙甘草一錢，大附子錢半，白貢朮三錢，上桂枝四錢。水煎服。

《金匱》防己湯：

黃蓍四錢，防己、白朮各三錢，炙草錢半，紅棗三枚，生薑引。水煎服。

此方主實表以勝濕也。治傷濕身重，陽微中風，汗出而惡風者。

羌活勝濕湯：

羌活、獨活、 本、炙草、防風、川芎各一錢，蔓荊三分。

通治濕證。如身重，腰痛沉沉然，此經中有寒也，於方內酌加防己（酒炒）一錢、附片八分。

防己飲：

防己，蒼朮，白朮，黃柏（酒炒），生地，川芎，檳榔，木通，甘草。水煎，磨犀角汁，沖服。

當歸拈痛湯：

當歸，羌活，白朮，蒼朮，豬苓，澤瀉，茵陳，人參，苦參，防風，葛根，黃芩，知母，升麻，甘草。水煎，空心服。

羌活導痰湯：

羌活，獨活，當歸，防風，大黃，枳實。水煎服。

【治驗】曾治庠生劉某，因入闈遇雨，一身濕透，出場疾作，足上至腿腫痛異常，憎寒壯熱，次早兩腳不能履地，乃兄來寓求治。

余曰：「此腳氣證也，因受濕熱搏激而作氣痛也。」乃與防己飲一劑而熱減半，其痛微止。又與當歸拈痛湯一劑而病去若失，行動如常。二方見前。

▲又治唐辛元，因移新宅，患腳氣證，初發寒熱，一

身盡痛，肢節腫脹，便尿滯隔，其父求治。余診之而知其內氣大虛，乃寒與濕熱之所襲也。先與羌活導痰湯而寒熱不作，又與當歸拈痛湯而腫痛盡消，繼服補中益氣湯倍著、朮以實表，加蒼朮以驅濕，數劑而安。

　　▲昔余在楚北，從吾師遊黃鶴樓中，見一紈綺富翁開軒敞扉，乘風納涼，忽兩腿發熱，不能履地。有知醫者在旁驚曰：「此腿癰也，非高明外科不可。」吾師視之曰：「非癰也，是因風濕相搏所致。」乃與補中益氣湯加羌活、防風各一錢，服一劑，靜坐半午，病去如失，登車而去。

　　余在楚歸船上受濕，忽右睪丸腫如雞卵，發熱疼痛，以濕熱藥治之不應。余意必是因感寒濕在睪丸中，即煎六味地黃湯料，加柴胡、羌活、吳萸、肉桂各一錢，獨活五分，一服而熱退，再服而腫消。愚於邇來，常以此法治偏墜者，甚神。錄之以告同志。

❖ 氣虛中滿論

　　養葵趙氏曰：氣虛中滿，與鼓脹、水腫無異。病後水腫，後方善矣。請明言之。氣虛中滿者，腎中之火氣虛也，中空似鼓，而非實滿也，大約皆脾腎兩虛所致。王海藏曰：夫水氣者，乃胃土衰不能制水，水逆而上行，傳入於肺，肺主皮毛，故令人腫。

　　世醫惟知瀉水，不知補土是治腫之上上絕妙法也。先賢治腫之法，以脾氣為主，須用補中益氣湯或六君子湯溫補其化源，俾脾土旺則能散精於肺，通調水道，下輸膀

胱，水精四布，五經並行矣。如此治法，初服似覺不快，過時藥力得行，大有調理矣，兼服金匱腎氣丸。

《宣明五氣》論下焦溢為水，以水注之所，氣窒而不洩，則溢而為水腫也。經曰：三焦病者，氣滿，小腹尤堅，不得小便，溢則水流而為脹。惟仲景製立此方，補而不滯，通而不洩，誠治腫之神方。

國朝立齋薛氏屢用此法，無不奏功，先生醫按內中載之甚詳，予依其法而親試之甚效，故敢詳著之焉，世有患此證者，當不河漢余言也。

金匱腎氣丸（方藏玉函金匱中，故名）：

白茯苓三兩，大附子五錢，川膝根、肉桂心、車前仁、光澤瀉、山茱萸、懷山藥、粉丹皮各一兩，熟地黃四兩。

中滿之證，原於腎中之火氣虛，不能行水。此方八味為主，以補腎中之火，則三焦有所稟命，浩然之氣塞乎天地，腎水不虛而能行水矣。內有附、桂辛熱之品，熱則流通，又火能生土，土實能制水矣。又加牛膝、車前最為切當，車前子利小便而不走真氣，與茯苓同功，強陰益精，令人有子；牛膝治老人失尿，補中續絕，壯陽益精，病人虛損加而用之。方見

《金匱要略》，如此治百不失一之法也。若用《內經》去菀陳莝、開鬼門、潔淨府之法治，與夫舟車丸、禹功散等類，必察知其真是水濕之氣客於中焦，侵於皮膚，如水晶光亮，手按隨起者，一服方退。至於久病大病，或傷寒、痢、瘧後，女人產後，小兒痘後及元氣素弱者，偶誤用之，則禍不旋踵矣，慎之慎之。

❖ 喘脹

喘與脹，二證相因，必皆小便不利。喘則必生脹，脹則必生喘。但要識得標本先後，先喘而後脹者主於肺，先脹而後喘者主於脾。何則？肺經司降，外主皮毛，肺朝百脈，通調水道，下輸膀胱。又曰：膀胱為州都之官，津液藏焉，氣化則能出矣。小便之行，由於肺氣之下降而輸化也。若肺氣受邪而上喘，則失下行之令，故小便漸短，以致皮膚必生脹滿之疾。此則喘為本，而脹為標，治當清金降火為主，而行水次之。

脾土惡濕，外主肌肉，土能剋水，若脾土受傷，不能制水，則水濕妄行，浸漬肌肉，水邪上溢，則邪反侵肺，氣不得降而生喘矣。此則脹為本，而喘為標，治當實脾行水為主，而清金次之。苟肺證而用燥脾之藥，則金得燥而喘愈加；脾病而用清金之劑，則脾得寒而脹愈甚矣。舉世治二證，但知實脾行水，而不分別脾、肺二經，愚故為發明其說。

按：前證者，肺中伏熱，不能生水，而喘自渴者，用黃芩清肺飲以治肺，用五苓散以清小便；若脾肺虛弱，不能通調水道者，宜用補中益氣湯以培元氣，用六味地黃丸以補腎水；若膏粱厚味，脾肺積熱而喘者，宜清胃散以治胃，用滋腎丸以利小便；若心火剋肺金而不能生腎水者，用人參平肺散以治肺，用滋腎丸以滋小便；若腎陰虧敗，虛火灼肺而小便不生者，用六味地黃丸以補腎水，補中益氣湯以培脾土；若脾土虛弱，不能相制而喘者，用補中益氣湯以培元氣，六味地黃丸以滋腎水；若肝木剋脾土，不

能相制而喘者，用六君子湯加升麻以培元氣，六味地黃丸以補腎水；若脾肺虛寒，不能通調水道而脹者，宜用加減金匱腎氣丸補脾肺，生腎水；若脾胃虛寒而脹者，用八味地黃丸壯水之主，益火之源，以補脾肺；若因酒色過度，三陰虧敗而致脹喘痰壅，二便不調，大小便道相牽作痛者，用金匱腎氣丸為妙。

【治驗】曾治一富翁，內傷飲食，起居失宜，大便乾結，常服潤腸等丸。後胸腹不利，飲食不甘，口乾體倦，發熱吐痰，服二陳、黃連之類，其證益甚，小便滴瀝，大便泄瀉，腹脹少食。又用五苓、瞿麥，小便不通，體重喘嗽。愚用補中益氣湯兼服金匱腎氣丸，不浹旬而癒。

▲曾治一儒學，失於調養，飲食難化，胸膈不利，醫家用行氣消導，咳嗽喘促；又用化痰行氣，肚腹漸脹；又用行氣分利，睡臥不安，兩足浮腫，小便不利，大便不實。肺、腎兩部脈浮大，按之微細，兩寸皆短。朝與補中益氣湯加乾薑、附子，夕與金匱腎氣丸加骨脂、肉果，各服數劑，諸證漸退。再與八味地黃丸，兩月乃能步履。又用六味丸，兼服補中益氣湯而康。

✧ 氣血兩虛辨

氣虛補氣用四君子湯，血虛補血用四物湯，虛甚者加熟附子。蓋四君、四物皆和平寬緩之劑，須當得附子健悍之性行之方能成功，然未易輕用，在暑月之病斟酌可也。

【治驗】曾治一人，時五月病熱，醫用平調血氣兼清熱和解之劑，服之不應，其熱愈甚，舌上焦黑，膈間有

火，漱水不咽。診其脈，兩手皆虛微而右手微甚。六七日內譫語撮空，循衣捫床，惡證俱見。予用四物湯加陳皮、黃耆、白朮、人參、麥冬、知母、熟附子，服之良久，汗出而熱退。次日復熱，再服前藥而退。又次日又熱，予知其虛極也，遂連進十服，皆加附子而安。

▲又治一人，亦夏月病熱，口渴唇乾，譫語。診其脈細而遲。予與之四君子湯加當歸、白芍、黃耆、附子，令進一服，其熱愈甚，狂言亂走。旁觀者曰：附子之誤也。複診其脈如舊，仍增附子，進一大劑，服之汗出而熱退，其脈如常。

按：前證治法，真所謂捨時從證，捨證從脈，卓有定見者也。

▲又治一男子，發熱煩渴，頭痛，誤行發汗，喘急腹痛，自汗譫語。用十全大補湯加附子，服之熟睡，喚而不醒，至覺證退，再劑而安。

▲又治黃武進士，飲食勞倦，發熱惡寒，誤用發表，神思昏憒，胸發赤斑，脈洪數而無力。

余曰：「此內傷元氣，非外邪也，宜急用溫補之劑，或可得生。」其兄曰：「明明斑見，敢用溫補為耶？」不聽余言，重投消斑化斑而歿矣。冤哉！

✦ 消 渴

上消者，舌上赤裂，大渴飲水。《氣厥論》云：此乃心移熱於肺，傳於膈消者是也，以人參白虎湯治之；中消者，善食而瘦，自汗，大便硬，小便數。叔和云：口乾飲

水，多食，肌膚瘦，成消中者是也，以調胃承氣湯治之；下消者，引飲煩躁，耳輪焦乾，小便如膏。叔和云：焦煩水易虧，此腎消也，腎氣丸治之。古人治三消之法，詳別如此。

余又有說，人之水火得其平，氣血得其養，何消之有？其間攝養失宜，水火偏勝，津液枯槁，以致龍雷之火上炎，熬煎既久，腸胃合消，五臟乾燥，令人四肢瘦削，精神倦怠。則治消之法，無分上、中、下，先以治腎為急也。六味、八味加減行之，隨證而服，降其心火，滋其腎水，而渴自止矣。白虎、承氣等方，皆非法也。

《總錄》謂不能食而渴者，未傳中滿；能食而渴者，必發背癰、腦疽。設不知分辨能食、不能食，概以寒涼瀉火之藥而施治之，則內熱未除，中寒復生，能不末傳鼓脹耶？惟七味白朮散、人參生脈散之類，恣意多飲，復以八味地黃丸滋其化源。如發癰疽而渴者，或黑或紫，火極似水之象，乃腎水已竭，不治，惟峻補其陰，亦或可救也。

或問曰：「人有服地黃湯而渴仍不止者，何也？」

答曰：「此方士拘於繩墨，而不能更變其道也。蓋心肺位近，宜小制其服；肝腎位遠，宜大制其服。如高消、中消可以前丸緩而治之。若下消已極，大渴大燥，須加減八味丸半料，內肉桂一兩，水煎六七碗，恣意冰冷飲之，熟睡而渴病如失矣。」處方之要，在乎人之通其變，神而明之可也。

或又問曰：「下消無水，用六味地黃丸可以滋少陰之腎水矣，又加肉桂、附子者何也？」

答曰：「蓋因命門火衰，不能蒸腐水穀，水穀之氣不

能上潤乎肺，譬如釜底無薪，鍋蓋乾燥，故渴。至於肺，亦無所稟，不能四布水精，並行五經，其所飲之水未經火化，直入膀胱，正所謂飲一升，尿一升，飲一斗，尿一斗。試嘗其味甘而不鹹可知矣。故用附、桂之辛熱以壯其少火，灶底加薪，枯籠蒸潤，槁禾得雨，生意維新。惟明者知之，昧者鮮不以為迂也。」

昔漢武帝病消渴，張仲景為立此方，藥只八味，故名八味地黃丸，誠良方也，可與天地同壽，至聖玄關，今猶可想。瘡疽將痊，及痊後口渴甚者，舌黃堅硬者，及未患先渴，或心煩口燥，小便頻數，或白濁陰痿，飲食少思，肌膚消瘦，及腿腫腳瘦，口舌生瘡。已上諸症，均宜服之，無不神效。

【治驗】曾治一貴人，患疽疾未安而渴大作，一日飲水數升。愚進以加減八味地黃湯，諸醫大笑曰：「此藥若能止渴，我輩當不復業醫矣。」皆用紫蘇、木瓜、烏梅、人參、茯苓、百藥煎生津之藥止之而渴愈甚。數劑之後，茫無功效，不得已而用予方，連服三日而渴止，因相信。久服，不特渴疾不作，氣血亦壯，飲食加倍，強健勝於壯年。

蓋用此藥，非予自執，鄙見實有本原，薛氏家藏書中，屢用奏捷，久服輕身，令人皮膚光澤，耳目聰明，故詳著之。使有渴疾者能聆余言，專志服餌，取效甚神，庶無為庸醫所惑，亦善廣前人之功。

方內五味子最為得力，獨能補腎水、降心氣。其肉桂一味不可廢，若去肉桂則服之不應。

▲曾治一男子，患前證，余以前丸方治之，彼則謂肉

桂性熱，乃私易以知母、黃柏等藥，遂口渴不止，發背疽而殂。彼蓋不知肉桂為腎經藥也，前證乃腎經虛火炎上無制為患，故用肉桂導引諸藥以補之，引虛火歸原，故效也。

有一等病渴，惟欲飲冷，但飲水不過二三口即厭棄，少頃復渴，其飲水亦如前，第不若消渴者之飲水無厭也。此證乃是中氣虛寒，寒水泛上，逼其浮游之火於咽喉口舌之間，故上焦一段，欲得水救，若到中焦，以水見水，正其惡也。

【治法】如面紅煩躁者，乃煎理中湯送八味丸，二三服而癒。若用他藥，必無生理。

又有一等病渴，急欲飲水，但欲下不安，少頃即吐出，片刻復欲飲水，至於藥食，毫不能下。此是陰盛格陽，腎經傷寒之證也。予反覆思之，用仲景之白通加童便、膽汁，熱藥冷探之法，一服少解，二服全瘳。其在男子間有之，女子恆多有此證。陶節庵先生名回陽返本湯。

❖ 頭 痛

久頭痛病，略感風寒便發，夏日須棉帕包裹者，此屬鬱熱，本熱而標寒。世醫不識，率用辛溫解散之藥，暫可得效。誤認為寒，殊不知其本有鬱熱，毛竅常疏，故風寒易入，外寒束具，內熱閉逆而為頭痛。辛熱之藥，雖開通閉逆，散其標之寒邪，然以熱濟熱，病本益深，惡寒愈甚矣。惟當瀉火涼血為主，而佐以辛溫解表之劑，則其病可癒而根可除也。

愚按：前證多主於痰，痛甚者，乃風毒上攻。有氣虛者，有血虛者，有諸經氣滯者，有因氣外傷，有勞役所傷，有可吐者，有可下者，當分辨寒、熱、虛、實兼變化而施治之。若夫偏正頭風，久而不瘥，乃內挾痰涎，風火鬱遏經絡，氣血湧滯，甚則目昏緊小，二便秘澀，宜砭出其血，以開鬱解表。

【治驗】余治一人，遇怒則少陽兩側頭痛。先用小柴胡湯加茯苓、山梔，二服而效。繼用六味地黃丸壯水之主，以鎮陽光，而再不發。

▲又治譚侍御，每頭痛必吐清水，不拘冬夏，吃薑便止。余曰：此中氣虛寒。用六君子湯加當歸、蓍、朮、木香、炮薑而安。

又治商姓者，遇勞則頭痛。余曰：脾陰下陷，陽虛不能上升。遂與補中益氣湯加蔓荊子而痊。

◈ 耳 證

耳鳴證，或鳴甚如蟬，或左或右，或時閉塞，世醫多作腎虛治，不效。殊不知此是痰火上升，鬱於耳中而為鳴，鬱甚則壅閉矣。若遇此證，細審其平日飲酒、厚味，上焦素有痰火，只作清痰降火治之。

大抵此證，多因先有痰火在上，又感惱怒而得。怒則氣上，少陽之火客於耳也。若腎虛而鳴者，其鳴不甚，其人必多色慾，當見在勞怯等證。

愚按：前證若血虛有火，用四物湯加山梔、柴胡；若中氣虛弱，用補中益氣湯；若氣血虛，用八珍湯加柴胡；

若怒便聾而或鳴者，屬肝膽氣實，用小柴胡加川芎、當歸、山梔；若虛，用八珍湯加山梔；陽氣虛甚，用補中益氣湯加柴胡、山梔；午後甚者，陰血虛也，四物湯加白朮、茯苓；若腎虛火動，或痰甚作渴者，必用六味地黃丸以補腎水。經曰：頭痛耳鳴，九竅不通，腸胃之所生，脾胃一虛，耳目九竅皆為之病。

【治驗】曾治少宰李蒲汀，耳如蟬鳴，服四物湯，耳鳴益甚。余曰：此足三陰虛極也，食前服補中益氣湯，更服六味地黃丸而癒。

▲又治大司馬，因怒耳鳴，吐痰作嘔，默默不欲食，寒熱脅痛。余用小柴胡湯合四物加陳皮、山梔、茯神服之而愈。

❖ 眼 目

眼赤腫痛，古方用藥，外內不同。在內湯散，用苦寒辛涼之藥以瀉其火；在外點洗，則用辛熱辛涼之藥以散其邪。故點藥莫要於冰片，而冰片性大辛熱，以其性熱，因借其力，以拔出火邪而散其熱氣，經曰：火從火化，此義是也。古方用燒酒洗眼，或用白乾薑末，或生薑汁點眼，皆同此意。

蓋赤眼是火邪上炎，直攻於目，故內治用苦寒之藥是治其本，如釜底之去薪也。然火邪既客於目，從內出外，若外用寒涼以阻逆之，則鬱火內收，不得散矣。故點眼用辛熱，而洗眼用熱湯，是火鬱則發，因而散之，從治之法也。世人不知冰片為劫藥，而誤認為寒性，常用點眼，遂

致積熱入目而昏暗瘴翳。故曰：眼不點不瞎者，此之謂也。又不知外治忌寒涼，而妄將冷水、冷物、冷藥挹洗，故昏瞎者多矣。

按：前證若體倦少食，視物昏花，或勞役益甚，脾胃虛弱者，用補中益氣湯；若眵多緊澀，赤脈貫珠，或臟腑秘結者，用芍藥清肝丸；若赤翳布白，畏熱羞明，或痛如針刺者，上焦風熱也，用黃連飲子；若久坐生花畏日，遠視如霧者，神氣傷也，用神效黃蓍湯。凡午前甚而作痛者，東垣助陽活血湯；凡午後甚而作痛者，黃連天花粉丸；午後甚而不痛者，益陰地黃丸。能近視而不能遠視者，八味地黃丸；能遠視而不能近視者，定志丸、六味地黃丸。

東垣曰：五臟六腑之精氣皆稟受於脾土，上貫於目。脾者，諸陰之首也。目者，血脈之宗也。故脾虛則五臟之精氣難周運乎目，故多不明。心者，君火也，主人之神，宜靜而安，相火代行其令。相火，包絡也，主百脈皆榮於目，既勞役運動，勢乃妄行。又曰：形氣所並而損血脈，故目中諸病生焉。世醫治目，不知理脾健胃及養血安神，治標不治本，是不明正理，乃庸工也。若概用辛涼苦寒之劑，損傷真氣，促成內障之證矣。

▲曾醫張給事，患目赤不明。醫用祛風散熱藥，反畏明重聽，脈大而虛，此因勞心過度，飲食失節。余以補中益氣湯加茯神、棗仁、遠志、山萸、山藥、五味頓瘥。又因勞役復甚，與十全大補湯漸癒。仍用補中益氣湯，兼服六味丸料，加四製枸杞、菊花為丸，服之目明如舊。

余讀岐伯曰：目赤而痛，腫如含桃，淚出不止，痠痛

多眵，火眼是也。其眵多、淚多、紅腫而痛，如針刺不可忍，方用柴胡、梔子、白蒺藜各三錢，半夏、甘草各一錢，水煎服。此方神妙不測，全在直散肝膽之鬱火，火散而熱自退，不攻之勝於攻，不下之勝於下也。輕者一劑獲效，重者四劑立癒。余得此方數十年，用之如桴鼓相應，願同志寶之以廣其傳，德莫大焉。

【治驗】曾治門人梁世傑，及門肄業，未十日而兩目紅腫，羞明怕日，痛不可忍。余因外回，見左目烏珠，暴出一團，狀若藍豆二顆。門人呼號曰：「吾年二十，行止未虧，無故患此惡證，有何顏面偷生也。」余慰之曰：「無傷也，天師有方，治此等證，神驗之至。」乃與前方四劑而腫痛頓消，暴出之物化為烏有。又與六味地黃丸料加柴胡、白芍、白菊各三錢，五味子一錢，四劑而安。又服六味地黃丸而久不發。

▲曾治程監生，患目痛而澀，紅赤無淚，自謂知醫，一味清熱發散，反羞光怕日，來寓求治。余曰：「尊目乃火衰水虧，肝木無養，虛火上炎，若用清熱發散則誤矣。」令服逍遙散吞左金丸二劑以舒肝木，乃與大劑地黃湯加柴、芍，四劑而安。

張仲景曰：火眼初起，我有一方最神，只須一劑，可以化為烏有。方用柴胡、白芍、梔子各三錢，茯苓、半夏、羌活各一錢，方名先解湯。未發之先服之更妙，家有患此證，不為所染。蓋鬱火既散，外邪無自入矣。此亦與前方同功，余故並錄之。

▲曾治方人賢，其家巨富，為人孝友，已單傳三代矣。惜幼覅喪，本實先拔，艱於子嗣，已成虛勞，屢醫不

效。形體尫羸，雙目昏暗，羞光怕日，陽事不舉，來寓求治。診畢謂曰：「經曰：男子寸強而尺弱，女子寸弱而尺強。今貴脈尺強寸弱，陰陽相反矣，宜補中益氣湯加白菊、茯苓以滋化源，繼服四神丸加鹿茸壯水明目，填補精血，多服自效。觀子行止端方，語言溫柔，且肯方便廣施，自必蔇斯衍慶。」彼曰：「先生妙論，弟幸重聞，敢不惟命是聽？賤軀如癒，奕祀感德矣。」

四神丸方：

枸杞五斤（去蒂，分四製，一分黑芝麻同炒，去芝麻；一分小茴同炒，去小茴；一分川椒去籽同炒，去川椒；一分獨炒。麻、茴、椒各五兩），茯苓、白菊各十二兩，熟地（極乾）一斤，嫩血茸八兩。為末蜜丸。

此方孫真人在龍宮得來，大補虛損，明目廣嗣，不可傳與匪人。人賢服至二載而康，連生三子一女。慧獲此方三十餘年，屢用屢效，活人多矣。膽洩真人之秘，敢以告之同志，以廣其傳焉。

❖ 口瘡

口瘡，上焦實熱，中焦虛寒，下焦陰火，各經傳變所致，當分辨陰陽、虛實、寒熱而治之。若發熱作渴飲冷，實熱也，輕則用補中益氣湯，重則六君子湯；飲食少思，大便不實，中氣虛也，用人參理中湯；口晡熱，內熱不時而熱，血虛也，用八物湯加丹皮、五味子、麥冬；發熱作渴，唾痰，小便頻數，腎水虛也，用八味地黃丸；若日晡發熱，或從小腹起，陰虛也，用四物、參、朮、五味子、

麥冬，不應，用加減八味地黃丸。

若熱來復去，晝見夜伏，夜見晝伏，不時而動，或無定處，或從腳起，乃無根之火也，亦用前方八味丸及十全大補湯加麥、味，更以生附子末，唾津調抹湧泉穴。若概用寒涼，損傷生氣，為害非輕。

或問虛寒何以能生口瘡，而用附子理中耶？蓋因胃虛谷少，所勝者腎水之氣逆而承之，反為寒中，脾胃虛衰之火被迫炎上，作為口瘡。經曰：歲金不及，炎火乃行，復則寒雨暴至，陰厥乃格，陽反上行，民病口瘡是也。故用參、朮、甘草補其土，薑、附散其寒，則火得所助，接引而退矣。

按《聖濟總錄》有元臟虛冷，上攻口瘡者，用巴戟、白芷、高良薑末，豬腰煨服。又有用丁香、胡椒、松脂、細辛末、蘇木湯調塗舌上。有用當歸、附子，蜜炙含咽。皆治龍火上迫，心肺之陽不得下降，故用此以引火歸原也。

岐伯製方

岐伯曰：口舌生瘡，乃心火鬱熱。舌乃心苗，故病先見。方用：

川黃連三錢，石菖蒲一錢。水煎服，一劑即癒。

此方不奇在黃連，而奇在菖蒲，菖蒲引入心經之藥。黃連亦入心經，然未免肝膽亦入，未若菖蒲之單入心經也。況不雜以各經之品，孤軍深入，又何疑哉？此所以奏功如響也。倘不知用藥神機，又混之以肝脾之藥，雖亦有效，終不能捷如桴鼓。此治心熱之妙法也。

✦ 齒 病

《素問》曰：男子八歲，腎氣實而齒生，二八而真牙生，五八則齒槁，八八而齒去矣；女子亦然，以七為數。蓋腎主骨，齒者骨之標，髓之所養也。凡齒屬腎，上下齦屬陽明，上齦痛，喜寒而惡熱，取足陽明胃；下齦痛，喜熱而惡寒，取手陽明大腸。凡動搖脫而痛，或不痛，或出血，或不出血，全具如欲落之狀者，皆屬腎。經曰：腎熱者，色黑而齒槁。少陰經者，面黑齒長而垢。其蟲疳，齦腫不動，潰爛痛穢者，皆屬陽明。

或諸經錯雜之邪與外因為患，又當分經辨其寒熱虛實而治。腎經虛寒者安腎丸、還少丹，重則八味地黃丸。其冬月時，大寒犯腦連頭痛，齒牙動搖疼痛者，此太陽少陰傷寒也，仲景立麻黃附子細辛湯。凡腎虛之人多有之，如齒牙痛而搖動，肢體倦怠，飲食少思者，脾腎虧損之病，用安腎丸、補中益氣湯兼服。如喜寒惡熱者，乃胃血傷也，宜清胃湯；若惡寒喜熱者，胃氣傷也，又宜補中益氣湯加白芍、茯苓、丹皮、熟地。

凡齒痛，遇勞即發，或午後甚者，或口渴、面黑，或遺精者，皆脾腎虛熱，宜服補中益氣湯送八味丸或十全大補湯。若齒齦腫痛連及腮頰者，此胃經風熱，用犀角升麻湯。若善飲者齒痛，腮頰腫，此胃經熱濕，用清胃湯加葛根，或用解醒湯。

凡小兒行遲、語遲、齒遲、囟門開者，皆先天母氣之腎衰，須以地黃丸加鹿茸為主。行遲者，再加川牛膝根。慧五十年來，屢用屢效。

又常有人齒縫出血者，名曰齒衄。余以六味地黃丸加骨碎補，大劑一服即癒。如不癒者，腎中真陽之火衰也，又宜八味地黃湯去附子，加五味子、骨碎補而獲癒。

❖ 鼻 病

鼻塞不聞香臭，或但遇寒月多塞，或略感風寒便塞，不時傳染者，世俗皆以為肺寒，而用解表通利辛溫之藥不效。殊不知肺經素有火邪，火鬱甚則喜得熱而惡見寒，故遇寒便塞，遇感便發也。

治法宜以清肺降火為主，而佐以通氣之劑。若如常鼻塞不聞香臭者，細審之，作肺熱治，清金瀉火，理氣清痰，或丸藥嗑化，或末藥調服，久之自必有效。余按法治驗者亦多。其平素原無鼻塞舊證，一時偶感風寒而窒塞聲重者，或流清涕者，自作風寒治。

愚按：前證若因飢飽勞役所傷，脾胃發生之氣不能上升，邪害空竅，故不利而不聞香臭，此則宜養脾胃，使陽氣上行，鼻自通矣。

東垣云：膽移熱於腦則為鼻淵，治之以防風湯。蓋由胃氣不和所致者多矣。

【治驗】曾治一男子，房勞兼怒，風府脹悶，兩脅脹痛。余曰：此色慾損腎，怒氣傷肝。用六味地黃丸料加柴、芍、當歸，一劑而安。

▲又治一男子，面白，鼻流清涕，已三年矣，且不聞香臭。余曰：此肺經氣虛，補之，宜用補中益氣加麥冬、山梔。多服而癒。

◈ 咽痛喉痺疿腮聲啞

脈兩寸浮洪而溢者，喉痺也。脈微而伏者，死證也。經曰：一二經中，惟足太陽經下項，余經皆湊於喉嚨。蓋君相二火獨盛，則熱正絡，故痛者數也。余謂一言可了者，火也。嗌乾、嗌痛、喉腫、舌本強，皆君火也。咽痛疾速，是相火所為腫也。夫君火者人火也，相火者龍火也，人火焚木其勢緩，龍火焚木其勢速。

後世各詳其狀，名曰單乳蛾、雙乳蛾、子舌脹、木舌脹、纏喉痺、走馬喉痺，皆因熱氣結於外，其形似乳蛾，一為單，二為雙；比乳蛾差小者名曰喉痺；熱於舌下，復生以小舌子，名曰子舌脹；熱結於舌，舌腫名曰木舌脹，強而不柔和也；熱結於咽喉，腫繞於外，且麻且癢，且腫大者，名曰下喉風；暴發暴死，名曰走馬喉風。故喉痺之證，死生反掌。

其不誤人者，無如砭針出血，血出，即磨紫金錠服之，立已。《易》曰：血去惕出，此之謂也。此慧屢試而屢驗，同志慎宜留意焉。

一論時氣纏喉，漸入喉塞，水穀不下，牙關緊急，不省人事，即以神應散，用豆大一粒吹入鼻內，吐痰神效。方見中風門案尾。

凡治喉痺，用針出血，最為上策，但人畏針，委曲旁求，瞬息喪命。如針過而有針瘡者，宜搗生薑汁，調白開水，時時呷之，則瘡口易癒。肆斯業者，務於此證留心，瓶中開關神效散，不可一時無之。

盆硝、殭蠶（去嘴微炒）、青黛各八分，甘草二分，

蒲黃五分，馬勃三分，麝香、洋片各一分。上各為細末，秤足和勻，瓷瓶收貯。如遇急慢喉痺，咽痛腫塞不通，即用前藥一錢，以新汲水半盞調勻，細細呷咽。果是喉痺，即破出紫血而癒。不是喉痺，亦立即消散。若是諸般舌脹，用藥五分，以指蘸藥，擦在舌上下，咽唾。小兒只用二三分，亦如前法用，並不計時候。

馬勃俗名馬屁包菌，主治諸瘡，敷之甚良。以白蜜揉拌，水調呷咽，治咽痛喉痺神效。

韓文公曰：牛溲、馬勃、敗鼓之皮，俱收並蓄，待用無遺者，醫師之良也，不可不知。

又鱧魚膽擦喉痺、蛾子，立即潰膿出紫惡血而癒。凡物類膽均苦，惟此魚膽味甘。俗名烏魚，又名七星魚。

長沙公曰：少陰客熱咽痛，甘草湯。少陰寒熱相搏，桔梗湯。少陰客寒咽痛，半夏散及湯。少陰病，咽中生瘡，不能言語，聲不出者，苦酒湯。

世醫多知咽痛是火，少知咽痛是寒。經曰：太陽在泉，寒淫所勝，民病咽痛項腫。陳藏先生用附子，去皮臍，炮裂切片，以白蜜塗炙，令蜜入內，嚼咽其津，俟甘味盡去之，換一片再嚼。又有下利清穀，裏寒外熱，脈微欲絕，面赤咽痛，宜通脈湯。蓋因冬月伏寒在腎經，發則咽痛下利，宜用附子湯溫經則癒。

至有司天運氣其年鄉村傳染，若惡寒者多是暴寒所折，寒閉於外，鬱熱於內，切忌膽礬酸寒點喉，反使陽氣不伸；切忌硝黃等寒劑下之，反使陽氣下陷，禍不旋踵。須宜表散，或用甘橘湯，陽毒咽痛升麻湯，陰毒咽痛甘草湯。

《千金方》云：咽痛用諸藥不效者，乃是鼻中生一條紅絲如髮，懸一黑疱，大如櫻珠，垂掛咽門，則口中飲食不入，速選川牛膝根直而獨條者，入好酒醋三五滴同研細，就鼻孔滴二三點入內去，紅絲即斷，疱破立安。

若咽痛日久，潰爛不瘥，此必是楊梅瘡毒，又須以萆薢為主。

趙氏引薛案云：一人年五十，患咽喉腫痛，用針去血，神思雖清，其尺脈洪數無倫，次按之微細若無。余曰：有形而若無，戴陽證也。先宜峻補其陰，今反傷陰血，必死，是夜果歿。舉此一案以為粗工輕用刀針之戒。

纏喉風腫，透達於外，且麻，且癢，且痛，可用謙甫先生雄黃解毒丸：

明雄（水飛）一錢，鬱金一分，巴豆十四粒（**用紙捶浸，務要將油去得盡淨**）。酒醋糊丸，綠豆大，熱茶送下。吐頑痰，立蘇。未吐，再服。

古方用巴豆油浸紙做捻子，點燃吹滅，以煙燻鼻，即時口鼻流涎，牙關自開。用前藥捻末，鼻即瘥。

【治驗】曾治春橋魏表弟，素稟陽虛，牙齦不時腫痛，針出膿血即已。診其脈浮大而空。

余曰：此太陰脾肺二經氣虛，兼足太陽膀胱經虛熱所致。遂與人參理中湯加山萸、山藥，煎服而瘥。

▲曾治曾大有，色慾過度，患痰喘喉痺，其聲如鼾，痰吼如鋸。延予視之，曰：此肺氣將絕之候也。速令熬人參膏，入薑汁、竹瀝，調服而癒。如遇危急之候，恐膏亡時不可即得，速煎獨參湯救之，能見機於早，十人可全七八，次則十人可全四五，遲則不救。

▲曾治縣令曹秉讓，因本實先拔，忽患咽痛喉痺，求余診之。其脈浮大，重取細澀。

余曰：此先天之真陰虛極，真陽飛越，故痰結於喉間，去生已遠。速煎獨參湯，細細呷之，三日乃平。繼以六味丸加麥、味，不兩旬而安。

▲曾治湯時順，患咽喉腫痛，內熱口乾，痰涎上湧。按之尺脈數而無力。余曰：此腎水虧損，相火無制而然。乃與六味丸料加麥冬一兩、北味三錢，盡一日飲之而腫痛消，痰涎少。再以前湯為丸，調理三月而安。

▲又治李時中，色慾過度，忽喉間腫痛，醫治罔效，命在須臾，求余診治。按之兩尺微弱。余曰：足下先天之真陰、真陽虧損，無根之火遊行無制，客於咽喉。遂與八味地黃丸料，煎好冰冷，分六碗，盡一日服完而效。後服丸藥，旬日而安。經曰：上病療下，是此法也。

▲曾治宋飛鳴，患咽喉腫閉，不省人事，痰涎上湧，喘促汗出，肢體痿軟。診之其脈浮大而數。余曰：此飲食勞傷，是無根虛火上促也。乃與補中益氣湯，磨油桂心三錢，沖服而安。

▲又治王文玉，患咽痛，口舌生瘡，勞則愈甚。余曰：此脾肺氣虛，足太陽膀胱經虛熱也。乃與補中益氣湯加元參、酒炒知母、黃柏，稍癒。去知母、黃柏，加山萸、山藥，服之而安。

▲又治張思良，口舌常破，如無皮狀，或咽喉作痛，服涼藥愈痛。以理中湯，令伊常服而不發。

▲曾治俞光裕，患雙蛾。余用鵝翎蘸酒醋攪喉中，去盡痰涎，復以鵝翎探吐之，令伊用力一咯，咯破蛾中紫血

即潰，用玉樞丹磨服而安。

▲又治一人，以此法治之而腫不散。余以小刀刺出紫血，立癒。

▲又治程國用，患咽喉腫痛。余察是上焦風熱，乃與荊防敗毒散，二劑而腫消。繼與六味地黃丸加麥冬，一料而癒。

▲又治蕭大明，患咽喉腫痛，作渴飲冷，大便秘結。按之六脈俱實。乃與防風通聖散，因自汗，去麻黃，加桂枝；因涎嗽，加薑製半夏，重用硝、黃下之而癒。但余歷驗五十年來，虛熱者多，實熱者少，此方不可輕用。

▲又治程二官，患咽腫，不能咽，牙關緊閉。余依古法刺少商穴，血出口開，用膽礬末吹患處，吐痰碗許，即磨玉樞丹服之而安。少商穴在大拇指內側，去爪甲角一韭菜葉許。

▲曾治王文堂，患纏喉腫痛，余以皂角末，酒醋調塗外頸上，乾則再塗，其乳蛾即破而癒，至捷法也。

▲曾治黃五官，患聲啞，余用真蘇子、百藥煎各二兩，杏仁三十粒，大訶子三個，共為極細末，用酒調服而癒。

▲又治吳千佐，失音。余用訶子（去核）、木香各一兩，甘草五錢，水煎，入生地汁一合，再煎數沸，去渣，分六服，日進一料而癒。

▲曾治患咽痛，痰響聲啞。余以蘇薄荷二兩、細茶葉一兩、白硼砂七錢、烏梅肉二十個、川貝去心二錢、兒茶五錢為細末，入洋片三分研勻，煉白蜜為丸，皂角子大，每日嗽化十餘次，一料而痊。

▲又治陳尚文，聲啞。余以甘草、烏梅、桔梗各二錢，水煎，磨台烏三錢，調服而癒。

▲曾治胡元善，患疒腮腫痛。余以防風、荊芥穗、羌活、連翹、牛蒡子、甘草水煎服。外用赤小豆末，酒醋調敷而安。此證防毒氣入喉，即難治矣，慎之。又有一法，用石灰，不拘多少，炒七次，潤地攤七次，酒醋調敷腫處立效。

▲曾治楊孝廉，患疒腮，疙瘩腫痛，余用薄荷三錢、斑蝥（糯米炒去翅足）三分，共為末，每服一分，燒酒調下，立效。服藥後，小便頻數，用益元散而安。余以此治婦人吹乳腫痛，亦一服而安。

《韻府》云：疒字，牙病甚也。宋仁宋患疒腮，道士用赤小豆為末，敷之立癒。

神仙通隘散：

硼砂、兒茶、青黛、寒水石各一錢，蒲黃、牙硝、枯礬、川黃連、黃柏各六分，洋片、朝腦二分。共研極細末，瓷瓶收貯。每用吹鼻立效。

治咽喉腫痛，生瘡，聲啞，危急之甚。並治虛勞聲嘶、咽痛。

又方：烏梅肉一兩，蘇薄荷四兩，白糖四兩，拌白蜜和前藥末為丸，如黃豆大。每用一丸噙化，能利膈生津，清音止渴，妙不可言。

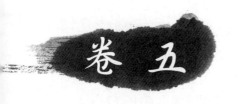

❖ 吐血論

余考諸失血之證，必察五臟之脈為據，心脈沉，主咯血、尿血；肝脈浮，主腸風下血；脾脈數，主嘔吐鮮血；肺脈浮，主吐、衄；腎脈沉，主小便淋瀝有血。診其脈沉小者生，身涼者生；脈大、身熱者死。吐後脈微者可治；吐、衄後，脈復大，熱躁急者，又主死也。

舒馳遠曰：吐血一證，諸家以為火證，又謂肺金受傷，又謂相火爍金，是皆不明其理，而不知所由來也。蓋人生後天水穀精氣所生之血，全借脾胃氣健而為傳佈周流。設脾胃衰弱，不能傳佈，血乃停蓄膈中，然亦不遽動，或因憂患，或因憤激，勞心傷力，皆足以動之。若其人脾胃強健，傳佈如常，血不停蓄，縱使大患卒臨，憤激暴起，與夫極勞其心，傷力之至，終未見吐血也。可見吐血者，必早有停蓄也。或又無所因而血自動者，乃為積滿之故也。又兼有下趨大便而不上逆者，雖皆脾胃氣虛，然胸中之陽猶能宣布，故血不敢犯上而轉下行，是便血與吐衄者同源而異流。治法總以理脾健胃為主。

其有誤傳吐衄是火病，斯言也，貽害天下之蒼生。病者亦自謂是火，是猶飛蛾而撲燈也。

冤哉！彼不知看本氣分辨寒熱虛實。果是火證吐血，桃仁承氣湯；鼻衄，犀角地黃湯，弱者或用河間地黃飲子宜矣。若是虛證，豈不誤矣？凡內傷不足而吐衄者，又宜加味理脾滌飲溫中散逆；脾土虛者，加味補中益氣湯以滋化源，兼攝血歸經；水不足者，壯水之主；真火衰者，益火之原，此則一定而不可易者也。

仲景立法，至詳且盡，惜《雜病論》十六卷起死回生，因祿山兵火，散失無傳，總緣王叔和以偽撰而亂仲景，陰陽乖舛，倒亂六經，後人以訛傳訛，醫風日趨日下，苟非喻嘉言特出手眼，《尚論》三百九十七法，釐定六經，剖析陰陽，金針並度，現身說法，千古冥冥長夜矣。

業醫者，不讀《尚論篇》，不識六經陰陽之理，所以遇病即錯，治吐衄者，百無一生。予常目擊心傷，不揆鹵下，敢將數十年寢食研求，得力於仲景、嘉言者，暢發其意，針貶諸家，啟迪後賢，俾不致貽其誤，以償吾生平之所願也。

夫吐血者，非不可治，醫家不得其傳，不知法主理脾健胃，徒據不通之論，妄與清金保肺，以伐胸中之陽，終以滋陰降火，伐盡脾中之陽，胃陽、腎陽均被耗損，其命全去，雖有善者，無能為也。

憶二十年前，醫友人魏學周吐血，衝激而出，食不下，不能言，其體火旺陰虧，外見舌苔乾而口臭，心煩惡熱，終夜不寐，黑暗之中，目光如電，夫晝明夜晦，天道之常，今當晦而生明，反乎其常矣。然所以然者，真陰素虧，血復暴脫，陽無依附而發越於外，精華並見，故黑夜

齊氏醫話醫案集

生明乃是陽光飛墜，如星隕光流，頃即汩沒，危候也。

藥與大養其陰，以濟其陽。方用地黃、阿膠、知母、貝母、元參、側柏、童便。日服四劑，歷五旬，服藥二百劑而癒。

由今思之，爾時識力尚欠，僅據火旺陰虧一端，殊不知吐血者，皆由脾胃氣虛，不能傳佈，藥中恨未能重用黃蓍、白朮等藥，以治病之源而彌其後患，故病雖癒而根未拔，明年九月厥病驟發，傾囊大吐，血竭而死矣。傷心哉！向日能用理脾健胃於養陰濟陽之中，或者根可除而病不發，予無憾矣。

凡吐血者，必兼咳嗽，以蓄血與留飲皆由脾胃氣虛，故二證每相因，或先咳嗽而後吐血，或先吐血而後咳嗽，又或咳唾而痰血相兼。治法總不外乎理脾健胃。世醫不得其法，不分氣血虛實，胡亂瞎撞，寒熱雜投，以致病者輕而重，重者危矣。

吐血之證，多有喘者，乃為中氣不足，轉運無權，兼之腎氣渙散，胸中之氣不能下達，上逆而為喘。法當重用蓍、朮大補中氣，骨脂、益智收固腎氣，砂仁、半夏醒脾開胃，黑薑溫胃逐瘀，白蔻宣暢胸膈，使中州氣旺，健運有權，腎氣收藏，則胸中之氣肅然下行而喘自止。彼皆不得其傳，謬謂黃蓍、白朮二藥提氣，死不敢用也。

▲曾醫陳子老三之子，年十八，吐血甚多，繼則咳唾，痰血相兼，喘促不能臥，奄奄一息，人將不堪。

予曰：「此證大難，非我所能及。」陳子告曰：「賤弟兄三人，下輩十人皆為吐血，已死其九，僅此弱子尚未冠，敢求先生憐而救之。」

余曰：「非敢推諉，但恐服過清金保肺等藥，曷可救也？」陳子云：「病雖三月，尚未服藥，皆因九子被諸醫所殺，不敢請耳。今聞先生治血神驗，故而相懇。」

　　乃用黃蓍八錢，白朮八錢，半夏、黑薑各二錢，砂仁、白蔻各一錢，煎服。

　　明日陳子來寓言曰：「昨有數位高醫，討藥方一看，均皆縮首吐舌，詫為不祥，謂黃蓍、白朮提氣，是吐血者之大忌，若此重用，則必喘促加劇而立死矣。」

　　答曰：「黃蓍、白朮提氣之說，亦嘗聞之矣，舒先生獨不聞有是說乎？且吾家九子，諸醫皆未用黃蓍、白朮，盡歸於死，今舒先生必有精妙之理，非尋常所能及。吾竟依法與之。今早看來，覺氣稍平。再服數劑，血亦漸止，飲食漸旺。恐其再吐，吐亦不妨，前藥不可歇乎。」服至六十餘劑，兼服六味地黃丸而痊癒。

　　吾見一少年吐血，醫家任用止血諸方而強止之，以為治得其法，殊不知死於此矣。

　　夫吐血一證，皆由脾胃氣虛，不能傳佈，法主理脾健胃，宣暢胸膈，使傳佈如常，血不停蓄，其病自癒。粗工不明此理，希圖暫止，謬以為功，獨不思停蓄之血、敗濁之瘀，豈能復行經絡？況敗濁不去，終為後患，壅塞胸膈，脾胃愈虧，後此新生之血，愈不得疏通，以致積而復動，衝激而出，壅塞咽喉，搐入鼻管，致不得息，其死立至。醫不強止其血，必無搐死之慘。未幾少年果為積血復動，嗆搐而死矣。冤哉！

　　繆仲淳有曰：吐血有三訣，宜行血不宜止血。止血，血不循經絡而氣逆上壅也；行血，血行經絡，不止自止

也。強止之則血凝，血凝則發熱、惡食，病日痼矣。宜補肝不宜伐肝。

肝主藏血，吐血者，肝失其職也。補肝亦未為盡善，養肝和肝則肝氣平而血有所歸。伐肝則肝虛不能藏血，血愈不止矣。宜降氣不宜降火。氣有餘便是火，氣降則火降，火降則氣不上，血隨氣行，無溢出上竅之患。降氣亦未可盡行，惟調之順之。降火則必用寒涼之劑，反傷胃氣，胃氣傷則脾不統血，血愈不得歸經矣，舉世往往偏用寒涼，傷脾作瀉，多致不救。哀哉！

❖ 治吐血精義說

大凡虛勞之人，亡血失精，津液消耗，治之尤難。《內經》云：針藥所莫制者，調以甘藥。《金匱》遵之，而用小建中、黃耆建中二湯急建其中氣，令脾胃強而津液旺，自然精生血充而真陰以足。余曾考仲景治吐血之方，載在《雜病論》十六卷中，專論暴血，恨遭祿山兵火，遂湮沒無傳。自唐迄今，千有餘歲，偽撰雜出，《局方》甚行，世人皆曰吐血是火病，斯言一出，而治之者概用知、柏、歸、地，悶心泥膈，欲治血而反耗血，竟致百不一救，傷哉！其殺運使然也。

國朝喻嘉言先生出，深會其旨，但用稼穡作甘之味，而酸鹹辛苦在所不用，誠得神聖之心傳，為後世振聾覺聵者，善哉嘉言，有功千古。慧殫心數十年，廢寢忘食，博考方書，研究經典，探賾索隱而會通之，提其綱，復挈其領，且咀嚼其義味，真無有過於嘉言先生者。觀其心法，

惟建脾中之陽氣為第一義。

　　健脾中之陽氣，一舉有三善焉：一者脾中之陽氣旺如天晴日朗，而龍雷潛伏也；一者脾中之陽氣旺能宣散胸中窒塞之陰氣，如太空不留纖翳也；一者脾中之陽氣旺而飲食運化精微，復生其已竭之血也。況乎地氣必先蒸土為濕，然後上升為雲，若土燥而不濕，地氣於中隔絕矣，天氣不常清乎？

　　今之方書，妄引久嗽或勞痰中見血之陽證不敢用健脾增咳為例，不思咯血即有咳嗽，不過氣逆上厥之咳，氣下則不咳矣。而吐衄又有陰火、陽火之分。如感六淫之邪氣者，陽火也，則宜以苦寒折之；根於七情之逆氣者乃係陰火。陰火者，龍雷火也，相火也。相火居於命門，寄於肝膽，所以為乙癸同源，故有龍火、雷火之稱。肝屬木，居東配震，震為雷，所以為雷火也；命門居坎北，在兩腎中間，龍火居焉，故曰龍藏海底，動則火騰，所以為龍火也。龍雷二火藏肝腎中，未動不知其為火也，及其一發，暴不可禦，以故載陰血而上溢矣。夫龍雷之性，必陰雲四合，然後遂其升騰之勢，若天晴日朗，則退藏不動矣。凡用寒涼清火之藥者，皆以水制火之常法，若施之於陰火，未有不轉助其虐者也。

　　古方治龍雷之火，每用附、桂引火歸原之法，然施暴血之證可暫不可常。蓋已虧之血不能制其悍，而未動之血恐不可滋之擾耳。救世君子，凡遇斯證，必以崇土為先，土厚則陰濁不升，而血患自息也。究而論之，治龍雷之火全以收藏為主，以秋冬之時則龍潛雷伏也，其治法載在三卷《相火龍雷論》中，反覆參詳，而治吐血之法無餘蘊

矣。故余案曰：治吐血者，不得喻嘉言之傳，不讀《絳雪丹書》，雖皓首窮經，終是下工而已矣。

邇來時勢，醫者、病家一見吐血，認為火證，用藥多以歸、地、芩、連，鮮用參、芪、蓍、朮。又有親朋毫不知醫，交口妄勸，寧用寒涼，勿用熱藥，以致不可救療。自誤者無足惜，誤人者，閻羅王肯輕釋乎？

余謹剖心瀝血相告，且誓之曰：今而後治吐血不遵嘉言、養葵之法而誤人者，死入犁耕地獄，並旁操鄙見與天，妄薦醫而誤人者，均同此罪。

❖ 血 病

客有問於余曰：「失血一證，危急駭人，醫療鮮效，或暴來而頃刻即逝，或暫止而終亦必亡，敢問有一定之方，可獲萬全之利否？」

余曰：「是未可以執一論也，請備言之。凡血證先分陰陽，有陰虛、陽虛，陽虛補陽，陰虛補陰，此真治之法，人所共知。又有真陰、真陽，陽根於陰，陰根於陽，真陽虛者，從陰引陽；真陰虛者，從陽引陰。復有假陰、假陽，似是而非，多以誤人。此真、假二字，曠世之所不講，舉世之所未聞，在雜病不可不知，而在血病為尤甚，汝知之乎？」既分陰陽，又須分三因：

風、寒、暑、濕、燥、火，外因也；過食生冷，好吃炙，飢飽無度，外之因也。

喜、怒、憂、思、恐，內因也；勞心好色，內之因也。

跌撲閃挫，傷重瘀蓄者，不內外因也。

既分三因，而必以吾身之陰陽為主，或陰虛而挾內外因也，或陽虛而挾內外因也。蓋陰陽虛者，在我之正氣虛也；三因者，在外之邪氣有餘也。《內經》曰：邪之所湊，其氣必虛。不治其虛，安問其餘？

客問曰：「吐、衄血者，從下炎上之火也，暑、燥、濕、火，宜有之矣，何得有風寒之證？」

曰：「此六淫之氣俱能傷人，暑熱者十之一二，火燥者半，風寒者半，而火燥之後，卒又歸於虛寒矣。」

《內經》曰：歲火太過，炎暑流行，肺經受邪，民病血溢、血洩。又曰：少陽之復，火氣內發，血溢、血洩，是火氣能使人失血也。又曰：太陽司天，寒淫所勝，血變於中，民病嘔血、血洩、衄衄、善悲。

又云：太陽在泉，寒淫所勝，民病血見，是寒氣使人失血也。又云：太陰在泉，濕淫所勝，民病血見，是濕氣能使人失血也。又云：少陰司天之政，水火寒熱，持於氣交，熱病生於上，冷病生於下，寒熱凌犯，能使人失血者也。太陰司天之政，初之氣，風濕相搏，民病血溢，是風濕相搏血溢也。

又曰：歲金太過，燥氣流行，民病反側咳逆，甚則血溢，何獨火乎？況火有陰火、陽火之不同，日月之火與燈燭之火不同，爐中之火與龍雷之火不同。又有五志過極之火，驚而動血者，火起於肝；憂而動血者，火起於肺；思而動血者，火起於脾；勞而動血者，火起於腎。能明乎火之一字，於血之理則思過半矣。

劉河間先生特以五運六氣暑火立論，故專用寒涼以治

火而後人宗之。不知河間之論，但欲與仲景傷寒對講，各發其所發之旨耳，非通論種種不同之火也；自東垣先生出而論脾胃之火，必須溫養，始禁用寒涼；自丹溪先生出而立陰虛火動之論，亦發前人所未發，可惜大補陰丸、補陰丸二丸中，俱以黃柏、知母為君，而寒涼之弊又盛行矣。嗟乎！丹溪之書不息，岐黃之道不著，余特撰陰陽五行之論，以申明火不可以水滅，藥不可以寒攻也。

六淫中雖俱能病血，其中獨寒氣致病者居多。何也？蓋寒傷營，風傷衛，自然之理。又太陽寒水，少陰腎水，俱易以感寒。一有所感，皮毛先入，肺主皮毛，水冷金寒，肺金先受，血亦水也，故經中之水與血，一得寒氣，皆凝滯而不行，咳嗽帶痰而出。問其人必惡寒，切其脈必緊，視其血中間必有或紫或黑數點者，此皆寒淫之驗也。醫者不察審其證，便以陰虛火動而概用滋陰降火之劑，病日深而死日迫矣。

余嘗用麻黃桂枝湯而癒者數人，皆一服得微汗而癒。蓋汗與血一物也，奪血者無汗，奪汗者無血。余讀《蘭室秘藏》而得此意，因備記以廣其傳。

一貧者，冬天居大室中，臥大熱炕，得吐血，求治於余。余料此病大虛弱而有火熱在內，上氣不足，陽氣外虛，當補表之陽氣，瀉裏之虛熱，是其法也。冬天居大室，衣蓋單薄，是重虛其陽，表有大寒，壅遏裏熱，火邪不得舒伸，故血出於口。憶仲景所著《傷寒論》中一證，太陽傷寒，當以麻黃湯發汗而不與，遂成衄血，卻以麻黃湯立癒。

獨有傷暑吐衄者，可用河間法。必審其證，面垢，口

235

渴喜飲，乾嘔，腹痛或不痛，發熱或不發熱，其脈必虛，大汗出者，黃連解毒湯主之，甚者白虎湯。

《金匱方》云：心氣不足，吐血、衄血者，瀉心湯主之。大黃二兩，黃芩、黃連各一兩，水三升，煮取一升，頓服之。此正所謂手少陰心經之陰氣不足，本經之陽火亢甚，無所輔，肝肺俱受其火而病作，以致陰血妄行而飛越，故用大黃瀉去其亢甚之火，黃芩救肺，黃連救肝，使之和平，則陰血自復而歸經矣。

愚按：暑傷心，心氣既虛，暑氣故承而入之，心主血，故吐衄。心既虛而不能生血，恐不宜過用寒涼以瀉心，須清暑益氣湯中加生地、丹皮，兼犀角地黃治之。蓋暑傷心亦傷氣，其人必無氣以動，脈必虛，宜以參、耆助氣，使氣能攝血，斯無弊也。

客問曰：「既云須分陰陽，則吐衄者陰血受病，以四物湯補血是矣，參、耆補氣奚用之，而復有謂陽虛補陽之說何耶？」

曰：「子正溺於世俗之淺見也。自王節齋製《本草集要》有云，陰虛吐血者，忌用人參，服之則陽愈旺而陰愈消，誤服人參者死。自節齋一言，而世之受病治病者，無問陽虛陰虛而畏參如砒毒矣。冤哉！冤哉！蓋天地間之理，陽統乎陰，血隨乎氣，故治血必先理氣，血脫必先益氣，古人之妙用也。」

凡內傷暴吐血不止，或勞力過度，其血過行，出如湧泉，口鼻皆流，須臾不救即死，急用人參一兩或二兩，為細末，入飛羅面一錢，新汲水調如稀糊，不拘時啜服，或獨參湯亦可。

古方純用補氣，不入血藥，何也？蓋有形之血不能速生，無形之氣所當急固，無形自能生有形也。若有真陰失守，虛陽泛上，亦大吐衄，又須八味地黃湯固其真陰，以引火歸原，不宜用人參，其火既引之而歸矣。人參又所不禁，陰陽不可不辨，而先後之分神而明之，存乎人耳。

凡失血之後大發熱者，名曰血虛發熱。古方立當歸補血湯，用黃耆一兩，當歸六錢。名曰補血湯，而以黃耆為主，陽旺能生陰血也。丹溪於產後發熱，用參、耆、歸、芎、黑薑以佐之。或問曰：「乾薑辛熱，何以用之？」

余曰：「薑味辛，能引血藥入氣分而生新血，神而明之。不明此理，見其大熱，六脈洪大，而誤用發散之劑，或以其象白虎湯證而誤用白虎湯，立見危殆，不可救矣，慎之哉！」

客又曰：「陽能統陰，既聞命矣，傷寒吐血，亦聞命矣。然除傷寒外，或者寒涼之藥，不能不少加一二以殺其火勢，至於辛熱之品以火濟火，恐一入口而直衝不止奈何？寧和平守中，以免怨謗何如？若丹溪產後而用乾薑者，為有惡露凝留，故用之以化其瘀，未必可為典要也。余見先生治血證不惟不用寒涼，而反常用大辛熱之藥，屢以奏功，不已霸乎？」

余曰：「子之言，不讀古書，不究至理，不圖活人之命者也，試撿古人之名言以驗之。」

《金匱方》云：吐血不止，側柏葉湯主之。效如桴鼓，列方於下：

側柏葉（炒黑）、乾薑（炒黑）各二兩，陳艾（揉絨熟）三把（炒），乾馬通（炒黑）一兩。合煮四碗，每溫

服一碗。

凡吐血不已，則氣血皆虛，虛則生寒，是故用柏葉。柏葉生而向西，乃稟兌金之氣而生，金可制肝木，木主升，金主降，取其升降相配，夫婦之道，和則血得以歸藏於肝矣，故用是為君；乾薑性熱，炒黑則止而不走，用補虛寒之血；陳艾性溫，能入內而不炎於上，可使陰陽之氣反歸於裏，以補其寒，用一味為佐；用馬通者，為血生於心，心屬午火，於是用五獸之通，主降火，消停血，引領而行為使。仲景治吐血準繩，可以觸類而長之。

《仁齋直指》云：血遇熱則宣流，故止血多用涼藥。然亦有氣虛挾寒，陰陽不相為守，營氣虛散，血亦錯行，所謂陽虛陰必走耳。外必有虛冷之狀，法當溫中，使血自歸於經絡，可用理中湯加南木香，或用乾薑甘草湯，其效甚速。又有飲食傷胃，或胃虛不能傳化，其氣上逆，亦能吐衄，木香理中湯、甘草乾薑湯。出血諸證，每以胃藥收功。

《曹氏必用方》云：吐血，須煎乾薑、甘草作湯與服，或四物理中湯亦可，如此無不癒者。若服生地、藕節、茅根、竹茹，去生便遠。

《三因方》云：理中湯能止傷胃吐血，以其方最理中脘，分別陰陽，安定氣血。

按：患者果身受寒氣，口受冷物，邪入血分，血得冷而凝，不歸經絡而血妄行者，其血必黑黯，其色必白而夭，其脈必微遲，其身必清涼，斯時不急用薑、桂，而用涼血之劑殆矣。臨證之工，宜詳審焉。

褚氏云：喉有竅，咳血殺人；腸有竅，便血殺人。便

血猶可治，咳血不易醫。飲溲尿，百不一死；服寒涼，百不一生。血雖陰類，運之者其和陽乎？玩和陽二字，褚氏深達陰陽之妙者矣。

王海藏云：胸中積聚之殘火，腹裏積久之太陰。上下隔絕，脈絡部分陰陽不通，用苦熱以定若中，使辛熱以行於外，升以甘溫，降以辛潤，化嚴肅為春溫，變凜冽為和氣，汗而癒也。然餘毒土苴，猶有存者，周身陽和，尚未泰然，心中微燥而思涼飲，因食冷物、服涼劑，陽氣復消，餘陰再作，脈退而小，弦細而遲，激而為吐、衄者有之，心肺受邪也；下而為便血、尿血者有之，腎肝受邪也；三焦出血，色紫不鮮，此重沓寒濕化毒，凝泣水穀道路，浸漬而成。若見血證，不詳本末，便用涼折，變乃生矣。

客又問曰：「吐衄可用辛熱，為扶陽抑陰，始聞命矣，然復有真陽、真陰之說，可得聞乎？」

答曰：「醫家之言陰陽者，氣血盡之矣，豈知火為陽氣之根，水為陰血之根乎？吾所謂水與火者，又非心與腎之謂，人身五行之外，另有一無形之火、無形之水流行於五臟六腑之間，惟其無形，故人莫得而知之。試觀之天，此天地之正氣，而人得以生者，是立命之門謂之元神，無形之氣謂之元氣，無形之水謂之元精，俱寄於兩腎之間，故曰五臟之中，惟腎為真，此真水、真火、真陰、真陽之說也。日為火之精，故氣隨之；月為水之精，故潮隨之。如星家看五行者，必以太陽、太陰為主，然此無形之水火，又有以太極為之主宰，則又微乎微矣。」

客又問曰：「真陰、真陽與血何干乎？」

答曰：「子但知血之為血，而不知血之為水也，人身涕、唾、津、液、痰、汗、便、尿皆水也，獨血之水隨火而行，故其色獨紅。腎中之真水乾則真火炎，血亦隨火而沸騰矣；腎中之真火衰則真水盛，血亦無附而泛上矣。惟水火奠其位，而氣血各順布焉，故以真陰、真陽為要也。」

客問曰：「既是火之為害，正宜以水治之，而先生獨曰火不可以水滅，而反用辛熱何耶？」

答曰：「子但知火之為火，而不知火有不同也，有天上之火，如暑月傷暑之病是也，方可以井水沃之，可以寒涼折之，若爐中之火，得水則滅；在人身即脾胃之火，脾胃之中無火，將以何者蒸腐水穀而分溫四體耶？至於相火者，龍雷之火，水中之火也。龍雷之火得雨而益熾，惟太陽一照而龍雷自息，及秋冬陽氣復藏而雷始收聲，龍歸大海矣，此火不可水滅而用辛熱之義也。當今方書亦知龍雷之火不可以水滅，不可以直折，但其注皆曰黃柏、知母之類是也。若是，依舊是水滅直折矣，誤天下蒼生者，此言也，哀哉！」

客又問曰：「黃柏、知母既所禁用，治之將何如？若與前所論理中溫中無異法，何必分真陰、真陽乎？」

答曰：「溫中者，理中焦也，非下焦也，此係下焦兩腎中先天之真氣與後天心、肺、胃、脾有形之體毫不相干，且乾薑、甘草、當歸俱入不到腎經，惟仲景八味腎氣丸斯為對證。腎中一水一火，熟地黃壯水之主，附、桂二味益火之原，水火既濟之道。蓋陰虛火動者，若腎中寒冷，龍宮無可安之宅穴，不得已而遊行於上，故血亦隨火

而妄行。今用附、桂二味純陽之火加於六味純陰水中，使腎中溫暖，如冬月一陽來復於水土之中，龍雷之火自然歸就於原宅，不用寒涼而火自降，不必止血而血自安矣。若陰中水乾而火炎者，去附、桂而純用六味，以神水配火，血亦自安，亦不必去火。總之，保火為主。此仲景二千餘年之秘，豈後人所能筆削一字哉？」

客又問曰：「假寒假熱之說何如？」

答曰：「此真病之狀，惑者誤以為假也。經曰：少陰司天之政，水火寒熱持於氣交，熱病生於上，冷病生於下，寒熱凌犯而爭於中，民病血溢、血洩。《內經》蓋指人之臟腑而言。少陰司天者，腎經也，凡腎經吐血者，俱是下寒上熱，陰盛於下，逼陽於上之假證。世人不識而為其所誤者，吾獨窺其微而以假寒治之，所謂假對假也。但此證有二，有一等少陰傷寒之證，寒氣自下腎經而感，小腹痛，或不痛，或嘔，或不嘔，面赤，口渴不能飲水，胸中煩躁，此作少陰經外感傷寒看，須用仲景白通湯之法治之，一服即癒，不再作。白通湯用附子一枚、薑（炙黃）三錢，藥煎好，入蔥白四莖，加入人尿、豬膽汁和服。又有一等真陰失守，命門火衰，火不歸原，水盛而逼其浮游之火於上，上焦咳嗽氣喘，惡熱面紅，嘔吐痰涎出血，此係假陽之證，須用八味地黃湯引火歸原。茲二方俱用大熱之藥，倘有方無法，則上焦煩熱正甚，復以熱藥投之，入口即吐矣。須以水探冷，假寒驅之，下咽之後，冷性既除，熱性始發，因而嘔噦皆除，此加人尿、豬膽汁於白通下，以通拒格之寒也。用八味地黃湯亦復如是。倘一服寒涼，頃刻即逝，慎之哉！」

客又問曰：「真假之說，至矣精矣，吾何辨其為假而識之耶？又何以識其為傷寒與腎虛而辨之耶？」

曰：「此未可以易言也，將慾望而知之，是但可以神遇，而不可目遇也；將欲聞而知之，是可以氣聽，而不可心符也；將欲問而知之，可以意會，而不可言傳也；將欲切而知之，得之心而應之手，巧則在人，父不能傳其子也。若必欲言之，姑妄言乎：余辨之舌耳，凡有實熱者，舌苔必燥而焦，甚則黑；假熱者，舌雖有白苔而必滑，口雖渴而不能飲水，飲水不過一二口，甚則少頃亦吐出，面雖赤而色必嬌嫩，身作燥而欲坐臥於泥水中，此為辨也。傷寒者，寒從下受之，女人多有此證，大小便閉，一劑即癒，此暴病也；陰虛者，大小便俱利，吐痰必多，此陰虛火衰之極，不能以一二藥癒，男女俱有之，縱使引得火歸，又須參、耆補陽兼補陰，歲月調理，倘不節慾，終亦必亡而已。余所傳如此，不過糟粕耳，所望於吾子者，得意而忘言，斯得之矣。」

凡治血調理，須按三經用藥，心主血，脾裹血，肝藏血，歸脾湯一方，三經之藥也。遠志、棗仁補肝以生心火，茯神補心以生脾土，參、耆、甘草補脾以固肺氣，木香者先入脾，總欲使血歸脾，故曰歸脾者。有鬱怒傷脾、思慮傷脾者尤宜。火旺者加山梔子、粉丹皮，火衰者加丹皮、肉桂。又有八味丸以培先天之根，治無餘法矣。

薛立齋遇星士張東谷談命時，出中庭，吐血一二口，問之曰：「賤軀久有此證，遇勞即發。」余曰：「此勞傷肺氣，其血必散。」視之果然。遂與補中益氣湯加麥冬、五味、山藥、熟地、茯神、遠志服之而癒。翌早請見，云

服四物、黃連、山梔之類，血益多而倦益甚，得公一劑，吐血頓止，精神如故，何也？答曰：脾統血，肺主氣，此勞傷脾肺，致血妄行，故用前藥健脾固肺之劑，而血自歸其原，效如桴鼓。

一男子咳嗽吐血，熱渴痰盛，盜汗遺精，用六味地黃丸料，加麥冬、五味治之而癒。後因勞怒，忽吐紫血塊，先用花蕊石散化其紫血，又用獨參湯漸癒。後每勞則吐血一二口，脾脈與肺腎脈皆洪數，用歸脾湯、六味地黃丸而癒。

一童子年十四，發熱吐血，余謂宜補中益氣湯以滋化源，不信，用寒涼降火愈甚。始謂余曰：童子未室，何腎虛之有？參、蓍用之奚為？余述丹溪云：腎主閉藏，肝主疏洩，二臟俱有相火，而其繫上屬於心，為物所感則易於動心，動則相火翕然而起，雖不交會，其精已暗耗。又《褚氏精血篇》云：男子精未滿而御女以通其精，則五臟有不滿之處，異日有難狀之疾。遂與補中益氣湯、六味地黃丸而瘥。

愚謂童子之證，須看先天父母之氣，而母氣為尤重。凡驚風、痘疹、腎虛發熱，俱以母氣為主。如母有火者，其子必有火；其母脾虛者，子必多脾病；母火衰者，子必從幼有腎虛證，如齒遲、行遲、語遲、囟門開大、腎疳等證，皆先天不足。從幼填補，亦有可復之天，不必如上所言，方有血證。

客又問曰：「吐血、衄血，同是上炎之火，一出於鼻，一出於口，何也？」

答曰：東垣云：衄血出於肺，從鼻中出也；嘔血出於

胃，吐出成碗成盆也；咯血、唾血出於腎，血如紅縷在痰中、唾中，咳咯而出也；痰涎血者出於脾，涎唾中有少血散浸而出也。東垣論雖如此，然肺不特衄血，亦能咳血、唾血；胃不特嘔血，肝亦嘔血。蓋肺主氣，肝藏血，肝血不藏，亂氣自兩脅中逆而出之。然總之是腎水隨相火炎上之血也。腎主水，水化液為痰、為唾、為血，腎脈上入肺，循喉嚨，挾舌本，其支者從肺出，絡心注胸中，故病則俱病也。但衄血出於經，衄行清道；吐血出於胃，吐行濁道。喉與咽，二管不同也。蓋經者走而不守，走經之血隨氣而行，火氣急，故隨經直犯清道而出於鼻。其不出於鼻者，則為咳咯，從肺竅而出於咽也。胃者守營之血，守而不走，存於胃中，胃氣虛不能攝血，故令人嘔吐，從喉而出於口也。今人一見吐衄，便以犀角地黃湯為必用之藥，然耶？否耶？曰：犀角地黃湯乃是衄血之的方，若陰虛火動吐血與咳咯者，可以借用成功，若陽虛勞力及脾胃虛者，俱不宜用。蓋犀，水獸也，焚犀可分水，亦可通天。鼻衄之血，從任督而至巔頂，入鼻中，惟犀角能下入腎水，水由腎脈而上引，地黃滋陰之品，故為對證。今方書所載，如無犀角以升麻代之，犀角、升麻氣味形性迥不相同，何以代之？答曰：此又有說焉，蓋緣任衝二脈附足陽明胃經之脈亦入鼻中，火鬱於陽明而不得洩，因成衄者，故升麻可代。升麻陽明藥也，非陽明經衄者不可代。衄亦有陰虛火衰者，其血必點滴不成流，須用壯火之劑，不可概用犀角。有傷寒病五六日，但頭汗出，身無汗，際頸而還，小便自利，渴飲水漿，此瘀血證也，宜犀角地黃湯、桃仁承氣湯，看上下虛實，用犀角地黃湯治上，桃仁

承氣湯治中，代抵當湯治下，斟酌用之可也。

有血從齒縫中或牙齦中出，名曰齒衄，亦係陽明、少陰二經之證。蓋腎主骨，齒者骨之標，其齦則屬胃土，又上齒止而不動屬土，下齒動而不止屬水。凡陽明病者，口臭不可近，根肉腐爛，痛不可忍，血出或如湧，而齒不動搖，其人必好飲，或多啖炙煿、肥甘、豢養所致，內服清胃湯，外敷石膏散，甚者服調胃承氣湯，下黑糞而癒。或有胃虛熱者，以補中益氣湯加丹皮、黃連。若得少陰病者，口不臭，但浮動，或脫落出血，縫中出血，或痛，或不痛，此火乘虛而出，服安腎丸而癒。

愚常以水虛有火者六味加骨碎補，無火者用八味加骨碎補一兩，隨手而應；外以雄鼠脊骨散敷之，齒動復固。又有齒痛連腦者，此係少陰傷寒，用麻黃附子細辛湯，不可不知。又有小兒疳證出血，口臭肉爛者，蘆薈丸主之。

有怒氣傷肝而成吐衄者，其人必唇青、面青、脈弦，須用柴胡梔子清肝散。又有鬱氣傷脾者，須用歸脾湯加丹皮、山梔。推而廣之，世人因鬱而致血病者多。凡鬱皆肝病也，木中有火，鬱甚則火不得舒，血不得藏而妄行。但鬱之一字，不但怒為鬱，憂為鬱，怒與憂固其一也。若其人素有陰虛火證，外為風寒暑濕所感，皮毛閉塞即為鬱，鬱則火不得洩，血隨火而妄行，鬱於經絡則從鼻而出，鬱於胃脘則從吐而出。

凡係鬱者，其脈必澀，其人必惡風、惡寒，不知者便以為虛而溫補之，誤矣。須視其面色必滯，必喜嘔，或口苦，或口酸，審果有如是證，必當舒散其鬱為主，木鬱則達之，火鬱則發之是也。

卷五

245

其方惟逍遙散為的藥，外加丹皮、吳萸、水炒黃連，隨手而應。止血後，若不用六味地黃丸多服以滋其陰，翌日必發。吾於五鬱論中詳言之矣。

有飲酒過多，傷胃而吐，血從吐後出者，以葛花解醒湯加丹皮，倍黃連，使之上下分消，酒病癒，血亦癒矣。

有過啖炙煿辛熱等物而得者，上焦壅熱，胸腹滿痛，血出黑紫成塊者，可用桃仁承氣湯從大便導之，此釜底抽薪之法。

以上二證，雖屬內傷，猶作有餘之證治之，可用前法也。

有婦人發熱，經水適來適止，譫語，晝輕夜重，如見鬼狀，其小便利，或不禁，此名熱入血室，須用小柴胡湯加紅花、生地、丹皮、肉桂、歸尾破血之劑。

熱入血室又方：人參、當歸、柴胡、青皮、桃仁、穿甲（炒珠）、萬年霜（見婦科門）。

若舌乾口臭，大便秘結，方內加大黃三錢（酒浸）、羚羊角三錢（磨末）。

此吾師所製方也，屢用屢效。

按：用柴胡提出少陽；歸尾、桃仁、紅花以破血結；羚羊角洩熱清肝，廓清目中之鬼；青皮以開脅下之結；萬年霜引裏熱從前陰而出；穿山甲直達瘀結之處，以攻其堅；人參大補元氣，以載諸藥而行其用。其有中寒而經血適斷者，是又寒入血室也，仲景雖未言及，然亦理之所有者也。曾醫一證，予以意為之，方用蓍、朮、參、附、薑、桂、山楂、沒藥、穿甲，數劑而癒。若遇中寒而經水適來者，或經期已滿者，俱不顧慮其血，但宜溫經散寒，

此皆一定而不可易之法也，附此以廣後學之所識焉。

有墜車墜馬，跌仆損折，失血瘀蓄，腫痛發熱者，先以桃仁、酒軍、川芎、歸尾、赤芍、丹皮、紅花行血破瘀之劑折其銳氣，而後區別治之以和血消毒之藥。張子和常以通經散、神祐丸，大下數十行，病去如掃，不致有跛癱殘躄之患。又常以此法治杖瘡腫痛發熱欲絕者，下十餘行而腫消熱退，真不虛語也。

有產後惡露未盡，兒枕作痛者，須用桃仁、紅花、歸尾、川芎、赤芍、粉丹皮行血破血之藥，加薑、桂辛熱以行其瘀。又有虛痛無餘血者，當另行溫補，不可概用破血之劑。

且以今時之弊言之。夫人之吐衄，非陰虛即陽虛，余備言矣。今人一見吐衄失血，概以為陰虛者血虛也，捨四物，何法乎？火動者熱也，非芩、連、知、柏，何藥乎？咳嗽者火也，非紫菀、百部、知母、貝母，何物乎？丹溪、節齋俱有明訓，豈能外之。

誰知陰虛之證，大抵上熱下寒者多，始而以寒涼進之，上焦非不爽快，醫者病者無不以為道在是矣；稍久則食減，又以為食不化，加神麴、山楂；再久而熱愈盛，痰咳愈多，煩躁愈甚；又以藥力欠到，寒涼增進而泄瀉、腹脹之證作矣，乃以枳殼、大腹皮寬中快氣之品又進，至此不斃，將待何時？

是故咳嗽吐血，時時發熱，未必成瘵也，服四物湯、黃柏、知母之類不已，則瘵成矣；胸腹膨脹，悒悒不快，未必成脹也，服山楂、神麴之藥不已，則脹成矣；面目浮腫，小便秘澀，未必成水也，服滲利之藥不已，則水成

矣；氣滯膈塞，未必成噎也，服枳殼、青皮寬快藥不已，
則噎成矣。成則不可服藥，及貽於危，乃曰病犯條款，雖
對證之藥，無可奈何也。

薛立齋醫一男子，年十六，發熱咳嗽，痰中見血。余
曰：火旺之際，必患瘵證。遂用六味地黃丸、十全大補湯
兼服，不二旬而癒。後不謹慎，瘵證復劇，仍用前藥而
癒。是年冬娶妻，至春其證復作，父母憂之，俾其外寢，
雖其年少，尤喜謹疾，煎服補中益氣湯三百餘劑，六味地
黃丸數十斤而癒。

【治驗】向日在瀘城，曾治曾榮慶，患虛勞咳嗽，予
已治癒三載矣，並囑禁服涼藥。後因納寵，酒色沉迷，忽
吐血不止，醫用瀉火之劑而血愈吐；又用止血之劑，悶亂
不安，飲食不進，昏暈欲死，病者醫家相依為苦，聞予在
江邑署中，買舟告急。按其脈小細，數而微，其勢將脫，
刻不容緩。

予曰：「此血不歸經，俗醫誤認為火，肆用寒涼，真
陽受困，恐無及也。」榮慶曰：「悔不聽先生之言，至有
今日之苦。書曰：自作孽，不可活，宜也。痛念老母年逾
八旬，膝下幼子無養，望先生垂憐，自當結草。」予曰：
「僕不居功，亦不認過也，但視有緣否耳。」

乃與天師引血湯，用黃耆一兩六錢，當歸七錢，黑荊
芥穗五錢，粉丹皮、黑側柏葉、黑薑灰各三錢，炙草二
錢，官揀參一錢（另熬，沖藥水），服之一劑而血頓止，
略進稀粥。此方之妙，不專補血，妙在補氣，尤妙在不單
去止血，反去行血以止血，血得寒而凝滯不行，逢散則歸
經而不逆，救危亡於呼吸之間，實有神功也。再進一劑而

起床，繼用補中益氣湯合六味地黃湯十劑，滋化源以補腎水而行動如常。後服人參鹿茸丸一料，而元氣大復也。

▲向游永寧，曾治陳秀才，因父互訟被辱，怒氣吐血，傾囊而出，昏暈於地，知予在孫公署內，急延予診。按之六脈沉小，惟左關弦細而數。其兄知醫，乃謂予曰：「用止血藥可乎？」

曰：「不可，若強止之則氣悶而不安。」又問：「用補血藥可乎？」曰：「不可，若驟補之則胸痛而不受。」曰：「先生高論，補、止皆不可，已聞命矣，敢問治之將何法？」曰：「乃弟因怒氣傷肝，一團鬱氣結在胸中，以致衝激而吐，宜逍遙散吞左金丸二劑，而舒散其肝木之鬱。繼服散血平氣湯：白芍二兩，當歸一兩，黑荊芥穗、軟柴胡、鮮紅花、黑薑灰、黑梔子各三錢，甘草一錢，水煎服。夫怒氣傷肝，不能平其氣，故至大吐，不先舒肝而遽止血，愈激動肝木之氣，氣愈旺而血愈吐矣。方中白芍多用，妙竟平肝，又能舒氣；荊芥穗炒黑，皆能引血歸經；柴胡舒肝神品，適是開鬱之劑，所以奏功甚速，而攝血歸經甚神也；至於當歸，非用補血，不過佐白芍以成功耳。」果服一劑而氣舒，連服二劑而血無矣。再服歸脾湯解鬱結，生脾血，兼服八仙長壽丸加牛膝、鹿茸，以滋補腎肝而癒。

▲曾治友人周大有之妾，性多慾，忽暴崩不止，昏暈床褥，適余在渝回，彼知請診。按其脈小無力，乍有乍無，乃血脫之象。大有曰：「敝妾還可治否？」余曰：「幸脈小身涼，可有救危。」乃與安崩湯，用黃耆、白朮各一兩，另用人參二錢，煎湯調三七末三錢沖服，可反危

卷五

249

為安也。夫血崩之後，惟氣獨存，不補氣而單補血，緩不濟事，今亟固其欲脫之氣，佐之三七末三錢以澀其血，真氣固而血自不脫也。果服一劑而崩止。吾意男女好色，均皆所同，遂與補中益氣湯合六味地黃湯，大劑煎飲十餘劑，頓癒。又與六味地黃丸加龜膠、鹿茸、鹿鞭三味，配服一料而元氣大復。

▲曾治李符山之妻，午膳後聞夫舟覆，怒氣填胸，忽患血崩，四肢作逆，痰涎上湧，促騎求診。按之六脈沉小，惟左關尺細數無倫。乃與逍遙散加黑山梔、黑側柏、黑薑灰各三錢，炒黑馬通（即乾馬糞，收貯經年者佳）五錢，桔梗、枳殼、半夏各二錢，白蔻一錢，為細末，調藥水服一劑，吐出痰涎碗許，神思稍清，明晨進稀粥一碗。惟左乳脅脹痛，寒熱往來，欲嘔不嘔，四肢睏倦。予曰：「此肝火熾盛，中州不運。」遂與六君子湯加柴胡、梔仁、芥穗，而諸證頓退，惟血崩時下。其夫歸家謝曰：「拙荊恐肝火未息，先生用涼血之藥可乎？」予曰：「不可，此乃心、肝、脾三經血弱氣虛，宜服補中益氣湯補脾土，脾統血也。」連服四劑而崩止。乃與鹿茸、鹿鞭加於六味地黃丸內，兼服前湯而元氣復，明年四十八雙生。

▲曾治雷元子，素患衄血，一日長流不止，奔走求治。至即昏暈倒地，觀者駭然。予曰：不妨。乃用黃梔子一枚、香白芷一錢，紙捲燒存性為末，以筆管吹之，其血立止而蘇，令人扶歸。乃父曰：「今承妙方，雖然止住，但每月數發，其流異常，敢求先生垂憐，再施妙劑，拔去根株，否則，此子終必亡於此病也。」予曰：「我有收血妙方，治之當效，用黃耆、熟地、生地、當歸各一兩，黑

荊芥穗、黑側柏葉、黑薑灰各三錢，用水煎調三七末三錢，明日前證即作，乃與一劑，少傾其衄微流而止。此方補血而不專補血，妙在補氣止血，而不專止血，尤妙在引血歸經，夫血即歸經，氣又生血，自然火不沸騰，相安無事矣。」果服一劑而安。連進補中益氣湯加麥冬、五味三十餘劑，兼服八仙長壽丸，至今不發。

▲曾醫廩貢王美秀，患吐血發熱，其病已久，精神倦怠，肌肉瘦削，向治無效，漸見沉重。乃一日暴吐，昏暈床褥，其氣將絕，周身俱冷，獨心中微溫，乃兄料不能起，將衣冠盡附其身。時夜將半忽蘇，云到城隍祠中，父命速回，又昏昏睡去，次早促騎求治。余診其六脈沉小而微，手足厥逆。

余即用加味補中益氣湯：黃蓍、白朮、當歸、沙參各五錢，升麻一錢，柴首三錢，懷山、茯苓、麥冬各三錢，遠志二錢，五味子六分，紅棗六枚，乾熟地八錢。煎服一劑而蘇，連進二劑而飲食漸進，精神亦長。再用補中益氣湯兼服龜鹿地黃丸而痊。贈我詩曰：

國手肱三折，青囊蘊太和。

一經仙術點，幾嘆俗家訛。

虎口醫原少，杏林種已多。

壽人還壽世，到處沐恩波。

▲曾治曾其恆乃弟，冬月患吐血，老醫與以犀角、芩、連、知、柏數劑，叫楚煩亂，不能起床，其吐加劇，乃兄惶惶求治。按其六脈沉小而微，勢在將脫，刻不容緩。

余曰：「此太少二陰中寒之證，前醫不明六經，不知

分經辨證，溫中散邪，肆用寒涼克伐脾陰，真陽受困，故其血衝激而出，孤陽將絕，危候也，猶幸脈微身涼，諒或可救。」

乃與黃蓍、白朮各用八錢，半夏、乾薑各二錢，砂仁、白蔻各一錢，碾細末，沖藥水服。一劑而蘇，連進四劑而血頓止，飲食漸進。因臥室當風，夜即壯熱無汗，腹痛作瀉，人事憒憒，又似不救之象。余細審之壯熱無汗者，寒傷營也，腹痛作瀉屬少陰，急於前方中加肉桂、骨脂大劑溫裏，少加麻黃、桂枝各三錢兼散太陽表邪，服一劑而熱退身安，腹痛作瀉俱已。改服補中益氣兼服龜鹿地黃丸一料而癒，明年康壯生子。

▲曾治國學陽厚重，冬月患吐血，其人本實先拔，因構訟失算，憤激暴吐，是夜嘔鮮血盈盆，昏暈於地，不能床褥，舉室倉皇莫措，伊戚其恆代為請診。按之六脈沉微。余曰：「爾勿憂，是病雖險，猶幸身溫脈微。經脈篇云：凡失血證，脈微身涼者生；吐衄後，其脈洪數、身熱者死。足下是勞傷肺腎，又兼肝木仲鬱，故其血衝激而吐，但非我不能及。」乃與補中益氣湯加麥冬、五味、茯神、遠志、懷山、熟地，大劑煎服而安。多服補中益氣兼地黃丸而癒。

▲曾治門人王臣傑，受業未幾，患白濁。伊岳知醫，與之調理一載無效，轉加吐血，飲食俱困，脹悶不安，伊師代為請治。余細察之，病在太少二陰。斯時不為之扶脾固腎，一味克削，致犯腎肝。

余述丹溪云：「腎主閉藏，肝主疏洩，脾主化導。今脾、腎、肝三經失職，而誤用茯苓、去白陳皮洩其精氣，

開其孔道，以致玉關不禁，精無統攝。又妄謂為火，肆用寒涼，孤陽將絕之候，何可及也？」其父變色曰：「如先生之言，此子微矣。」余曰：「以脈決之。」按之沉小而微，乃曰：「王氏有福，乃郎之證雖險，幸脈微小，天猶或永其壽，爾勿憂，吾與治之。」

遂與黃耆、白朮各五錢，砂仁八分，炒黑薑二錢，炙草、白蔻各一錢。煎服一劑而人事稍定，連服數劑而血頓止，飲食漸進，精神益增。又與補中益氣湯、歸脾湯生脾血，滋化源，兼服六味地黃丸壯水之主，逾月脾胃頓強，精神倍長。乃父喜形於色，其後每見敬恭有加焉。

▲曾治四弟秉珍，暴患吐血盈盆，每吐則面青，形神俱倦，不思飲食，坐臥不寧。按之六脈沉小，自胸前背心微熱，心中甚緊。余曰：「此少陰、厥陰二臟受傷，惟肝尤甚，因怒氣所致。乃與逍遙散煎服，吞左金丸三十粒，以疏肝氣，兼和脾氣，二劑而血漸微。繼與補中益氣湯加麥冬、五味、茯神、遠志、懷山、熟地、生薑、棗子，連進數劑，以攝血歸經而癒。自謂強壯，即不服藥，已三年矣。去冬復吐，時因貿易匆匆，不以為事，今春加劇，方來求藥，仍與前逍遙散方加左金丸二劑，加味補中益氣湯連進數十劑，神氣清爽，飲食漸旺，身漸強壯。

吾弟顏曰：「今而後我再不敢不信藥矣。」又問：「歸脾湯可服乎？」曰：「可。」但其方中去木香、甘草，加五味子、肉桂脾腎兩補，兼服龜鹿地黃丸壯水之主，補血生精而癒。

▲曾治徐桂之女李徐氏，年三十，患大便久下鮮血，醫治三載無功，起坐不寧，昏暈床褥，飲食不進，肌肉瘦

體，白若枯骨，內兄為之請診。按之六脈沉微，勢在將脫，不可救也。乃勉強作劑，用乾熟地一兩，當歸七錢，酒芍五錢，川芎三錢，黑薑灰、黑側柏葉、黑馬通各五錢，炙草一錢，令進六劑。旬日外不見訊息，余意其病必死矣。否知兩旬其兄來寓曰：「余妹因近日移居，諸事匆匆，是以羈絆，今特請愚來致謝先生，並求補劑。」

余聞搖首曰：「嘻！令妹之壽長也，李氏之福也，我之藥力幸遇也，余焉得居功哉？」又與補中益氣湯，兼服龜鹿地黃丸，而元氣大復，明年生子。

▲曾治南邑張配先，其家殷實，年三十患癆瘵，前士乃用全真滋膏治之，一載無功，病在垂危，伊舅宋肇堂代為請視。診之兩寸浮大而空，餘脈沉微，面部黑黯，毛髮乾燥，膚無潤澤，形神俱疲，聲啞無音，欲咳氣緊，步履維艱。余曰：「足下初患三陰虛寒之證，法當驅陰回陽，醫者不知分經辨證，一味滋陰，以致陰愈長而陽愈虧，種種難明之疾具矣。然欲治之，非數百劑之湯藥、數十斤之丸餌不可問，愈期以年計，不可以月計，僕方認勞也。」彼曰：「賤軀十死，只冀一生耳，先生憐而救之，敢不唯命是聽。」爰與補中益氣湯加麥冬、五味、茯苓、半夏、訶子、銀杏，三十餘劑，病未增減。又與前藥三十劑，兼服八味丸加鹿茸，去附子十二斤，咳聲雖小，其音清亮。又三十劑，其氣漸平。又服十全大補四十劑，前丸十二斤，是時冬至。

明年仲春，湯丸服畢，皮膚光澤，聲音諧和，歡笑如舊矣。又與人參養營湯六十劑，前丸十二斤，又明年春，病已痊癒。彼曰：「再服一年，庶免後患。」余曰：

「善。」又與補中益氣湯四十劑以滋化原，龜鹿地黃丸十六斤滋補腎肝，至今十五載而無恙。計服湯藥二百三十劑，丸餌五十二斤，此服藥之最有恆者，予亦遇之罕矣。可為較量錙銖，不知愛身惜命者示。

▲曾治西席達夫樊孝廉，向有血證，來家館復作，人事倦怠，飲食少進，面青唇黑。余曰：「先生貴恙乃心、肝、腎、脾四經俱屬虧損。」先與逍遙散一服，吞左金丸三十粒以舒肝和脾而神氣清爽。再與補中益氣湯加麥冬、北味、茯神、遠志、懷山、熟地以滋化源，攝血歸經，兼服龜鹿地黃丸一料，壯水生血而癒。明年赴京，至今不發。

▲又治其弟廩生三錫，亦余西賓也，同患血證，亦用前法，調理而癒。次年體偏枯，右手足不遂，乃與獨活寄生湯二十劑，補中湯加紅花三分、黃柏三分，史國公藥酒四十斤，湯藥二十劑而痊癒。藥酒方多，試之神驗者惟此。

▲向日在渝，曾治張洪泰，年五十，形體魁梧，酒色過度，本實先拔，忽吐衄盈盆，昏暈床褥，不省人事，知余在英公署中，告急請治。按其脈，右寸浮大而空，左關弦細而數，餘俱沉小，皮膚微溫。余曰：「血勢奔騰，脫證已具，刻不容緩。」乃用人參五錢，黃蓍一兩，當歸七錢，熟棗仁三錢，濃煎二次，布漉去渣，調真三七末三錢。行內有知醫者，進而問曰：「血乃有形之物，今忽暴吐，則一身之中如大兵之後，倉廩空虛，田野蕭然，何況傾囊，其無血以養可知，斯時不急生血補血，先生方中一味補氣，得無迂而寡效乎？」余哂曰：「治吐血不得喻嘉

言之傳，不讀趙養葵《絳雪丹書》，雖皓首窮經，終歸無用。經云：有形之血不能速生，而無形之氣所當急固。當奉為吐衄之妙訣！蓋血乃有形之物，氣乃無形之化，有形不能速生，而無形實能先得。況有形之物必從無形中生來，陽生則陰長之義，不知補氣正所以補血，生氣正所以生血也。今既大吐，只存幾希一線之氣，若不急補其氣，一旦氣絕，在何地補血而生血哉？」

問者大悅，唯唯而退。煎服一劑而蘇，血亦頓止。又與歸脾湯去木香、甘草，加五味、肉桂煎湯，調鹿茸末數十劑，兼配六味地黃丸一料服之而癒，元氣大復。

▲曾治庠生聶子聞，年十八，患吐血，屢治不效，乃堂伯灼三公，為人孝友，視侄如子，來寓求診。按之右關微澀而乏，餘脈如常。余曰：「飲食所傷，而致吐血。」乃與理脾滌飲四劑，飲食有味，精神漸爽。忽又吐血甚多，其伯曰：「恐乾薑燥動其血。」余曰：「非也，今多吐者，早有停蓄，乃為積滿之故也，皆由脾胃氣虛，致不能傳布，法當理脾健胃，大補中氣，宣暢胸膈。」又服數劑，而血漸止。乃與補中湯加麥、味、茯神、遠志、懷山、熟地，兼服六味地黃丸加五味子、鹿茸而癒。

▲又治庠生関晉士，年十六，患吐血甚多，諸醫罔效，形神倦怠，懶於行動，乃舅譚秀才送來求治。余曰：「童子未室，病何沉重致此？」問前所服之藥，一味滋陰清火，損傷脾胃，以致飲食頓減，胸中作痞，四肢無力。乃與加味補中益氣湯以滋其化原，兼以攝血歸經，又兼服理脾滌飲宣暢胸膈六十餘劑。繼用歸脾湯去木香、甘草，加五味子、肉桂、鹿茸，脾腎兩補而癒。

齊氏醫話醫案集

▲曾醫恆裕李曜采，其年六十有六，為人公直，因店務匆匆，未暇省親，每云思念親恩，寸心如割。乃一日忽報老母棄世，仰天捶心，口吐鮮血，昏暈於床。醫者不察病因，但據其形體健旺，主用三棱、莪朮、黑丑、大黃等破血破氣，寒涼肆投，脾胃大傷，胸腹痞滿，咳嗽增劇，飲食大減，形神俱憊，舉動艱難，留連日久，舌苔積粉，口吐癰膿，腥臭稠黏。醫又曰：「肺已壞矣，藥不必服，速具衣棺可也。」幸有屈、戴二契交者，不忍坐視，迫余治之。余曰：「病者與僕交厚情深，恨當日不信余言，致害深矣，我亦無如之何也，今承二公美意，非不欲救餘生，奈病沉危，恐不可及。」乃勉強與以人參養營湯加附片、倍熟地煎服，一劑安眠熟睡，明日而人事稍蘇，面上病色略退，儼有可生之象。連進十劑，飲食漸進。再服二十劑，行動自如，精神漸起。又與加味補中益氣湯，兼服龜鹿地黃丸而安。

三載後，因店務勞心，血又復吐，其勢誠不可擋，病者惶惶，人事睏倦，形羸不堪，仍求余治。遂與洋參三錢，黃耆八錢，白朮五錢，白片乾薑（炒黑）五錢，炙甘草二錢。煎服二劑而血頓止。繼服乾極熟地一兩，山藥、山萸各四錢，粉丹、澤瀉、茯苓各三錢，麥冬五錢，北味八分，歷兩旬而元氣大復。若用真正官參更妙。

以上治內傷吐衄諸案，必多重用黃耆，昧者不知，予為暢發其妙。黃耆為諸藥之長，本草冠之為首，如建中湯用黃耆治諸虛不足。《準繩》曰：血不足而用黃耆。黃耆味甘，加甘草而益氣，此仲景二千餘年之秘，故東垣補中益氣湯中多用之。近世鮮有知其補氣之功，補氣即是補

血，血從氣中生也。經曰：無陽則陰無以生，無陰則陽無以化。以甘益胃而生血，厥有旨哉。

余思當歸補血湯黃蓍五倍於當歸，而慧之所以重用者，即此意也，敢以告之同志焉。

❖ 夢遺精滑

趙氏曰：治以腎肝為主。經曰：陰陽之要，陽密乃固。苟陽強不密，陰氣乃絕。陰平陽密，精神乃治；陰陽離決，精氣乃絕。夫所謂陽強者，乃腎肝所寄之相火強也；所謂陰絕者，乃腎中所藏之真陰絕也。腎為陰，主藏精；肝為陽，主疏洩。是故腎之陰虛則精不藏，肝之陽強則火不秘，以不秘之火，加臨不藏之精，除不夢，夢即洩矣。

或問曰：「何故不為他夢，而偏多淫夢耶？」

答曰：「《靈樞經·淫邪發夢篇》云：厥氣客於陰器則夢接內。蓋陰器者，洩精之竅，主宗筋，足太陰、足陽明、足少陰、足厥陰之筋，與夫衝、任、督三脈之所會，諸筋皆結聚於陰器，而其中有相火寄焉。凡平人入房而強於作用者，皆此相火充其力也。若不接內，不與陰氣合，則精不洩。一接內，與陰相合，則三焦上下內外之火，翕然而下從，百體玄府悉開，其滋生之精盡趨陰器以洩，而腎不藏矣。若其人元精堅固者，淫氣不能搖，久戰而尚不洩，況於夢乎？縱相火動而成宵夢，夢亦不遺，此謂陰平陽秘，無病人也。今人先天稟賦原虛，兼之色慾過度，以致腎陰衰憊，陰虛則火動，相火之繫，上繫於心為君火，

感物而動，動則相火翕然而隨，雖不交會，而精已離其位，即客於陰器間矣。夜臥時，當所寄之相火一遇與接內時，與陰氣相合同，故臥而即夢，夢而即遺矣。若腎不虛，則無復是夢，夢亦不遺也。故治是證者，先以腎、肝為主。」

或又問曰：「陰虛火動而夢遺，服丹溪補陰丸以滋陰降火，則證與藥相對，每依法服之，而不效何也？」

答曰：「此未得丹溪之本義也。蓋丹溪心法第一方，原以腎氣丸為滋陰之要藥也。今人不會其意，以黃柏、知母為君，概用坎離丸、固本丸之類，凡此皆沉寒瀉火之劑，苦寒極能瀉水，腎有補而無瀉，焉能有裨於陰哉？獨薛立齋發明丹溪之所未發，專用六味地黃丸以補腎，而治夢遺屢效，縱有相火，水能滋木，水升而木火自息矣。倘有脾胃不足，濕熱下流者，以前丸為主，煎服補中益氣湯以升提之。有用心過度，心不能主令，而相火代事者，亦以前丸為主，而兼用歸脾湯。有命門火衰，元精脫陷，玉關不閉者，急用八味、鎖正丹以壯真陽，使之涵乎陰精而不洩，此其大略也。」

歸脾湯：

人參、茯神、黃耆、白朮、龍眼肉各三錢，木香、炙草各五分，酸棗仁一錢，薑、棗煎服。薛新甫加當歸、麴志各二錢，亦妙。

昔趙以德云：予治鄭魯叔，二十餘歲，攻舉子業，四鼓猶不臥，遂成此病。臥間玉莖但著被與腿，便夢交接脫精，惟是懸空不著則不夢。飲食日減，倦怠少氣。此用心太過，二火俱起，夜不得睡，血不歸肝，腎水不足，火乘

陰虛入客下焦，鼓其精房，則精不得聚藏而欲走，因玉莖著物，厥氣客之，故做接內之夢。於是上補心安神，中調脾胃升其陽，下用益精生陰固陽之劑，壯水之主，近三月乃痊。

吳茭山有治遺精得法論云：一男子用心過度，遂夢覺而遺，多痰瘦削，諸醫以清心蓮子飲久服無效。吳先生診其脈緊澀，知冷藥利水之劑太過，致使陰氣獨降，服此愈加劇矣。余以升提之法，升坎水而濟離火，降陽氣而滋陰血。次用鹿茸、人乳填補精血，不逾月而痊癒。

因思夢遺多端，難做一途施治。

有因飲酒厚味，痰火濕熱之人多有之。夫腎藏精，精之所生，由脾胃飲食化生而輸歸於腎。今脾胃傷於濃厚，濕熱內鬱，中氣濁而不清，則氣所化生之精亦得濁氣。腎主閉藏，陰靜則寧，今所輸之精既有濁氣，則邪火動於腎中，而水不得寧靜，故遺而滑也。此證與白濁同。丹溪曰：白濁為胃中濁氣下流，滲入膀胱，無人知此也。

又有慾念太過而致滑遺者，當從心腎治。但兼脾胃者，須兼脾胃治，多須審察。

有因用心積熱而洩者，有因多服門冬、知母、黃柏、茯苓、車前冷利之藥而洩者，有因久洩、玉關不閉而洩者。治療之法，積熱者清心降火，冷利者溫補下元，腎氣獨降者當升提，使水火交而坎離定位。

以上二案，皆以腎為主而兼治心脾也。獨有一等腎不虛而肝經濕熱火旺者，莖中作痛，筋急縮，或作癢，或腫，或挺縱不收，白物如精，隨尿而下，此筋疝也，宜用龍膽瀉肝湯。張子和曰：遺尿閉癃，陰痿浮腫，精滑白

淫，皆男子之疝也；若血涸不月，月罷腰膝上熱，足躄，嗌干，癃閉，而小腹有塊，或定或移，前陰突出，後陰痔漏，此女子之疝也，惟女子不曰疝而曰瘕。

按：遺精有四，有用心過度，腎氣不攝而致者；有因色慾不遂，精氣失位，輸精而出者；有淫慾太過，滑洩不禁者；有年壯氣盛，久無色慾，精氣滿而溢出者；有小便出多不禁者，或不因小便而自出者，或主出而其癢痛非常，如欲小便者。方宜辰砂妙香散。

辰砂妙香散：

山藥（薑汁炒）二兩，人參、黃耆、茯苓、茯神、遠志各一兩，桔梗五錢，甘草、木香、辰砂各三錢，麝香一錢。合共為末，每服三錢，酒調下。或威喜丸大補元氣為主，方稱醫手。

曾治汪少宰，患白濁，用補中益氣湯倍白朮，加茯苓、半夏而癒。後不慎飲食，大傷脾陰，肌體瘦削，不時眩暈，用八味丸補脾之母而痊。

又治陳思舜，不慎飲食，痰火濕熱，白濁大下，告急延治。乃與補中益氣湯，兼服六味地黃丸而瘥。

又治柴光祿，因勞傷，患赤白濁。遂與歸脾湯而癒。

又治張思廷，小腹不時作痛，莖中出白淫。乃與小柴胡湯加山梔、龍膽草、山萸肉、川芎、當歸而癒。

愚常以逍遙散加歸、芎、山萸、山梔、膽草治前證，其效更捷。

舒馳遠曰：余常見有虛寒之人，因黃庭火憊，真陽不能內守而竭於下者，則陽強勢舉，腎精傾瀉，無可聊奈之極，醫者無法可施，束手待斃而已。細繹其故，粗工僅知

培補腎陽，但用附、桂、枸杞、桑螵蛸、茯苓、陳皮等藥，而不重在中宮之陽。始初即當重用黃蓍、白朮，則黃庭火種不致滅也，稍緩則無及也，而況不用者乎？且又有誤用茯苓、陳皮洩其真氣而開其孔道，以致關門不禁，精無統攝。若再誤以為火，妄投寒涼，孤陽立絕矣。急當灸百會穴，溫其上以升其陽，則陽自安而勢自收。

藥中不可溫補腎陽，愈動其火而更走其精。法宜重用黃蓍、白朮、人參、鹿茸溫補黃庭，或補中益氣湯加胡巴、骨脂（用鹽水炒）收攝腎氣，益其氣而舉其陷，則腎自固而精自守，此一定之法也。

真陽發露者，或衛陽解散則多汗而為亡陽，或虛陽上越則面赤而為戴陽，或中宮陽去則能食而為除中，或孤陽下陷則火動而為下竭，總緣黃庭衰憊，不能統攝之故，務當亟早重用黃蓍、白朮，則黃庭有所主持，諸陽不致發露矣。

【治驗】曾治魏孝廉，發熱遺精，或小便不禁。診其脈，右寸浮大，右關微弦，左寸關俱沉微，兩尺俱遲而芤。余曰：此勞傷脾腎，俱屬虧損。遂與補中益氣湯合六味地黃丸料，煎服十劑頓癒。勸令多服補中益氣湯以滋化原，兼服六味地黃丸壯水之主，至今不發。

▲又治王孝廉，勞則遺精，牙齦腫痛。余即以補中益氣湯加茯苓、半夏、白芍，並服六味地黃丸漸癒，更以十全大補湯而元氣大復。

▲又治俞萬順，夢遺白濁，口乾作渴，大便燥結，午後發熱。余以補中益氣湯加白芍、元參，兼服八味丸而瘥。

齊氏醫話醫案集

▲曾治雷監生，患莖中痛，或小便作癢出白津。余用逍遙散加半夏、茯苓、山梔、澤瀉、木通、龍膽草，煎服二劑而痊。繼服六味地黃丸壯水，永不再發。

▲曾治李文隆，便血精滑，或尿血發熱，或小便不禁。余曰：足下腎經虧損已極。遂以補中益氣湯合六味地黃丸料，滋其化源而癒。

▲又治湯孝廉，遇勞遺精，申酉二時大熱，其齒痛不可忍。余曰：此脾腎虛熱。先煎補中益氣湯送六味地黃丸，更服人參養營而痊。

▲曾治春橋茂才魏表弟，稟性剛直，為人厚道，素患中氣不足，遺精唾血。愚於庚午春診之，右寸脈大於五部，惟左尺沉遲而尢。余曰：「足下之恙，乃濁氣下降，清陽不升，中州鬱滯，脾失健運，黃庭衰敗，不能攝血，兼以腎氣渙散，或觀書久坐，或作文用心，每勞必遺精，緣因茯苓、陳皮疏洩太過，一味滋陰，以至陰愈長而陽愈虧矣。」春橋曰：「分經用藥，陽生陰長，既聞命矣，敢問治之當何法？」答曰：「明乎哉問也。乃用黃耆、白朮大補中氣，益智、骨脂收司腎氣，砂仁、半夏醒脾開胃，乾薑、白蔻宣暢胸膈，使中州氣壯，轉運有權，腎氣收藏，胸中之氣肅然下行，再加煎當歸、茯神、遠志、棗仁安神益智，麥冬甘寒潤燥金而清水源，五味子酸溫瀉丙丁而補庚金，更以鹿鞭大補腎陽，耆、朮、參、茸溫補黃庭，益其氣而舉其陷，則腎自固而精自守。再服龜鹿地黃丸，壯水之主，大補精血，可保長年矣。」彼見余議病精確，依法調理而安。明年冬，以書謝我曰：「三折妙手，俾得遠近回春；萬應仙方，普動親疏誦德。弟不知何修而

得遇此矣。沐恩愚表弟奇逢頓首。」

甲戌冬，又因驚聞戚友家難，不忍坐視，代為憂鬱，前證復作，偶因外寒，邪中章門，痛如刀插，人即昏暈，倒臥床褥，乃兄倉皇，急延予診。按之六脈已伏，惟右寸浮大，乍有乍無。細察其候，脫證已具八九，刻不容緩，乃與逍遙散舒肝氣，歸脾湯解鬱結，合煎一劑而蘇。明早複診，脈出如常矣。以理脾滌飲加草蔻一錢，煎服二劑而安。春橋復問余曰：「章門結塊，痛似刀插，又兼麻木，人即昏暈而脈即伏，果為何證？」

余曰：「窘乎哉問也，其理莫措，靜而籌之，明日方得其解。麻乃血虛，木乃濕痰，皆脾腎經寒所致。緣君平日憨直善怒，怒則未有不傷心、肝、脾三經者也。理脾滌飲乃對證之方，兼服歸脾湯解鬱結，生脾血；補中益氣湯壯脾胃，生發諸經；龜鹿地黃丸以滋補腎肝。湯丸並進，自必永壽。」

丙子秋，又書曰：「弟自幼至壯，多病床褥，父母常憂不壽。庚午春，天以兄台賜弟一飲，妙劑回生。不獨弟蒙深恩，即堂上白髮亦暗自怡顏，以為弟身強壯，可以讀書，稍慰於萬一耳。沐恩愚表弟頓首稟謝。」

▲曾醫優生雷大壯，賦性端方，為人誠厚。素患遺精，緣因先天不足，中氣大虛，雖自調養，究之治未得法。丙戌之秋，病臥床褥，脫證已具，舉室倉皇，乃弟求診。按之六脈沉微，右寸脈大而空，左尺遲細而芤。察其色，詢其狀，腎氣渙散，屁無休息，尤兼下利，不能收固，心慌之極，自知其不可為矣。

余哂曰：「不妨，觀子面白唇紅，聲音清亮，目精尚

慧，生氣勃勃，雷氏尚有福庇也，縱病雖重，吾藥可解，子何憂哉？」乃與黃耆、白朮大補中氣，砂仁、半夏醒脾崇土，胡巴、骨脂收固腎氣，懷山藥、芡實、蓮子兜塞大腸澀以固脫。大劑多服，使精生神足，腎氣收藏，元氣自復。兼服龜鹿地黃丸加牛膝、虎膠壯水生津，強筋壯骨。如法調理，果逾月而安。

◈ 汗證（遺精、自汗、盜汗）

脈大而虛浮而濡者汗，在寸為自汗，在尺為盜汗。

自汗屬陽虛，盜汗屬陰虛。傷寒之脈，陰陽俱緊，法當無汗，若自汗不止，名曰亡陽，不治。

盜汗屬陰虛，睡中而出，醒則止矣。當歸六黃湯治盜汗之神藥也。

當歸六黃湯：秦歸、熟地、生地、黃耆各五錢，川連、川柏、黃芩各一錢。

水煎，至酉時連煎二次服，應如桴鼓，否則功緩。忌油葷，尤須能自愛惜，見效甚。

補中益氣湯

若內傷自汗，屬陽虛也。法宜補中益氣湯加熟附子、蜜炙麻黃根、浮小麥、老桑葉、薑、棗煎，黎明服之，其神效捷於影響。但升麻、柴胡必要蜜水炙過，制其勇悍升騰之性，又欲引參、耆入肌表，不可缺也。浮麥收汗，桑葉止汗，更不可少也。

如左寸脈浮洪而自汗者，心火炎也，前方倍參、耆，加麥冬、五味、川連；左關脈浮弦而自汗者，挾風邪也，

本方加桂枝、白芍，陰不虛者，白芍不用；左尺脈浮洪無力而自汗者，水虧火旺也，前方重加生地，或重加熟地，尤須斟酌；右寸脈浮大而無力者，自汗不止，前方加五味、棗仁；右關脈浮洪無力而自汗者，前方倍參、蓍；右尺脈洪大無力而自汗者，或兼盜汗，乃相火挾心火之勢而上伐肺金也，又宜當歸六黃湯。

自汗、盜汗，陰陽兩虛之證，或睡或醒，時常出也，以補中湯去升、柴，加茯苓、白芍、熟棗仁、煅蠣粉，少加蜜炙知、柏，浮麥五錢，煎服。

按：前證汗出不止，肢體倦怠，用黃蓍附子湯；上氣喘急，盜汗，氣短昏暈者，用參附湯；腎氣虛弱盜汗，又兼發熱，用六味地黃丸；腎氣虛乏盜汗，惡寒者，用八味地黃丸；氣血虛而盜汗者，用八珍湯加黃蓍、知、柏少許，或十全大補湯，或歸脾湯，酌而用之；陽盛陰虛者，用當歸六黃湯；心腎虛弱者，六味地黃丸。

▲曾治黃孝廉，素勤學，因冠早，患夢遺滑精，發熱盜汗，醫以清離滋坎湯，唾痰見血，足熱痿軟。又與四物湯加知、柏，其汗更甚，促騎求治。六脈皆浮，余察其色，聞其聲，問其因，知其病，即與補中湯加麥、味、茯神、遠志、懷山藥、乾熟地數十劑，兼服八仙長壽丸而癒。

蓍附湯：黃蓍一兩，附片三錢。

治氣虛陽弱，自汗不休，肢體倦怠。

參附湯：人參五錢，附片二錢。

治真陽不足，上氣喘急，自汗盜汗，氣短頭暈。

薑附湯：乾薑五錢，附子一枚。

治霍亂轉筋，手足逆冷，多吐嘔逆，自汗盜汗。

金鎖正元丹：川文蛤（老的去蟲）、茯苓各八兩，巴戟一斤，骨脂十兩，肉蓯蓉、胡巴各一斤，龍骨（火煅）、硃砂（飛淨）各三斤。為末，酒糊丸。每服五錢，空心鹽湯吞下，或甜酒兼吞服亦妙。

　　治真氣不足，元臟虛弱，飲食減少，恍惚健忘，氣促喘乏，夜多異夢，心忪盜汗，小便滑數，遺精白濁，一切元臟虛冷之證，並皆治之。

　　▲曾治同庚廩生王蘭香，素好勤學，四鼓猶未臥，忽自汗夢遺，瞑目即洩，乃翁求治。予曰：「此因勤勞，三陰受傷。」遂與補中益氣湯合六味地黃湯煎服，四劑而夢稀少，精神稍舒。乃依仲景法用芡實八兩，懷山藥、生棗仁各十兩，建蓮子心中綠芽五錢焙乾，和前藥為末，米湯打為丸，梧子大，滾水送五錢，日二服。此方平淡之中有至理存焉。

　　蓋心一動而精即遺，乃心虛之故，而玉關不閉也。方中山藥補腎而生精，芡實生精而去濕，生棗仁清心而益心包之火，蓮子心尤能清心而氣下通於腎，使心腎相交，閉玉關之聖藥。誰知蓮子之妙全在心，俗醫棄置弗敢用，良由所見不廣耳。妙哉斯論，乃載在《大乘蓮花經》內，醫道所以須通竺典。生棗仁正安其不睡始能不洩，妙在與山藥同用，又安其能睡而不洩。

　　治夢遺成勞者，每小便桶內起泡盈桶，此腎水衰閉也。以人山藥花為末，用溫酒調服三錢而癒。

　　余嘗聞士子讀書，辛苦勤勞，最宜節慾。蓋勞心而妄想，又不節慾，則相火必動，動則腎水日耗，水耗則火熾，火熾則肺金受傷而變為勞。輕則盜汗自汗、夢遺精

滑，重則咳嗽唾痰、吐血衄血。體旺者幸遇明醫扶之即起，體弱者治之尤難。一遇庸醫誤投寒涼，輕者重而重者死矣。冤哉！慧潿杏林五十年來，深知讀書之苦心，洞鑒得病之情由。

帝君遏欲文云：未犯者宜防失足，曾行者急早回頭，慎勿馬到臨崖，嘆收韁之晚也。愛身惜命者，速宜猛省，自重如珠玉焉可也。

✿ 心跳論

心跳一證，舉世皆謂心虛，主用棗仁、柏仁、遠志、當歸以補心血，於法不合。心君藏肺腑之中，身居大內，安靜則百體順昌，否則百骸無主，顛沛立至，豈有君主跳而不安，百官泰然無事，治節肅然而不亂者乎？必無此理也。

觀仲景書中有「心下悸」，無「心跳」之說。若謂心虛者心跳，何以脾虛者脾不跳，腎虛者腎不跳耶？蓋心下悸者，心下有水氣；脅下悸者，脅下有水氣；臍下悸者，臍下有水氣，皆陰氣挾水而動。法主扶陽以禦陰，補土以逐水。彼以心下悸為心跳，然則脅下悸與臍下悸者又是何物跳耶？何其所見之不廣耳？或曰：「凡受驚而心跳，跑急而心跳者，非心跳乎？是則毋庸置喙。」

余曰：「非也。蓋驚則氣散，跑則氣傷，不過陽氣受虧，陰氣上干而悸，尚在肺腑之外，安能搖動大內乎？是理之一定者也。」且要知病在氣分，不可用血分之藥，以犯仲景之戒耳。

齊氏醫話醫案集

❖ 辨肺癰肺痿論

咳唾膿血，腥臭稠黏，為肺癰、肺痿也。肺癰之證，面紅鼻燥，咽中乾澀，喘咳咽啞，胸生甲錯；肺痿之證，口吐涎沫，飲一溲一，遺尿失音。

二證之治法，以肺癰宜瀉、肺痿宜補之外，均當滋陰清火，潤肺豁痰。

愚謂所論一切甚荒唐也。肺為嬌臟，豈可生癰？潰出膿血，肺已壞矣，尚可生乎哉？

或曰可生，《綱目》且載有犯凌遲罪者，當日訊拷其背，肺被拷壞，潰而吐血，獄吏憫之，服以白及末補長其肺。典刑時，見其肺上白及末尚未盡化。此更無理也，隔諸骨脊不能傷肺，何肺拷壞而骨不壞耶？且白及由食管入胃，不由氣管入肺，其訛顯然矣。

其所謂肺癰者，實由裏燥協痰血而上，搏結而生臭也。胸生甲錯，燥侵胸膈，上脘乾燥，咳逆而刺痛者也。面紅鼻燥，咽乾瘄啞，皆燥證也。

法宜二冬、甘、橘、玉竹、蔞仁、川貝、雞子白，俟其燥去津回，咽膈清利，仍當蓍、朮、參、苓、砂、蔻、星、半、二冬、甘、橘以善其後。

又謂肺痿者，虛寒協痰血而上，鬱結而作臭也；吐痰涎沫者，寒飲上逆也；音啞者，痰壅胸膈也；虛寒在下，溲便清長；腎陽衰敗，甚則遺尿。

法宜蓍、朮、參、附、薑、半、砂仁、白蔻、骨脂、鹿鞭、桑螵蛸。其證皆與肺經無相涉也，何得謬名肺癰、肺痿哉？茲特辨之。

❖ 治蟲論

蟲生於濕，法屬太陰，緣因脾臟虛寒則停食而生蟲。藥主扶陽補土，以逐其濕，兼用殺蟲，其二義也。後人咸宗烏梅丸，謂蟲得酸則伏，得苦則安。

然黃連苦寒，損傷真陽；烏梅酸寒，滋津生濕，安能治蟲乎？治蟲之道，務當燥濕，竭力殺之而已，伏之何益乎？安之亦何為乎？

【治驗】曾醫謝生者，初患縮陽，服黃蓍、白朮合四逆湯而癒。但人事倦怠，飯量反加，善消善飢，食未久又索食，於是日食五餐，夜食二餐，凡三碗，出恭二次，通計一日所食過平時三倍，人事倦怠，不能起床，起則暈眩，此蟲證顯然。

凡虛弱之人不能多食，食固難消，日食三倍，非蟲何以消之？食愈多而愈倦者，飯為蟲消，不能養人，反消耗其氣也。起則暈眩者，蟲因人動，擾亂而神昏也。

方用蓍、朮各八錢，星、半、薑、附各三錢，以扶陽驅濕；因其病源從厥陰而來，用吳萸、川椒各二錢，加枯礬二錢以殺蟲。服二劑，飯減如常，人能起床。乃減去枯礬，又數劑而癒。

治蟲之法，無過於此，其他諸藥，皆非法也。蓋明礬性涼，煅枯則溫且燥，故能驅濕殺蟲。凡治痰飲咳逆，於理脾滌飲湯藥中，另用枯礬，飯碾成丸，服一二錢，屢見速效。治濕毒潰清膿，流水不乾者，服枯礬丸亦可收功，蓋屢試屢效者也。

門人向於夫子曰：「吾師醫太平鄉之證，人皆稱奇，

弟子願聞其詳。」答曰：「析理精深，難為不知者言也，今為子言之。」

其人因家難不決，數月一悶，憤怒不已，歲底歸家，抱病不堪，神識不清，不知晝夜，欲寐不寐，徨徨達旦。醫家為之安神開鬱，病轉加劇，求予診視。

脈微如絲，按之即絕。人事不知，飲食不下，翕翕微熱，漐漐微汗，昏眩少氣，欲言不出，且又興陽強良不已。每夜將半，胸中攘攘而氣欲脫，五更方安，日中亦然。客問曰：「此病陽虛之極，何得腎陽復強？」

予曰：「明乎哉問也。此乃孤陽下陷，為陰所逼，陽從下竭之證也。」

客又問曰：「胸中攘攘，痰乎？氣乎？」

予曰：「窘乎哉問也，並無形跡，其理莫措，靜而籌之，明日方得其解。其人抱悶終日，默默不欲人言，靜而生陰也。濁陰壅遏胸中，冒蔽清陽，所以神識不清，且飲食不下。子午二時陰陽代謝，因其陰過盛，不容陽進，代謝之頃，故有此脫離之象。其所以不得寐者，亦為孤陽不得與強陰交也。然此證非外邪直中之陰，不可以附、桂等藥驅而逐之，法當大補其陽，陽旺則陰消，陰消陽不陷，且腎火必自安，而陽亦自不興矣。」

方用蓍、朮、參、薑、遠志、白蔻，一劑而效，十餘劑而安。

✤ 醫案方論

百病之客乎人身也，必有因以客之。經曰：邪之所

湊，其氣必虛。不治其虛，安問其餘？又曰：治病必求其本。誠萬世之醫旨也。

假如發熱臉紅，煩躁，似有餘也。然究其本，乃脾胃氣虛不能傳運，則虛乃其本也，理宜推揚穀氣，助脾消化，方稱醫手。

若徒從標攻伐，則內傷之患接踵而至。更如傷風感冒，頭痛壯熱，雖似有餘，所謂邪氣盛則實，實因衛氣不固所招也。

若純用猛劑發散，則表氣愈虛，外邪之乘虛而入，何時而已耶？更加咳嗽喘促，煩躁不安，肺氣熱盛，似有餘也。細究其源，非水不能制火，即虛陽上浮，設從標理肺為事，治雖暫癒而發愈甚。

故凡外湊有餘之證，即本經正氣不足之時也。若不從源調治，正當不足而更不足之，虛者愈虛而危亡繼其後矣。明通之士貴乎顧本求源，杜危防險，則病根永絕，正氣發生，其病全去，長年可保。

慧自入杏林，迄今五十年矣，凡治傷寒外感一切虛實之證，均遵長沙公之法，分經治病；其餘春夏秋三時之雜病，察其證見何經，即用何經之藥以治之，百發百中。

至於內傷諸證，其所用者，多以補中益氣湯、理脾滌飲二方出入加減，以理脾胃。至於陰虛、陽虛，即以六味、八味壯水之主，益火之源。

其餘六君、四物、八珍、四君、十全、養營、歸脾、獨參、生脈、理中，對證用藥，效如桴鼓。不敢私秘，敢以盡告同仁。

客問曰：「先生治病則甚效，而用藥則甚常，吾所見

之方，多用補中益氣湯、理脾滌飲、六味、八味等湯居多，餘方少用，不過偶爾用之，豈百病同一治法乎？」

余曰：「子不觀經曰：知其要者，一言而終。昔岐黃神聖，不過昭明陰陽盛衰，邪正虛實，勝負生剋，此外無別論也。蓋天地造化雖奇，而其陰陽則一，不外五行生剋之用，其為真陽真陰之主者，日月是也。人身大小，強弱雖殊，而其安危休短，不外五臟盛衰之變，以血氣為用而水火為根也。若將捨此而嗜奇，是欲達天地陰陽於五行之外，而謂生人另有臟腑水火之用耶？」

夫天人一體，造化不能奇而外乎陰陽，人生不能奇而殊臟腑，司命之士，豈能越臟腑水火之外嗜奇為事哉？況邪之所湊，其氣必虛，病至危，元神已憊，一勝一負，理之自然。治病者，補正攻邪，尚虞不及，曷敢胡亂瞎撞，視人命如兒戲耶？

夫醫肇自岐黃《內經》，仲景立八味丸以補命門真火，是重先天之陽也；錢仲陽減桂、附名六味丸以治小兒，是重先天之陰也；李東垣重脾胃，立補中益氣湯，是培後天化生之源也；朱丹溪補氣補血，立四君、四物為主，助後天生化之用也；薛立齋以歸脾、補中、養營、八味為主，先後二天，陰陽並顧也；趙養葵守六味、八味而互用，是先天陰陽兼重也；馮兆張法趙養葵立全真一氣湯，以《醫貫》包入《錦囊》書中。

先賢博輯群書，不敢矜奇說、立異方者，亦限乎天人一理之常經耳。設天地陰陽之理另有一途，人身臟腑之間尚有異同，則數千載雄才疊出，何難創其說而垂後世哉？

古人凡用熱藥，多令飲冷，恐有假陽在上，一遇熱

藥，必拒格而不得入，故使冷服，則冷遇冷相須而入，自不吐出。下咽之後，冷性既除，熱性始發，假陽自平，誠哉良法！

倘證純是虛寒而無假陽者，尤須溫進，若誤飲冷，亦促亡陽，變生呃逆、瀉洩諸侯，至熱性發時，功不掩過，已無及矣。故遇極虛極寒危候，而欲挽回垂絕，藥中不可不少兼陰分之藥，服藥亦不可少存陰寒之性耳。純虛純陰，真熱假熱，宜細詳察，庶不致誤也已。

夫附、桂二味，古哲不甚常用，而所用甚少，其效亦速，今人常用而且重，其效甚緩者，何也？蓋因天地氣化轉薄，人與草木均稟天地以有生，況草木更假地氣以成形，氣化薄而力亦薄矣。

凡人先天之氣，即元陽之氣也，元陽之氣既薄，焉得不假桂、附之力乎？所以今人宜常用也。

奈附、桂亦稟天地之氣而力薄矣，雖然重用，而奏功甚緩也。況百病之生，莫不由火離其位也，而欲治人之病者，可不令火藏其原乎？

✤ 補藥得宜論

夫虛者宜補，然有不受補者，非不受補，乃補之不得其法也，必須憑脈用藥，不可問病執方。

六脈一部或大或小之間，便有生剋勝負之別；一方分兩或加或減之中，便存輕此重彼之殊。脈有真假，病有逆從。假如六脈洪大有力，此真陰不足也，宜六味地黃湯；右寸更洪更大者，八仙長壽湯；如脈洪大而數者，人謂陰

虛陽盛者，用知柏地黃湯則誤矣。

　　如果真陽盛實，則當濟其光明之用，資始資生，而致脈息有神，急徐得次，以循其常經矣。惟其真陽不足，假陽乘之，乃龍雷之火妄作，疾亂變常也，宜八味地黃湯加五味子、肉桂，助天日之陽光，以逐龍雷之假火，方內去附子。至若弦數、細數，則更係真陰、真陽虧損，宜當大劑八味地黃湯服之，以火濟火，類既可從，承乃可治，火既制而陰易長也。

　　況脈之微緩，中和胃之氣也，不微而洪大，不緩而弦數，近乎無胃氣之象，用此既補真陽以息假陽，復借真火以保脾土，此補腎中真陰、真陽之至論也。更有勞心運用太過，飢飽勞役失調，以致後天心脾虧損者，設以根本為論，徒事補腎則元氣反隨而陷，化源既絕於上，腎氣何由獨足於下，縱下實而上更虛也。

　　又若六脈浮大無力者，此乃中氣不足，營陰有虧，而失收攝元氣之用，宜於溫補氣血之中加以斂納之味，如養營湯用五味子，更宜減去陳皮是也。

　　六脈沉細無力者，此元陽中氣大虛，大宜培補中州，溫補氣血。蓋脾胃既為氣血之化源，而萬物之滋補亦必仗脾胃運行而始得，故古諸方藥中必用薑、棗，即此意也。況中氣既虛，運行不健，故用辛溫於中鼓舞，使藥力自行，藥力不勞脾胃之轉輸，如歸脾湯之用木香、十全湯之用肉桂是也。

　　如六脈遲緩甚微者，則元陽大虛，純以挽救陽氣為主，輕則人參理中湯，重則附子理中湯，不得雜一陰分之藥。蓋陽可生陰，陰可化陽耳。

如六脈細數，久按無神者，此先天、後天之陰陽並虧也，早服八味地黃丸，晚服人參養營湯去陳皮，或十全大補湯去川芎，生地換熟地可也。

如兩寸洪大，兩尺無力者，此上熱下寒，上盛下虛也，宜八味地黃加牛膝、五味子，服至尺寸俱平而無力則仍用前湯，另煎參湯沖服。

如兩尺有力，右寸浮大而軟者，此元氣下陷，下實上虛也，宜補中益氣湯升而舉之。地既上升，天必下降，二氣交通，乃成雨露，此氣行而生氣不竭矣。

先天之陽虛補命門，後天之陽虛溫胃氣；先天之陰虛補腎水，後天之陰虛補心肝。蓋心為血之主，肝為血之臟，然更重乎足太陰脾也。夫脾者，營之本，化源之基，血之統也。且一方之中，與脈有宜有禁，宜者加之，禁者去之。

如應用十全大補湯，而肺脈洪大者，則芎、蓍應去，而麥、味應加者也。蓋川芎味辛而升，黃蓍味甘氣厚於味，故功專肺脾而固表也。

六脈無力，十全最宜，倘無力服參者，以蓍、尤倍用，只用當歸，勿用地、芍，蓋重在補氣則當歸為陰中之陽，地黃、白芍為陰中之陰耳。

至於地黃一湯，依脈輕重變化，萬病俱見神功。若六脈沉微，亡陽之證，暫所忌之。蓋雖有桂、附之熱，終屬佐使，而熟地黃、山萸肉一隊陰藥，乃係君臣，故能消陰翳之火也。其熟地黃重可加至二三兩，山萸只可用三四錢，蓋酸味獨厚，能掩諸藥之長，況過酸強於吞服，便傷胃氣矣。

此予姑取數端，以證變化之無盡，學者類推之，而自得其神矣。至於地黃湯以降為升，蓋濁陰下降，清陽上升，凡一切虛損之病，固宜久服者也。補中益氣湯以升為降，蓋清陽上升，濁氣降散，東垣先生特為虛人發散而設，不宜久服者也。

經曰：胃氣弱而百病生，脾陰足而萬邪息。又曰：脾虛食少，不能克化，補之自然能食，是則更有法焉。東方之仇木宜安，恐木實則侮土而厥張也。西方之子金宜固，恐子虛竊母氣以自救也。夫少火實為生氣之源，故中央之土虛則有補母之論存焉。

許學士云：譬如釜中水穀，下無火力，其何能熟？王叔和云：房勞過度，真火衰弱，不能上蒸脾土，中州不運，飲食不化，痞塞脹滿，須知補腎。腎氣若壯，丹田火盛，上蒸脾土，土溫自治矣。

統而言之，脾具坤順之德，而有乾健之運，坤德或慚，補土以培其卑監，乾健稍弛，益火以助其轉運。此東垣謙甫以補土立言，學士叔和以壯火垂世，土強則出納自如，火旺則轉輸不怠，火為土母，虛則補其母，治病之常經也。世醫不得其傳，一味消導，麥芽、神麴、厚朴、黃連，以為脾胃良藥，因而夭枉者不可勝數矣。可勝悼哉！

余又常見服補養氣血之藥，久似乎日衰，改服疏利之藥一二劑，而氣血似乎頓長者，此非補養之誤也。蓋因補養之日久，生氣既多，洩氣反重，且黏滯太過，血則壅而不行，氣則伏而不用，所以疏利一投，而氣血宣行，前功頓見也。

又有服溫補元陽之藥，久而元陽似乎日困，後服清涼

之劑，而元陽似乎頓壯者，此非溫補之誤也。蓋如春夏發生長養，則氣血流溢無拘，所以人多睏倦，若非秋冬閉藏之氣，何能為成實堅固之用耶？更凡一經或虛或病，而凡用或攻或補，重在一經為治者，其功雖捷，可暫而不可久也，久則勝負相爭，反增偏害之勢。

　　按：人有能食，食後而反愈倦者，何也？此胃不病而脾病也，故不能消化。其法當用六味地黃湯補坎水，加附子、肉桂補腎中之真火，以生太陰脾經之土，土得補而健運有權，則自然能消化矣。

　　又常見有人終日鬱鬱，全不戀食，勉強食之，亦覺相安，何也？此胃病而脾不病也。其法當補離火，以生陽明胃經之土，土健則飲食自旺，歸脾湯是對證之的藥。

　　方中棗仁一味，色赤屬火，味酸屬木，炒熟氣香，香先入脾，故赤能入心，酸能入肝，香能助脾，此乃補木生火，補火生土也。

　　又心生血，肝藏血，脾統血，三經同補，生生不已，此歸脾湯之所以得名也。經曰：虛則補其母。由此觀之，則是方更屬補其母之外家也。

　　又嘗見有人默默不欲食，食之則脹悶不安，此又何也？其人必中氣不足，飲食勞倦，脾胃俱病也。法宜朝服補中益氣湯以滋化源，加白蔻宣暢胸膈，砂仁、半夏醒脾開胃；暮服八味地黃丸補少火以生脾陰之土，脾胃均得補而健旺，自然能食而消化矣。

　　又常見時醫治脾胃之病，多謂肉黍所傷，又疑水穀之積，輕則神麴、麥芽，重則硝、黃、巴豆，克伐肆投，真氣愈促。豈知隔一隔二之治法，其效雖緩，其益無窮。譬

如淵深則流遠，根深則蒂固。況真臟既得生氣自相長養，飲食調和，五臟順昌，則長有天命，何病之有？雖有微邪，我之氣壯，何足懼之？偏勝之害烏有哉！慧以數十年之攻苦，參考諸家分經辨證，皆於癌寐神遊中得來，敢以告之同仁，知我者，當不以為僭也。

❖ 大便不通

《金匱真言》曰：北方黑色，入通於腎，開竅於二陰。故腎氣虛則大小便難，宜於六味加蓯蓉、前仁、茯苓，補其陰，利水道，少佐辛藥開腠理，生津液而潤燥。潔古云：臟腑之秘，不可一概施治。有熱秘，有冷秘，有實秘，有虛秘，有風秘，有氣秘。老人與產後，及發汗、利小便過多，病後氣血未復者，皆能成秘，禁用硝、黃、巴豆、牽牛等藥。

世人但知熱秘，不知冷秘。冷秘者，冷氣橫於腸胃，凝陰固結，津液不通，胃氣閉塞，其人腸內氣攻，喜熱惡冷，宜以八味地黃丸大劑煎湯飲之即癒。或用半硫丸碾生薑汁，調乳香末下之。或海藏已寒丸，性雖熱，得芍藥、茴香潤劑引而下之，陰得陽而化，故大小便自通，如遇春陽之和，水自消矣。然不若八味丸更神妙也。

予嘗體悟東垣之論，不用東垣之方，如潤腸丸、潤燥湯、通幽散之類一概不用，惟用六味地黃丸料煎服自癒。如熱秘而兼氣虛者，以前湯內加人參、黃著各五錢立癒，此因氣虛不能推送，陰虛不能濡潤故耳。

以上治法，予親試之，屢治屢驗，且又不犯大黃、桃

仁、枳殼等破氣破血之禁，可以久服，永無秘結，故特表而出之。

或問曰：何為不用四物湯？曰：四物特能補血耳，此是先天津液不足，故便難。

經曰：大腸主津，小腸主液。又曰：腎主五液。津液皆腎水所化，與血何干？故不用四物湯。

又問曰：如乾結之甚，硝、黃亦可暫用否？

曰：承氣湯用硝、黃，乃為傷寒從表入裏，寒變為熱，熱入三陰，恐腎水乾枯，故用硝、黃以逐去外邪，急救腎水。余獨禁用者，乃是論老人、虛人及病後人，腎水不足，以致乾枯，若再用硝、黃等藥以下之，是虛其虛矣，今日雖暢快，明日必愈結，再行下之，卒不能通矣。倘患此證者，當勸慰之，勿令性急，以自取危殆。況老人後門固者，壽考之征自是常事，若以六味常服，可以永保無虞。

❖ 小便不通

溲尿不通，非細故也。小腹急痛，狀如覆碗，奔迫難禁，朝夕不通，便令人吐嘔，名曰關格，嘔證一見，便難救矣。世人一見此證，用五苓散不效，即束手待斃。若鹽熨丹田，螻蛄、田螺罨臍之法，抑未也。

若津液偏滲於腸胃，大便泄瀉而小便不通者，宜五苓散分利之。若水停心下，不能下輸膀胱者，亦宜五苓散滲洩之。若六腑客熱，轉於下焦而不通者，用益元散以清之。若氣迫閉塞，升降不通者，宜升麻以提之，或探吐

之，譬如水注之氣，上竅一開而下竅自然通也。

經曰：膀胱者，州都之官，津液藏焉，氣化則能出矣。又曰：三焦者，決瀆之官，水液出焉。

可見膀胱但能藏水，必待三焦之氣化方能出水。有服附子熱藥太過，銷鑠太陰肺經，氣所不化，用黃連解毒湯而通者；有用茯苓陳皮甘草湯送下木香、沉香而通者，此皆氣化之驗也。以上治有餘之法。

至於不足之證，乃虛勞汗多，五內枯燥，脂膜既去，不能生津，膀胱中原無水積而欲通之，如向乞人而求食，窮而益窮矣。故東垣分在氣分、在血分而治之，以渴與不渴辨之。如渴而小便不利，此屬上焦氣分，水生於金，肺熱則清化之源絕矣，常於肺之分助其秋令，水自生焉。如天令至秋白露降，須用清金之藥，如生脈散之類為當。

又有肺虛者，蓋因飲食失節，傷其胃氣，陷於下焦。經云：脾胃一虛，令人九竅不通，用補中益氣湯，以參、蓍甘溫之品先調其胃氣，以升、柴從九原之下而提之，則清升而濁自降矣。

清肺者，隔二之治也；補脾者，隔三之治也。東垣虛則補母之妙用，類如此。此皆滋夫後天之化原者。

如不渴而小便不利，此屬下焦血分。下焦者，腎與膀胱也，乃陰中之陰。陰受熱，閉塞其下流。經曰：無陽則陰無以生，無陰則陽無以化。若淡滲之藥，乃陽中之陰，非純陰之劑，陽何以化？須用滋腎丸，此氣味俱陰，乃陰中之陰也。

至於真陰、真陽虛者，東垣未之及。真陰虛者，唯以六味地黃丸補腎水，滋腎丸又所當禁；真陽虛者，須用八

卷五

281

味地黃丸以補火方為合法。

至於轉筋喘急欲死，不問男女、孕婦、產婦，急用八味地黃丸料煎，緩則不救。或疑附子辛熱，不敢輕用。豈知腎氣虛寒，水冷冰凍之義，得熱則流通，捨此更有何物直達膀胱，而使雪消春水來耶？

丹溪云：予治一老人，患小便不利，因服分利之藥太過，遂致秘塞，知其胃氣下陷，遂以補中益氣湯一服而通。因先多用利藥損其腎氣，遂致通後遺尿一夜不止，急用八味地黃丸料加益智、骨脂煎飲，然後已。凡醫之治是證者，未有不用洩利之劑，誰能顧其腎氣之虛者哉？予故重為世戒也。

【治驗】曾治一人，二便不通，余令以牙皂炮枯，研細末三錢，調稀粥飲下，立通。

▲曾治梁世琦，因病後服附、桂熱藥太多，消鑠肺氣，小便不通。醫家又用四物湯加厚朴、豬苓、澤瀉，則脹滿加劇，湊上胸膈，膀胱脹滿，喘促不寧，告急求治。

余曰：「足下是有餘之證，乃附子熱藥之誤也。」用芩、連、知、柏、桔梗、梔子、茯苓、甘草、去白陳皮水煎，調沉、木二香末子服，一劑而小便行通如常。繼服六味地黃湯加麥冬，四劑而安。

▲曾治汪多才，年七十有六，患小便滴瀝，醉脹異常，醫用破血之劑，胸膈膨脹，人事昏暈，喘促無寧。余曰：「此非血蓄膀胱，何用破血為哉？醫誤之矣。」

仲景有云：小便不利者，為無血也。病在氣分，不當用血分之藥。此是蓄尿過滿，脹翻出竅，以致尿不得出，名為癃閉。吾用白蔲宣暢胸膈，砂仁、半夏醒脾開胃，肉

桂化氣，桔梗開提，生薑升散。令服是劑，且以手上拂其
肚臍，使膀胱之氣能轉運，斯竅自順而尿如湧矣。少頃，
果自言鬆了大半而便下行，轉瞬又行，則安然熟睡，睡起
又行，腹消如故。即於前方中加參、苓、蓍、朮，數劑而
安。

▲曾治吳鹽商，患小便不通。余以加減禹功散，用去
白陳皮、桔梗、赤茯苓、澤瀉、白朮、木通、條芩、黑山
梔、法夏各三錢，升麻、砂仁、甘草各六分，水煎服。少
時以雞翎探痰吐之而通。

此方妙在兼用吐法，譬如滴水之器，閉其上竅則澀，
拔之則水通流洩矣。余用此方，活人亦多，敢告同志。

▲曾治黃學畬，小便閉塞，醫用寒涼之藥過多而不通
者，是元氣虛而不能輸化也。

余用補中益氣湯加澤瀉、肉桂化氣而通。繼服六味地
黃丸加麥冬，至一年而體健。

▲又治一人，小便淋瀝不通。予以六味丸料倍茯苓、
澤瀉而通。

▲又治一人，體腫喘嗽，小便不通。與之補中益氣
湯，兼服金匱腎氣丸而安。

▲曾治老農田子有，患小便不通，小腹脹滿。經云：
此證宜急治，緩則殺人。余用連根蔥白一斤，搗爛炒熱，
入寸香三分，以布裹分作兩處更換熨臍下，即通，遂煎服
六味地黃丸料二劑而安。

▲曾治駱欣，患傷寒小便不通。余以皮硝少許，水煎
化，用新青布蘸水搭臍上並小便上，頃刻立通。諸藥不
應，此可治之，男女同法。

▲曾治一龍姓，大便閉結不通。余用大黃、皮硝、牙皂三味，等分水煎，一服立通。

▲又治一人，患前證。余用大黃三錢，皮硝五錢，好酒一碗，泡化服之，立通。

▲又治一人，患前證，以皮硝五錢，熱酒化開，澄清去渣，入香油四五茶匙，溫服立通。

▲曾治成老人，陰痿思色而精不出，小便澀痛如淋。余以八味地黃丸料加前仁、牛膝而安。後遇大小便牽痛，愈痛愈欲，愈便愈痛，以此方服之最神。

▲曾治郭平，大便閉結。余用不蛀皂角，安瓦上燒於馬桶內，令患者坐上，燻其便門，立通。

▲曾治一人，患前後不通，脹滿悶亂。余以甘遂末水調敷臍下，以甘草節煎湯飲之，小水來如湧泉，少頃，大便亦通矣。

▲曾治一人，患證如前，關格脹滿，命在須臾，又居窮鄉，無處覓藥。余令以獨蒜燒熟去皮，微搗綿裹，納下部，冷即易之，立通。

▲曾治一人，患二便不通。余用苦瓜蒂五錢，川烏、草烏、牙皂、北辛各三錢，胡椒一錢，麝香三分為末，吹入肛門內，立通。

歌曰：二便閉結甚難醫，急炒鹽來塞滿臍，蒜片覆鹽堆艾熨，利便良方少人知。

以上諸案，余係記用古方，屢試屢效，救危亡於頃刻，但要身體強壯者，方可用之。若富貴之人，多因內虛所致，尤須斟酌用開提之法，或補中，或八味，斯為至善，不可魯莽從事，以致有誤人性命也。

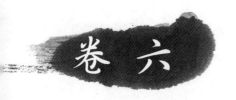

❀ 女科要言

語云：能治十男子，莫醫一婦人。蓋言審病認證之難也。何則？凡治病不外望、聞、問、切四法，然婦女見人，顏色每多嬌羞，聲音每逾卑小，則聲不得其正，色不得其平，而脂粉叢中，又不得任我之回詳審視，則望、聞之法廢矣。且病多不便之端，難為告語，欲詰其所以，詢其所由，莫得一二，診其脈氣無定，紡緝織紝之餘，脈因而動，目瞑嗜臥之際，脈因而靜，而問、切之法又廢矣。自非悉心觀變，闡明至理，烏能臨證別有一種元機，遍見五內而方藥得當哉？

然男婦之病，不外性情之邪正。由正而致病者，其病雖險而奏效亦速；由邪而致病者，其病雖淺而見功尤難。慧入杏林，閱歷有年，常見德性溫良、舉止端莊之婦，孝敬公姑，相夫教子，勤務女工，廚灶井臼，雞犬桑麻之事，俱皆一一盡善，此女中君子也，必無災病。偶或起居失節，飲食失宜，感冒風寒，亦易為治。若逆妒險惡，失敬失養，奪夫之權，罔尊凌卑，醉飽自耽，全無婦德，又見一等自不生育，不容納妾，致夫絕嗣，此罪重惡極，天教病入膏肓，即有盧扁再生，亦難治療。

余痛識此弊已久,今於婦科篇首,因立醫方,借做勸戒。至於分經辨證,按法治病,惟馳遠之書,於婦科門中獨步千古,余不揣譾陋,略為增補,附錄之,以為後學廣一津樑云爾。

❖ 調 經

大凡經水不調,必皆因病而致,無病之婦,蓋未有不調者也。經曰:女子七歲而齒;二七而天癸至,月事以時下,交媾而成孕;七七而天癸絕,地道不通而無子。乃天然不易,安有所謂經水不調者哉?

蓋為病所阻,營衛經輸不能自裕,運行升降皆失其常,以至月事衍期,或前或後,不以時下,倘若不能分經辨證,按法治病,徒用調經諸方,非但經不調,病不除,而不死者幾希矣,務必求其所以。

致病之由,或為六淫外邪,或為七情所傷,或為飲食傷脾,或為痰飲阻隔,或本氣多火,或多血妄行而經無常,或素稟虛寒,陽氣不運而血滯,或經水短澀由於陰津枯涸,或崩中帶下,或因脾胃氣虛,凡此務宜審其病屬何經,察其本氣虛實,辨其寒熱陰陽,確有所據,而後按法以治其病,而營衛經輸各自流通,運行升降悉如其常,則經自調矣。所謂治其病正以調其經,上乘法也。

從來女科皆重在調經,謂經不調不能受孕,故專以調經為主。以愚觀之,殊屬不然。常見有子之婦,無論經水調與不調,皆能受孕;其無子者,並非五不女之類,雖月信如期,終身不產,此蓋天地化育之妙,有不可得而知

齊氏醫話醫案集

也。其調經之說竟可以不必，而治病之道必不可不講，若病不除，非但不孕，命且危矣。

予故諄諄曰：治病是其要訣也，推之安胎、催生，亦皆當以治病為要。其秘屢試屢驗，其理可信可憑。女科諸書各形紕繆，予非敢私執臆說，創闢新奇，竊恐膠柱鼓瑟，良多貽誤。《南華篇》云：曲士不可以語於道者，束於教也。同志君子，尚其鑑之。

六淫外邪，乃風、寒、暑、濕、燥、火也。天有六氣，分為四時，序為五節，過則為害，淫生六疾。

何謂六氣？陰、陽、風、雨、晦、明是也。風淫末疾，四肢緩急，風證也；陰淫寒疾，寒過則為寒證也；陽淫熱疾，熱過則喘渴，暑證也；雨淫腹疾，雨濕之氣為洩，淫濕證也；晦淫惑疾，宴寢過節，則心惑亂，燥證生矣；明淫心疾，思慮煩多，心勞生疾，火證作矣。春秋前賢和氏已詳言之，其為病各不相同，然要不外乎六經，以六經之法按而治之。更當察其本氣，虛、實、寒、熱、陰、陽則皆得之矣。

七情為病，不必穿鑿於所因，統而言之，皆為抑鬱憤懣之氣阻遏胸中，以致飲食漸減，則生化之源漸窒，因而經水不調。法宜主宣暢胸膈，條達脾胃，收攝腎氣。方宜黃蓍、白朮、茯苓、遠志、砂仁、白蔻、半夏、桔梗、菟絲、骨脂，更當相其本氣而為加減。

飲食傷脾，宜用蓍、朮、參、苓、砂仁、神麴。痰飲阻膈，宜六君加炮薑、草果。火邪迫血妄行，宜用生地、丹皮、桃仁、童便涼血活血，更加參、蓍補氣以統攝之。素稟虛寒者，宜用參、蓍、白朮、薑、附、肉桂。若脾氣

虛弱，不能統血而為血崩者，宜用蓍、朮、參、茸、山藥、芡實、骨脂。

凡血妄行者，或上行而為吐衄，下行而為崩漏，均皆脾虛不能統攝所致，法宜大補中氣，以固脾胃，此一定之理也。

慧常見婦女因月信來日不善調養，其六淫外邪乘隙而入血室，經期一至，血不下行，上逆吐衄，名曰逆經。余每用四物湯大劑，加大黃（酒浸）五錢水煎，入童便和勻溫服。血熱者，用生地一兩；血寒者，去生地，熟地備加。血止，然後察其虛實調理。

曾治一婦，患奇證，每當經期，腹中痛連少腹，引入陰中，其經血不行於前陰，反從後陰而行，三日則腹痛諸症自已。次月當期，亦復如是。延予診視曰：此太陰脾氣虛弱，不能統攝少陰，真陽素虛，陰寒內結而為腹痛，侵入厥陰，則痛連少腹，引入陰中。其證總為三陰寒結，阻截前陰，經血不能歸於衝任，而直趨大腸。

宜用蓍、朮、參、苓大補中氣，附、桂、薑、砂以驅少陰之寒，吳萸、川椒以散厥陰寒結，更加山藥、芡實兜澀大腸，香附、萬年霜（老瓦房前半面瓦縫內黑陽塵條，取來炒用妙）引導前陰，一定之理也。其夫依法調理數月，則經自調，乃未幾而自受孕矣。

女科書或有調經先去病之說，然不能分辨六經，按法治病，如所載赤白帶下、白淫、白濁、癥瘕積聚、疝癖、腸覃、石瘕諸證，但執一方而無可憑之理。誠恐貽誤世人，余故作是書而明其要訣，雖僭越無似，實出於不得已也，否則，曷敢更置一喙哉？

◈ 經 閉

　　經閉不通，各有所因，未有無因而經閉者也。從前女科諸書不能分經用藥，所載方論概不足錄。今酌定治病手眼，總在臨證之際詳細審問，得其所因，確有所據，按法為治，其應如響。

　　若其人陰虛火旺，精血短少，漸至乾枯而經不行者，宜用地黃、阿膠滋陰養血，丹皮以瀉血熱，降真香以行血中之氣，香附片以通其經而經自行。

　　若其人陰盛陽虛，冷積胞門而血不歸經者，法宜附、桂、薑、砂以逐冷積，蓍、朮、參、苓大補陽氣，使陰退陽回而經自行。

　　▲曾治龔雲從之婦，經信兩月未行，醫用膠艾四物湯加紅花二十餘劑，則芒刺滿生舌苔，腹膨作瀉，人事睏倦，身重惡寒，雲從來寓求治。予曰：「飲食減少，腹膨作瀉，屬太陰；人事睏倦，身重惡寒，屬少陰；苔刺乾黑者，陽虛不能薰騰津液之所致也。」方用蓍、朮、薑、附、砂、半、桂、苓、骨脂。服六劑而身發大熱，吾知其瀉旦夕必自止。再三劑，其瀉止矣。

　　身熱漸微，而腹中又覺大熱，其夫恐附子太過。予曰：「裏陽來復，佳兆也。積陰可化，經當自通。」又十餘劑而人事康復，飲食加健，膨脹俱消，舌苔盡退，經信行通如故。

　　有為精積一證，乃因經信當行，血海未淨，而強與交媾，精與污濁互結而積於胞胎之中，以致阻塞，經閉不通，狀似有孕而證不同。

有孕之婦飲食喜惡不常，且腹中胎息汩汩微動；精積之證悶亂不安，飲食不下，腹無胎息可驗，更當密問其夫果有此事與否，以憑用藥，庶不致誤。

其法攻堅破結，方用糯米一兩，斑蝥十五個，同炒黃色，易斑蝥再炒，去斑蝥，用糯米、花乳石一兩，石硫黃五錢，同煅煙淨，取出研末；山羊血、甲珠、製硫黃、無名子、肉桂、黃蓍、白朮、人參各五錢，巴霜、紅花、桃仁、降真香各三錢，飛淨硃砂一兩。虛寒者加薑、附五錢；火旺者去肉桂，加大黃、香附各五錢。以上共細末，吳神麴糊丸。每用開水送五錢，攻破堅結即癒。若用藥不得其法，延至牢不可破，無能為也。

有為濕痰占據胞胎者，其腹漸大，白帶常來，飲食非如孕婦，喜怒不常，且又無胎息可驗，皆由脾胃素虛而生化之源為留飲窒塞，是以精血不行，兼之腎陽不足，不能化氣，故痰踞之。法宜六君子湯加砂仁、草果、薑、桂、南星、香附，其痰自隨白帶長驅而下，其腹漸消，經信通而受孕矣。

通經之道，仍在治病調經門，言之已盡悉矣，茲不復贅。

❖ 安 胎

安胎之道，法當求其動胎之故，未有無故而胎自墮者。其中或因脾虛氣弱而不能載，或因縱慾傷腎而不能安，或因攀高，或因跌撲。凡此均宜大補元氣，調理脾胃，用蓍、朮、參、苓、覆盆、骨脂。若火旺，加阿、

地、歸、芎；虛寒者，加附子、薑、桂；若胃有寒痰，加炮薑、半夏；若嘔逆，加砂、蔻、吳萸、丁香。

若兼三陽外感，頭痛壯熱，表邪大盛，正氣受傷，而胎痛不安者，則當分經解表，以去其邪而胎自安。若為三陰中寒，陰邪內攻，下利厥逆，腹中急痛，其胎必動，宜亟回其陽以驅其陰而胎自安。陽明內結，火邪入胃，鑠竭陰津，胞胎立壞，外見惡熱不眠，舌苔乾燥，噴熱如火，大便閉結，法當亟驅其陽，以救其陰，能治之於早，擅自見機調養，不失其宜，胎亦可保。

▲曾醫房嬬，懷孕三月而患熱病，求予藥。吾見其口燥心煩，渴欲飲冷者，陽明裏熱也，法宜白虎湯以撤其熱；汗出惡熱，大便閉結者，胃實也，法宜調胃承氣湯以蕩其實；口苦咽乾者，少陽腑證也，法宜黃芩以瀉腑熱；舌苔乾黑，芒刺滿口者，內火鑠乾津液，陰欲竭之徵也；腹微痛而胎欲動者，熱邪逼及胞胎者。若不急行驅陽救陰之法，胞胎立壞，不可為矣。

即用白虎湯合調胃承氣湯加黃芩，一劑而熱勢略殺。再投一劑，瀉下二次，結去津回，諸證皆癒，其胎立安。此但治其病，不必安胎而胎自無不安也。

曾見懷孕五月者，卒病中寒，頭重如壓，腰痛如折，厥逆惡寒，腹痛急而胎欲墜，法當急驅其陰，以救其陽而胎自安。庸工不知分經辨證，但用膠艾四物湯數劑，其胎竟墜且殞其生。

又見懷孕七月者，漏下清水，時值秋分之際，燥令大行，乃為肺經受燥。醫者不識，謬執成法，以為脾虛，而用耆、朮、砂、半之藥不效。又謂藥不勝病，再加大劑十

餘服，水更加甚而胎落矣。其後仍復下水，醫謂小產後元氣暴虛，更重用大補數劑，而證變喘促直視，口不能言。延予診之，右寸洪勁無倫，面色焦槁，肌膚燥燥，鼻翼煽動，吾知其不可為矣。

乃斥醫者曰：子謂脾虛，何所徵驗？蓋脾虛者，當必自利不渴。今大便結硬，口乾心煩，乃為秋燥傷肺，其氣下迫胃中，津水長驅而下，而反用蓍、朮、砂、半健脾，愈助其燥而肺愈傷，今見脈動無倫，鼻翼煽動，乃肺氣立絕之候，尚何可為哉？醫者不能置喙，少頃氣湧而死矣。冤哉！惜予遇之不早也。

明年九月，又有懷孕七月受秋燥而漏下清水者，其證與前死者無異，其家懼而求吾藥。診視之，依然右寸脈洪勁，皮色乾枯，心煩不眠。吾用天冬、麥冬、玉竹、薏仁、阿膠、雞子白以清肺燥，桔梗開提，甘草和中。一劑而效，五劑痊癒。可見安胎必當治病，病不能除，命且去矣，可不慎歟！

孕婦小便癃閉不通，女科書名轉胞，謂氣虛則胎下墜，壓翻膀胱為轉胞，因而胞系了戾（了戾者，紋細也），小便不通，法主大補中氣，何其胡說也？胞為胎胞，膀胱為尿脬，並非尿胞。小便不通，關系出竅，於系何干？何必曰胞系了戾耳。小便不通，名曰癃閉，不宜驟補，法當宣暢胸膈而醒脾胃，使上焦得通，中樞得運，而後氣化能行。

方宜白蔻、砂仁、半夏、肉桂，加桔梗開提，生薑升散，俾轉運之機乃得先升而後降。妄投蓍、朮、參、芩，壅遏不行，有何益哉？

觀胎前諸證，惟惡阻一證為中脘停痰，可為定例。其有子淋、子腫、子懸、子癇、子喑等證，皆有寒熱虛實不同，務必察其根由，確有所據，而後按法用藥，方為妙矣。女科諸方，中肯綮者鮮矣，吾誰適從耶？

〔附〕胎前預服良方

炙黃蓍、製白朮各三錢，炙草八分，覆盆、菟絲子（俱酒炒）、白茯苓、破骨脂各二錢，西砂仁、廣陳皮各一錢，煨薑一片。水煎服。

若體虛者，加歸、地；火旺者，去砂仁，加黃芩。此方並宜多服，自受孕以後，即服是藥，不可停歇，俾元氣足則胎自固，而無墮胎之患；內氣充則產自易，而無難產之厄。且臨產不受虧，產後必無病。胎元足，兒體堅，此為培母親之後天，即所以毓兒之先天上乘法也。

凡孕婦有病，必當及時治之，務令其病盡癒，元氣康復，飲食加健，方無後患。切不可遺其病於產後，治之更難，甚且不救，慎之慎之。

❖ 催 生

孕婦難產，亦各有所由來。懷胎十月，神完氣足，必自力娩產。母無病，其產自順。今既發動，兒已出胞，頭已向下，曷為三五日不產，其中必有所因。或為氣虛，不能運送，宜用蓍、朮、參、芎補氣之劑；或為血虛甚而不流利，宜用髮灰、阿膠、龜板；或為疾病侵害，以致難產，當按六經之法，分經用治，使病去而產自順。醫不知此，任用催生諸方，無端妄投，徒斃其生而已矣。

曾見產婦臨盆，數日不產者，其證嘔吐不止，腹中大痛，少氣懶言，身重無力，此少陰證也。

催生諸方不可用。吾用蓍、朮、附、桂、砂、半、炮薑、吳萸，一劑而嘔止。但仍腹痛未減，依然少氣無力，於是倍用蓍、朮，再投一劑，則腹痛止而氣力漸加，其產如達，母子俱無恙。

又醫一證，發動六日，兒已出胞，頭已向下而竟不產，醫用催生諸方，又用催生靈符，又求靈神爐丹，均皆無效。延余診視，其身壯熱無汗，頭項腰背強痛，此太陽寒傷營也。法主麻黃湯，做一大劑投之，令溫服。少頃，得汗熱退，身安乃索食，食訖豁然而生。

此皆治其病而產自順者也。

❖ 產後論

女科諸書醫產後諸病，當以大補氣血為主。此言雖得其大概，然有當補不當補者。而當補之中又有分別，血虛補血，必當兼補其氣；氣虛者，必不可兼補其血；其氣血兩虛者，法當重在補氣，蓋陽生則陰長也。

嘗觀女科諸方，往往偏勝補血，而又且兼重破血。然產後內臟空虛，必不可破，縱有瘀血，亦不必破，務在求其所以然者，是必因病而致。治法總當辨其寒熱、陰陽、虛實，對證用藥，使病去而瘀自行。不知治病，僅知破血，必殺之矣。

產後昏暈，不省人事者，俗名血暈，主用破血，千古貽害。此為氣虛陽脫，法當重用參、蓍以固其脫。若兼厥

冷，更加薑、附方能奏功。

又如血脫一證，乃為暴虛，不能統攝，法當大補其氣，以固其脫。

此二證皆為氣虛，並非血病，不可破血，愈傷其元。並不可兼補其血，以致陰愈長而陽愈消，速亡之道也。惟人參一物最妙，俗醫云此物提氣，又恐吊血，死不敢用，不知何所本也？蓋血脫者為氣虛不固，惟參能固；瘀血不行者，多為氣虛不能運行，惟參能行。此最妙者，能於臨產時用參一錢以助內氣則易產，且無虛暈、虛脫之患。邇來參貴，可用鹿鞭切片二錢，水煨爛，入鹽少許，連渣服。鹿鞭大補腎陽，其功效勝於參。

至有產後心腹痛者，多為中寒，女科書皆曰血氣，亦主破血，不知法宜蓍、朮、薑、桂、人參、砂、蔻。若兼表證，仍當分經解表，合而治之，斯為至善也。所貴治病，病去而瘀自行。

▲曾醫一證，產後而瘀未行，小便滴瀝，醉脹異常，醫用破血之劑三服，更加胸腹脹滿，人事昏迷，喘促不能臥。余曰：「此非污積。仲景有云：小便不利者，為無血也。此病在氣分，不當用血分之藥。」蓋為膀胱蓄尿過滿，脹翻出竅，致尿不得出。吾用白蔻宣暢胸膈，砂仁、半夏醒脾開胃，肉桂化氣，桔梗開提，生薑升散。令服是藥，並教以手從上拂，而膀胱之氣乃能轉運，斯竅自順而尿出。果如吾言，其竅通利，自言寬了一節，旋即又行，更覺舒暢，乃索食，食訖則安睡，睡起再行，腹消如故。於是改用扶脾健胃之劑，數服而痊癒。此所以小便不利而驗其無血也。

▲又醫產後一證，身重惡寒，飲食不下，大便瀉，小便不利，腹中痞塊作痛，庸工謬謂血氣，用元胡四物湯加蒲黃服之無效，轉加膨脹矣。於是再加厚朴、木香，則脹滿加劇，湊上胸膈，喘促不能臥。

予曰：「其身重惡寒者，少陰證也；腹中痞塊作痛，陰寒凝結也；食不下者，陰邪逼塞胃口也，且陰邪下奔而作瀉；膀胱無陽，其氣不化而小便不利。凡此皆為病在氣分，彼妄投血藥，陰愈長而陽愈消。又誤破其氣，則氣虛而邪愈湊，其證危矣。」

吾用砂、蔻、薑、半宣暢胸膈，溫醒脾胃，附子禦陰，肉桂化氣，使上焦得通，中樞得運，而後氣化行；桔梗開提，生薑升散，俾轉運之機乃得先升而後降。一劑而小便通，胸膈略寬。再加蓍、朮，三劑而腹痛止，脹漸消，飲食加健，身復發熱。

其家曰：「表見發熱，何故也？」予曰：「真陽來復，休徵也。」經曰：傷寒先厥後發熱，下利必自止。再重加黃蓍、白朮而瀉止，其脹更消。忽加口渴，腹中作餓，食未久又索食，其家恐服附、桂助起胃火，故能消食，商議改用清涼。

余曰：「不可也。經曰：脈滑而數，手足自溫，渴欲飲水，飢欲得食，此陽進欲癒之證也。」再加益智、骨脂收固腎氣，又二劑而身輕，腹脹俱消。再加覆盆、菟絲、鹿鞭兼補腎陽，數劑而痊癒矣。痞塊消弭，終無血行下者，調理兩月，經信行通如故。

曾見一婦，腹中有塊作痛，醫者因以行瘀未見血下，轉增膨脹，更加檳榔、厚朴、木香、沉香，數劑而脹滿加

齊氏 醫話醫案集

甚。庸工謬謂成血蠱矣，竭力破之，其脹彌堅，飲食不下。連更數手，皆為破血消脹，氣湧息高而死矣。此病在氣分，誤用血分藥之覆轍也。前條雖誤，隨即改用陽藥，著著合法，病故癒。此則專從破血，恬不自悟，其遭死也，宜哉！

產後胞衣不下，多由氣虛不能送運，方中必兼大補其氣，否則非法也。

下胞衣方：

人參，黃耆，白朮，肉桂，山羊血，無名子，沒藥，苡仁，硃砂，楂肉，紫降香，製硫黃。以上各等分為末，飯碾成丸，梧子大。開水吞服五錢。

又方：用芡實葉大如盤者，取完全無破損，曬乾備用。凡用一葉，扯作三塊，水煎濃汁，酒和服，薑湯亦可，其胞衣即裂為三塊而出。扯作二塊，其胞衣即裂二塊而出。此方得之萬天純，屢試屢驗。又聞臨川世醫黃在田下胞衣用紅菱葉，用法與前方同，功效亦同，屢經試驗。

凡用此方，必察其果為胞衣未下者，方可徑用。若遇駢胎，產下一個，腹內稍停，因母氣虛不能送，必俟母氣來復，此等方藥切須仔細，不可妄投，恐傷兒命。

黎明入署，有洪元正薄莫問曰：「吾姊於午間產一女，胞衣未下，特來求方。」予問：「此刻人事何如？」曰：「其腹仍大，不作脹痛，飲食有味，嗜臥懶言，別無所苦。」予曰：「此駢胎也，還有一個在內，故腹大而無所苦。若為胞衣灌血，勢必濁氣上干而為脹痛悶亂，莫可名狀。欲其飲食有味而安靜，何可得也？此為氣虛不能運送，觀嗜臥懶言，駢胎顯然矣。」

吾用黃蓍、白朮、苡仁各三錢，肉桂、半夏、益智各二錢，生薑一片，令即煎服，明早再看。次日元正來云：「吾姊服藥後即熟睡，至半夜又產一女，胞衣隨落無恙。」可見用藥必當詳察，不可忽略，此明驗也。

❀ 乳　病

　　乳汁不行，各有所因，或血弱氣虛，不能生化，宜服參、蓍、歸、桂、乳香；脾胃虛寒，宜服蓍、朮、參、桂、砂、附、薑、半；或內臟多火，津枯血燥，而生化無源，宜用歸、地、阿膠、橘核、苡仁、栝樓仁之類；或因外邪阻滯，法當分經用藥，以去外邪，則乳自通。如女科書所載通草、漏蘆、豬蹄、湧泉諸方，皆非正理，不可用也。

　　妒乳、吹乳二證，女科謂因兒口氣內外吹乳，則乳汁不行而成腫硬。此說荒唐，實為解懷乳子，外邪乘隙侵入乳房，壅塞乳道，腫硬而痛，閉久則潰，斯為乳癰。

　　若初起未潰，宜用白芷、半夏、桔梗、甘草、白蔻、乳香、生薑煎服；外用生南星、薑黃、白芷研末，砂糖調敷，內外兼治而散。若兼三陰，加附、朮、薑、桂；若兼口渴、惡熱、形色焮赤、頂凸，宜加芩、地、栝、貝；若兼三陽表證，法當分經解表，更當看其本氣，察其虛實，依法用藥，自能中肯矣。

　　愚意窮鄉僻壤，醫藥不便者，用蒲公英，路傍地角肥土多生，數葉一莖而花，一名黃花地丁草，俗名山萵苣菜，此乃毒瘡要藥，岐天師統治諸瘡，余多用之，搗爛入

甜酒一碗，溫服，取渣包乳患處，效如桴鼓。

以上皆驅逐消散之法，不令外潰，無害乳房為妙。

若已潰成膿，又當重蓍、朮、參、芩、歸、桂、乳香，極為排托，則乳房無損，日後有乳。

若已成潰陷，外用紫草一兩，真麻油四兩，浸三日去渣，將白蠟一兩打碎於油內，漫火熬烊；另用白芷一錢，松香、降香各三錢，枯礬、輕粉各二錢，共研極細末，投油內攪勻。候冷，以小籤子一塊，挑起撬開，刮入陷中，上蓋膏藥，內服托藥，排托收功。或者可冀僥倖，乳房不致有損耳。

乳岩一證，由脾胃素虛，痰飲停積，攜抑鬱之氣而膠結乳下成核。此病在氣分，不可用血分之藥，如流氣飲等方皆不中用。法主理脾滌飲開鬱散結，方用六君子湯加石菖蒲、遠志、南星、白蔻。若虛而寒者，更加薑、附。

乳懸一證，謂因產後瘀血上攻，兩乳伸長，直過小腹，痛不可忍。其說荒唐無理，不可信。其方主用芎、歸，皆不通，不足錄也。

歷代女科諸書可謂備矣，然而見理多有不確，用藥鮮能中病。予不揣魯劣，舉女科之要而言之，蓋欲學者不誤於所往也。但於各證微發其端而未詳其治，務當熟讀三百九十七法，體備六經陰陽之理，則信手拈來，頭頭是道。否則，不但不得女科之要，並不足以言醫也。

馳遠舒先生苦心於醫，發菩提心，運廣長舌，特出手眼，並度金針，女科書另闢一境界，使學者能珍寶之，又熟體之，則舉病即迎刃而解矣。予故摘錄入是書中，便於參覽以廣其傳。

❖ 調經論

愚按：經曰：飲食入胃，游溢精氣，上輸於脾，脾氣散精，上歸於肺，通調水道，下輸膀胱。水精四布，五經並行。又曰：二陽之病發於心脾（二陽：肚子、大腸），有不得隱曲，女子不月。故心脾和平，則百骸五臟皆潤澤而經期如常。苟或心脾受傷，則血無所養，亦無所統，而月經不調矣。

是故調經當以理心脾為主也，學者不可不知。

丹溪曰：先期而至者，血熱也；後期而至者，血虛也。竊謂先期而至者，有因脾經血燥，有因脾經鬱火，有因肝經怒火，有因血分血熱，有因勞役火動；過期而至者，有因脾經血虛，有因肝經血虛，有因氣虛血弱。

主治之法，脾經血燥者，加味逍遙散；脾經鬱火者，歸脾湯；肝經怒火者，加味小柴胡湯；血分有熱，加味四物湯；勞役火動者，補中益氣湯；脾經血虛者，人參養營湯；肝經血虛者，六味地黃丸；氣血虛弱者，八珍湯。

蓋血生於脾土，故云脾統血。凡血病者，當苦甘之劑，以助陽氣而生陰血；凡肝脾血燥，四物為主；肝脾血弱，補中益氣為主；肝脾鬱火，歸脾湯加柴胡、白芍為主；肝經怒火，加味逍遙散為主。病因多端，不能悉舉，智者臨證詳審可也。

【治驗】一婦人晡熱，肢體瘦倦，食少無味，月經不行，或鼻衄，或血崩半載矣。醫用清熱、止血、順氣不應，更加寒熱，且時欲作嘔。余曰：此鬱怒虧損脾胃，虛火錯經妄行而然耳。朝用補中益氣湯，夕用六味地黃丸，

半載而痊。

▲一婦人素沉靜，晡熱，內熱，月經不調，或一月、二月一行，或齒縫出血，或舌下，或咽喉出血碗許。如此年餘，醫與清熱涼散藥益甚。問治於余，余曰：此肝脾血熱上行。先用加味歸脾湯，後用加味逍遙散，兼用補中益氣湯加麥、味、茯神、遠志、山藥、熟地攝血歸源而經自調，前證如失。

▲一室女，年十七，腿外臁忽腫，起一紅點作癢，搔破，鮮血如注，飛出小蟲甚多。審察其由，每先寒熱，兩耳下或結核。

蓋外臁、耳下俱屬少陽，膽為肝經之腑，肝主風熱生蟲，血得風熱而妄行，肝火旺而出血，其少陽、厥陰，陰陽並虛矣。凡病虛則補其母，腎乃肝之母。

余用六味地黃湯以滋腎水、生肝木，四物湯加柴胡、山梔、鉤藤生肝血以抑風熱而瘥。

✥ 傳授靈丹

昔在武昌，超凡夫子曾囑余曰：子今既遊吾門，當知濟人利己之法，吾於載籍中選擇靈應丹頭修合數料多年，用皆奏功，今以授子，其中神妙不可測度。宜虔心依法修製，瓷瓶收貯，出入佩帶身邊，路途中可預防自己之病，亦可力救他人之生。

但須誠心施治，不論富貴貧賤，酬償聽其有無，不可刻較錙銖，致遭殃咎，至於肆中售賣，無妨平價。古人云：半積陰功，半養身子。其勉之勿怠。

遇仙丹（即神保丸）：

廣香、胡椒各二錢半，全蠍七枚，巴豆十枚（去油研末）。共為極細末，水打為丸，如火麻子大，硃砂水飛淨為衣，每服三七粒。

此丹專治心腹諸氣疼痛，及肺氣盛、氣喘、氣噎、血積、宿食、面酒過度，俱用生薑、柿蒂湯送下。諸氣中，惟膀胱、腎氣、脅下三處氣痛者最為難治，獨此丹用小茴香酒下，效如桴鼓。

神仙萬病解毒丹（一名太乙紫金丹，一名玉樞丹，一名紫金錠子）

雄黃、硃砂、麝香各三錢，川文蛤二兩，山慈姑（去毛）二兩，紅芽大戟一兩五，千金子仁（去油）一兩。主人揀選上品藥料，淨室中精製。

卜端午、七夕、重陽，或天月德、天醫、黃道，先朝齋戒三日，至期更衣、沐手、薰香，拜禱天地畢，將藥稱準，重篩七次，再和再研，糯米稀糊調和，軟硬得當，入臼杵搗勻，光潤為度，每錠一錢。

隨使用人外，一切忌見，貓犬六畜均忌。此方之妙，惟在潔身誠心；若一有草率，用之便不靈應。

此丹專治瘟疫、煙瘴藥毒、蠱蠱腫脹、河豚菌毒、自死牛馬、一切諸毒，涼水磨下，得吐亦佳。傷寒陰陽二毒，心悶狂言，喉痹、喉風，冷水磨薄荷一小葉吞下。一切癰疽疔毒及諸惡瘡，無名腫毒，用無灰酒磨服，冷水調塗。小兒急慢驚風、五疳五痢、脾病黃疸、隱疹瘡瘤、痘毒攻心，並用蜜水磨三分服。傳屍勞治之能斷根，治驗詳載三卷中。

凡病有疑似難明，即以此丹磨服，能治數十種雜證，用引各殊，詳載《金鑑》及《保元》諸書中，茲不多贅。

沉香丸（即百消丸）：

沉香、紫菀（不拘多少）、香附、靈脂各四兩，黑丑八兩（去頭末）。老酒醋米糊為丸，梧子大。每服六十丸，酌加，每飯後一時許，生薑湯送下。

此丸大能消酒、消食、消痰、消氣、消水、消腫、消脹、消痛、消積、消痞、消塊，消而不見，響而不動，藥味平淡，奏效神奇。單用百消丸，實者宜之，虛人則忌。加沉香降氣和胃，白蔻宣暢胸脾，不傷元氣，病去而飲食如常，誠為良藥。

前三方修合配製，務要精工得法，否則世人亦有知者，何以用之多不見效耶？

紅靈丹：

明雄、硃砂、礞石、火硝、月石各六錢，麝香、洋片各二分，佛金四十張。各製合研極細末，瓷瓶收貯，勿令洩氣，輕重量用。此丹或燒酒、冷水打丸，梧子大。

專治感冒、傷風、傷寒、傷暑，用溫茶送五丸；慢緊痧脹，稍冷茶下；中惡、中毒、暴病、五絕，將此丹水擦牙，下咽即活，重者三五丸，勿多，過服冷水解；九種心疼、腹痛、哮喘、痰嗽，溫茶送下；口熱，少許輕擦；牙痛，碎一丸，放痛處；小兒急驚、五疳諸積、食傷飽脹、霍亂吐瀉，用三丸或二丸，放舌尖上，和津嚼之，凡麻冷水吞，寒證用溫茶；時證瘟疫，沿門傳染，用銀簪點大眼角中（男左女右），能治一切癰疽疔毒，陰陽瘡癤、痰核、痰疱，以及蜂螫蟲咬，初起未陷，用蔥頭酒煎，加蜜開

擦，陽瘡加豬膽汁擦，吞三五丸即消；婦女月經或前或後，俱用黃酒送下五丸、七丸，取汗立效；佩之在身，不染瘟疫；並治六畜染疫，均點眼角，點忌冷水。孕婦禁用。

四季丹：

麝香二分，製乳香、沒藥各一錢，丁香八分，蟲蛻一錢五分，硃砂、明雄各二錢五分，蟾酥二錢四分，茅山蒼朮二錢五分。

此丹專治外感寒熱、瘴癘，似覺意似不快，取少許，鼻取嚏，隨嚏而散。

若犯緊慢痧脹及膈證、紅白痢疾、九種心疼，並腹痛一切難名之狀，均用陰陽水少許調服。

以上五方，解毒通關，通治百病，真能起死回生。凡人居家出入，興工動兵，及閩、廣、雲、貴，煙瘴時發，不服水土者，仕宦商賈，尤不可無。

誠濟世之良方，衛身之至寶也。目此五方者，尚其毋忽。

✧ 避瘟諸法

雄黃丸

治防溫疫傳染。

明雄一兩，丹參、赤小豆（炒）、鬼箭羽各二兩。為末蜜丸，梧子大。每早空心溫酒送下五丸。

避瘟丹

蒼朮，紅棗。和丸燒之，或置床下，或燻屋中，亦能避疫。

透頂清涼散

白芷，細辛，當歸，明雄，牙皂。共為極細末，瓷瓶收貯聽用，切勿洩氣。每遇未患、已患之人，噙水口內，鼻取嚏。否，再吹，必取嚏方止。如入病家，先以雄黃抹鼻孔內，或香油塗鼻孔，仍取嚏更妙。

✦ 化金疫

老醫臧枚吉云：其證初覺昏不知人，不治即死。急以生黃豆令嚼，其味甘美不腥臭，即是此證。

速以河字錢一文，放入口中即化而癒。否，再放一文，有放至四文而癒者。

✦ 扣頸瘟治驗

曾治湯思祖之妻，年五十四，其家富饒，三子二庠一廩，夫婦和諧。乃一日無故自縊，幸孫見救，問之鬱鬱不語，藏繩袖中，一見無人，即尋自縊。

其子向余道其故，余曰：「是病也，書有之名扣頸瘟。」

即求余治，乃與小柴胡提出少陽之邪，雄黃、香附、鬱金開膻中之鬱，去白陳皮、法夏破膈中之痰，羌活、細辛溫肝驅風，丹參、赤小豆、鬼箭羽通心包絡而兼瀉火邪，生薑煎服。頭痛身熱大作，自出其袖中之繩，曰：誰納我乎？語以故，恍然自失，曰：豈有此事。後再用發汗，兼散疫邪而安。

❖ 羊毛掙疔

二證治法，大同小異，其證發熱無汗，心內發熱，口乾嘔吐，前後心孔生泡瘤，漸大，內有羊毛，不治立刻痛死。即用銀針挑破，剔出毛淨，蒙被取汗而癒。

不應，用砂糖少許，生薑三片，用武夷茶一撮煎服，忌腥冷。一法用青布蘸燒酒擦遍身，蒿枝水燻洗，亦可出汗。又一道人，傳用黑豆、蕎麥末和塗，毛落而癒，用時採擇。後載有羊毛瘟痧參看。

❖ 神鬼箭打

其證猝然昏迷，顛仆身痛，有青筋，以亂髮搓痛處，是則髮捲成團而硬，即用兩寶濃煎服。不癒，加甘草。髮不捲硬者非，另察其脈證在何經，即以何經之藥施治之。

劉松峰云：凡挑刺掙痧無血，必用手極力捻之，血出即癒。如遇口噤不開者，用烏梅擦牙齦上，涎出即開。

蓋酸先入筋，木來剋土，使牙關痿軟則開矣。若用鐵器擊之，恐其傷齒。

❖ 摘附《醒醫六書‧瘟疫論》

吳又可曰：疫病者，感天地之厲氣，在歲有多寡，在方隅有厚薄，在四時有盛衰。此氣之來，人觸而即病。所客內不在臟腑，外不在經絡，舍於伏脊之內，去表不遠，附近於胃，乃表裏之分界，是為半表半裏，即《針經》所

謂橫連膜原是也。

其熱淫之氣浮越某經，即見其經之證。

其始也，格陽於內，不及於表，故先凜凜惡寒，甚則四肢厥逆。陽氣漸積，鬱結而通，則厥回而中外皆熱，不惡寒。此際或有汗，或無汗，在乎邪結之輕重也。即使有汗，乃肌表之汗，若是感邪在經，一汗而解。

今邪在膜原，表雖有汗，徒損真氣，即邪深入，何能得解？必俟其伏邪已潰，乃作大戰，積氣內自膜原以達表，振戰出而後發熱。此時表裏相通，大汗淋漓，邪從而解，此名戰汗。若非大戰，伏邪不能傳表，雖有汗而邪不解也。故曰：邪未潰則伏而不傳。

邪離膜原謂之潰，而後方有傳變，其變或從外解，或從內陷。外解者順，內陷者逆。更有表裏先後之不同，有但表而不裏者，有但裏而不表者，有表而再表者，有裏而再裏者，有表勝於裏者，有裏勝於表者，有先表而後裏者，有先裏而後表者，有表裏分傳者。謂之疫有九傳，識此九者，其去病一也。

舒馳遠曰：余按：疫有九傳者，病人皆得其一，非一病而有此九也。證有表裏輕重，而法之宜先宜後即出其間。其先表而後裏者，此非表邪入裏，乃膜原伏邪潰有先後也。先潰者先傳，後潰者後傳。

若先傳表者，則表證先見，宜先解表。表解已，而裏證後見者，乃後潰之伏邪至，是方傳裏也。其先裏而後表者，亦非裏邪外出，仍是後潰之伏邪至，是方傳表也。至於表裏分傳，亦是伏邪分潰也。

其初用表藥之時，亦不可不先看其本氣。虛寒者宜加

附子，火旺者宜加芩、地、石膏等藥。

用下亦然，元氣虛者，承氣湯中宜加人參、黃耆；陽虛者，宜加附子；陰虛者，倍用生地熬膏煎藥，凡此皆法中之法也。

其表而再表者，是方解其表，而表證復見，此亦伏邪以次第而潰也，故不妨再表之。

其裏而再裏者，是下去其結，而腑邪復結，亦伏邪以次第而聚胃也，再一下之則癒。

至於下後諸證，總在相其津液。其潰邪傳表，身發熱而脈續浮者，法宜分經解表。假若舌上依然乾燥，氣噴如火，則表藥不可用，又宜白虎湯重用石膏、知母、甘草、粳米，倍生地以救津液，乃得自汗而解。

其津乾飲結者，栝貝養營湯：栝樓實、知母、貝母、花粉、蘇子、當歸、白芍、橘紅。

陰枯血燥者，清燥養營湯：重用生地一兩，花粉、歸身、白芍、陳皮、甘草、知母，燈心酌加。

裏邪未盡者，承氣養營湯：歸身、知母、厚朴、生薑、枳實，大黃生熟並用，生地備加。

本氣虛寒，下後微惡寒者，又宜參、附以溫補之，養營又所當禁，立法誠大備矣。而醒醫六書，醫家又不可不留心考究焉。

❖ 斑汗合論

吳又可曰：疫搏氣分，法當汗解；疫搏血分，法當斑消；氣血兩搏，法當斑汗並行而癒。此皆邪從外傳，由肌

表而出也。

斑有斑疹、桃花斑、紫雲斑之殊，汗有自汗、盜汗、狂汗、戰汗之異。然不必較論，但求其得斑、得汗為癒疾耳。凡外傳為順，勿藥自癒。

間有汗出不徹而熱不退者，亦宜白虎湯；斑出不透而熱不退者，宜舉斑湯，用當歸、白芍、升麻、白芷、柴胡、穿甲、生薑；斑、汗不得並行而熱不退者，宜白虎湯合舉斑湯。

舒馳遠曰：余按：斑出不透者，舉斑湯可主；汗出不徹者，白虎湯未可概主，是必津乾口燥，大渴飲冷者，方可與白虎湯。不然，務宜分經辨證，按法用表藥以發之，庶不致誤。

✿ 藥 煩

吳又可曰：應下失下，致傷中氣，反投承氣，額反汗出，髮根燥癢，手足厥冷，甚則振戰心煩，坐臥不安。

此脾胃虧損，不能勝藥，名曰藥煩，急投薑湯即已。假令前投承氣湯中加生薑，必無此證。

✿ 停藥（用熨法，其效速）

吳又可曰：服承氣湯，腹中不行，此因病久失下，中氣大虧，不能運藥，名為停藥。宜生薑以和藥性，加人參以助胃氣。

❖ 熱結旁流

吳又可曰：內有結燥，日久失下，續得下利臭水，宜大承氣湯蕩除燥屎，而利自止。

舒馳遠曰：余按：熱結旁流之證，上實下虛也，法宜承氣以蕩上燥，合理中兼理內虛，單用承氣不合法也。

❖ 大腸膠閉

吳又可曰：其人平素大便不實，設遇疫邪傳裏，但蒸作極臭黏膠，狀若敗醬，愈蒸愈閉，以致胃氣不能下行，疫毒無路而出，不下即死，但得膠滯一去自癒。

❖ 補瀉兼施

吳又可曰：證本應下，耽擱失治，火毒內壅，耗氣搏血，外見循衣摸床，撮空理線，筋惕肉瞤，眩暈鬱冒，目中不了了，皆緣失下之咎。

今則元神將脫，補之則疫毒愈壅，下之則元氣僅存一線，不勝其攻，兩無生理，不得已而重加參、附於下藥之中，或可回生於萬一。

❖ 奪氣不語

松峰云：下後奪氣，與失汗、失下不語迥別。不語，惡候也，服竹瀝立效。

吳又可曰：凡疫證，下後中氣大虛，神思不清，惟向裏臥，呼之不應，此正氣被奪，危在旦夕，宜參、蓍藥補之。

❖ 蓄血發黃

吳又可曰：經氣不鬱，致不發黃，熱不干血分，不致蓄血。治黃茵陳蒿湯，蓄血桃仁承氣、犀角地黃、抵當等湯。

❖ 下後身反熱

吳又可曰：應下之證，下後當脈靜身涼。今反發熱者，此內結開，正氣通，鬱陽暴伸，此不久自癒。仍有餘邪未盡，當明辨表裏，用法以消息之。

❖ 辨達原飲

按：劉松峰先生稱吳又可為瘟疫科中之聖，其所謂疫證與傷寒不同，是千古隻眼。余嘗察其所以不同者，伏邪未潰之時，但覺人事懨懨，胸脅苦滿，飲食無味，語言不清，心中鬱悶，體倦神疲。

然觀先生所制達原飲方，其用檳榔、厚朴、知母、草果、黃芩、白芍、甘草諸藥，皆不合經旨。何也？意者，先生學雖宏通，尚未知分經用藥乎！夫膜原屬少陽，檳榔、知母、厚朴皆走陽明，安能除少陽之伏邪？草果治懸

飲，伏邪非懸飲；黃芩瀉少陽腑熱，此無腑熱；白芍收斂，伏邪愈不得出，此方焉能中病？愚意當用柴胡開提少陽；胸脅苦滿，飲食無味，用白蔻、半夏宣暢胸膈，醒脾開胃；人事憊憊，用人參以助內氣，庶乎合法。

❖ 寒疫治法

舌苔積粉，滿口布白，寒疫亦有此證。曾治王元雙患寒疫，人事倦臥，飲食不進，滿口布白，牙齦、上顎以及喉間皆無空隙。余驗其證，舌上滑而冷，四肢厥冷，小便色白，其為寒疫也明矣，證與喉間白骨無異。即令濃煎生附汁，綿蘸頻攪口舌。

遂用人參、白朮、茯苓、骨脂、乾薑、白蔻、生附、熟附，大劑煎飲二劑，溫醒胸中冷痰，嘔出碗許，而人事稍安。前藥再投，冷痰漸活，布白漸退，旬日而痊。若是熱證，則必心煩口臭，聲音清亮，身輕惡熱，又當斟酌於白虎、承氣諸法，庶無差誤。

至於膜原伏邪已潰，或從外傳，或不從外傳，而歸結必入胃者十常八九，非若傷寒從表解者多，而入腑者恆少，此歸結又不同也。然而治法仍不外乎分經辨證，發表攻裏，養營清燥諸法，皆從傷寒門中脫化而來，乃深得錯縱之妙耳。是則六書雖得瘟疫門中肯要，苟非熟習於分經辨證，又茫乎不識其肯要也。而六書論疫，專在胃腑，長於用下，更精於下。

後嘉言瘟證三例，謂冬傷於寒，春必病溫者主三陽；冬不藏精，春必病溫者主少陰；既冬傷於寒，冬不藏精，

同時發病，例於兩感，乃諄諄於發表溫經，而反鮮於用下。余嘗驗諸疫證，歸結多入胃腑，或燥結，或膠滯，每每皆從下奪，此六書實足以輔嘉言之不逮也。然而盡闢溫經，則又六書之偏也。

邇來冬不藏精之人恆多，患疫輒兼中寒者有之。其始也，腹痛下利，頭眩身重，厥逆惡寒，舌苔白潤，服四逆、真武等湯數劑，其瀉漸止，而大便轉閉，舌苔乾燥，口渴腹滿，不惡寒，反惡熱，急用大承氣湯。其陰邪尚有未盡者，大承氣湯中仍加附子，此固疫門之圓機，亦即可為定法矣，溫經豈可盡闢？

✦ 大頭瘟治法

又有大頭瘟者，頭面腮頤腫如瓜瓠；蝦蟆瘟者，喉痺失音，頸筋脹大；瓜瓤瘟者，胸高脅起，嘔汁如血；疙瘩瘟者，遍身紅腫，發塊如瘤；絞腸瘟者，腹鳴乾嘔，水瀉不止；軟腳瘟者，便瀉清白，足腫難移。

以上諸證，必皆壯熱頭痛，舌乾口渴，否則不得謂之瘟矣。

嘉慶甲戌，郡中大疫，余曾治患大頭瘟者數人，皆頭面腫甚，目不能開，憎惡壯熱，頭痛煩躁，渴欲飲冷，乃用普濟消毒飲解其表而清其毒；外以甜瓜蒂、赤小豆為末，鼻取出黃水，以瀉髓臟熱毒而頭痛自止。再服前藥數劑，俱皆得活。其餘諸證皆未驗過，喻氏亦未立法。他書有方，於理未暢，未敢輕試。

以理揆之，仍宜察其本氣，相其津液，驗其寒熱虛

實，用法處方，自能中肯。

❖ 治溫疫方

夫仲景三百九十七法，乃萬法之祖，誠能潛心體備，則治瘟疫乃餘技耳，又何必六書為哉？然猶慮學者艱於觸類也，故附錄其大概，聊資啟發云爾。

普濟消毒飲（一方無薄荷，有人參）：

黃連、黃芩酒炒各五錢，陳皮、甘草、元參、青黛、連翹、馬勃（注見喉痹門）、牛子、桔梗各二錢，薄荷、升麻各一錢。

三消飲（生薑引，水煎服）：

檳榔，厚朴，草果，白芍，甘草，知母，大棗，黃芩，羌活，柴胡，葛根，大黃。

犀角地黃湯：

犀角（磨汁）、白芍、粉丹各三錢，生地一兩（搗絨，入水攪取汁，其渣入藥同煎，和汁服）。

紫背浮萍：

性專涼散，入肺經，達皮膚，能發瘟疫之汗，力較麻黃更勝。慧試驗有年，取汗最神效。

起斑湯、消斑神效湯，見二卷斑證案。

清燥養營湯：

生地，花粉，歸身，白芍，陳皮，甘草，知母，燈芯。生地一兩，搗汁，渣同煎，汁和服。

柴胡養營湯：

柴胡，黃芩，陳皮，甘草，當歸，白芍，知母，花

粉，生薑，大棗。用生地如前法。

承氣養營湯：

大黃，枳實，厚朴，生薑，知母，當歸，白芍。亦用生地如前煎法。

栝貝養營湯：

貝母，知母，花粉，蘇子，白芍，當歸，橘紅，栝樓實。

柴胡清燥湯：

柴胡，黃芩，陳皮，甘草，花粉，知母，生薑，大棗。

黃龍湯：

大黃，芒硝，枳實，厚朴，人參，當歸，生地。

參附養營湯：

人參，附子，炮薑，當歸，白芍，生地。

按：大下之後，症見目瞑嗜臥，少氣懶言者，真陽暴虛，元氣虧損也。法主參、附以回其陽而補其氣，切不可兼養其營。蓋陽不能從陰，陰愈長則陽愈消矣。此法殊覺不合。

❖ 衄血

近聞軍營患疫，半多衄血，諸藥不應。余考傷寒感天地之正氣，藥宜辛溫發散；瘟疫感天地之戾氣，藥宜清涼解熱。二證治法天淵，不得其法，無怪乎其不應。

慧數十年來，於丙寅、甲戌、癸巳遇郡屬城鄉市鎮大疫，沿村闔戶傳染者多。余治衄血，多用綠糖飲，或加

薑、棗，活人多矣。

綠糖飲：

方用綠豆（功力在皮，不拘多少），煮熟取汁，白糖調服。凡治諸疾，均用此方。無汗加浮萍三錢同煎，服之即汗。

按：綠豆甘寒，清熱解毒驅瘟上品；洋糖同功，涼散疫熱；薑、棗助少陽生發之氣，逐疫速出膜原（少陽）。豆、糖二味，患疫者始終可用。渴則飲汁，飢則食豆，且又捷便。甚者用兩寶湯兼治。

兩寶湯：

綠豆多加，甘草、陳皮、殭蠶、蟬蛻四味酌加，井花水煎服。

按：兩寶綠豆、甘草，各有清熱解毒之功；陳皮調中理氣，和營衛而不凝滯；殭蠶退熱，能散疫毒風濕；蟬蛻輕清，易透肌膚，散風解熱，能驅瘟疫，化為烏有。

二方藥味平淡，奏功甚捷，可於瘟疫十傳中加減消息之一助，以便窮鄉僻壤寒士征夫，倉促無醫即用此法，亦可以漸次汗解。即有醫藥，此方亦可兼服，更能添助藥力，以成厥功。經證未明者，服之亦概不犯禁忌。寶之寶之。

止鼻血歌

石榴花瓣可以塞，卜、藕二汁可以滴，火煅龍骨可以吹（龍骨能治九竅出血），水煎茅花可以吃（無花用根），牆頭苔蘚可以塞，車前草汁可以滴，火燒蓮房可以吹，水調鍋煤可以吃。不止者，以粗紙十餘層，井水浸貼頂心，熨即止。

✧ 罨熨法

昔人專治傷寒結胸，抑知瘟疫服藥不效，六七日應汗不汗，覺心腹稍有悶痛，熨之立效。並治諸證結胸痞氣，支結臟結，中氣虛弱，不敢攻擊，或藥停，或才服藥後，均以此法熨之，以散胸中實邪，往往大汗而解。此慧屢試屢驗，百發百中者也。

生蔥，生薑，生蘿蔔。

按：原方薑、蔥各數兩，蘿蔔倍之。愚意隨證加減更妙。如表邪氣滯，生蔥為君；寒多者生薑為君；痰食凝滯，蘿蔔為君。若泛用各等分，或蔥多加亦可。

共搗勿過爛，爛則水多難包，入鍋焙熱住火，用布包一半，熨患處，冷則換鍋中熱的，輪流更換，覺熨熱透為度，開通毛竅，汗出而癒。

✧ 崇正辨訛醫案緒言

大哉，醫道之難知也；甚哉，醫道之不可以不深知也。

庚戌之春，予以病軀辭館，遊南嶽，露宿風餐，愈形困憊，因此益飄然有世外想，欲訪道德之士而師事之而養生，而延年焉。行有日矣，至一雲巖，松枝拂帽，桃花流霞，更數步，見一石扉，上題「仙鵝洞」三字，叩關而入，遇一道士，羽衣翩躚，儼似神仙中人。予拱而立，言論久之，願執弟子禮。

道士曰：「居吾語子，父母俱存，胤子尚幼，此道安

可為也？觀子骨秀神清，語言雋雅，乃仕路中人，但形骸羸弱，既無心榮貴，盍學為良醫，保身活人，則養生延年，即在於是。」予曰：「然則高士知醫乎哉？」曰：「難言也。世之淺於醫者，徒記藥性湯頭、簡捷歌括，一切無方之書全不考究，而一切有方之書奉為靈寶，偶試而效，遂而自長，豈知醫學淵源、名賢著作之富哉？夫醫近於儒，《靈》《素》諸書，儒之五經也；《傷寒論》說，儒之四書也；張、劉、李、朱之典籍，周、程、朱、張之註疏也。二者皆貴乎精研之，未有不精研而能條對詳明、臨文制勝之儒者，亦未有不精研而能分經辨證、見病知源之醫者。吾勸子學醫，吾即授子以學醫之玉尺也，特恐持此以量天下士，難存什一於千百耳。」

余聞言如夢初覺，始嘆前此之日，就診視而與參苓為伍者，均無當於法也。揖別後博覽方書，貿易遍遊，足跡幾半天下。而訪遇醫士類，皆一表堂堂，高車駟馬，即叩其中藏，或執有據之論，而病情全不相符；或興無本之言，而醫理何曾夢見，左支右吾，漫無實際。因信道士之言不謬，而愈信醫道為難知。

丁巳初夏，武昌遊仙館得謁黃超凡先生，見其言論丰采迥邁時流，知為夙學。其臨證也，則曰病在何經主用何藥，有一定不移之見；其論古也，則曰孰當於理，孰悖於道，有卓然至正之規。予心焉折之，操贄就業。先生出馳遠《集注》以示，予閱至少陽頭痛在兩側之語，遂掩卷曰：「世書咸繪少陽穴為太陽矣，先生今辨訛雖確，而指示則尚未明也。予閱至此而生疑，得毋有閱至此而亦如我之生疑者乎？何如分經繪圖，註明脈穴，使人一見而了然

乎？」師曰：「馳遠先生非見不及此，特著書難於周詳，留待親傳口授耳。子既有見地，留心精習，他日可作補遺。」遂於館中步月樓獨居二載，課讀錄寫者數十餘部，繪圖摘要者滿案盈箱。師見而訝曰：「子誠非無恆人，醫道洵可作也，吾弗逮子也遠矣。」

予領吾師之命，益存濟世之心，覽古凝神，臨證加意，不偏執己見，不阿徇古人，迄今三十六年而成此書。非敢出而問世，聊欲共證將來。首編六經傷寒，示醫門之領要、臨證之首務也；中之先天、後天，示治療之根本也；繼之以吐血證治，示予之所心得也；又繼之以婦科雜治，示醫學之宜研搜博考也。雖然微道士之言，予烏知醫之難哉；微吾師之訓，予烏能精心於醫哉！癸巳小陽，梨棗告峻，謹志顛末，以質同人。

　　　有堂齊秉慧書於課易草堂，時年七十

國家圖書館出版品預行編目資料

齊氏醫話醫案集 / 齊有堂原著、張存悌、張澤梁編校
——初版，——臺北市，大展，2017 [民 106.03]
面；21公分—（中醫保健站；79）
ISBN 978-986-346-150-0（平裝；附影音光碟）
1.中醫 2.醫話 3.病例
413.8　　　　　　　　　　　　　　　106000180

齊氏醫話醫案集　附VCD

原　　著／（清）齊有堂
編　　校／張存悌、張澤梁
責任編輯／壽亞荷
發 行 人／蔡森明
出 版 者／大展出版社有限公司
社　　址／臺北市北投區（石牌）致遠一路2段12巷1號
電　　話／（02）28236031，28236033，28233123
傳　　真／（02）28272069
郵政劃撥／01669551
網　　址／www.dah-jaan.com.tw
E-mail／service@dah-jaan.com.tw
登 記 證／局版臺業字第2171號
承 印 者／傳興印刷有限公司
裝　　訂／眾友企業公司
排 版 者／菩薩蠻數位文化有限公司
授 權 者／遼寧科學技術出版社
初版1刷／2017年（民106年）3月　　　　　定價／400元

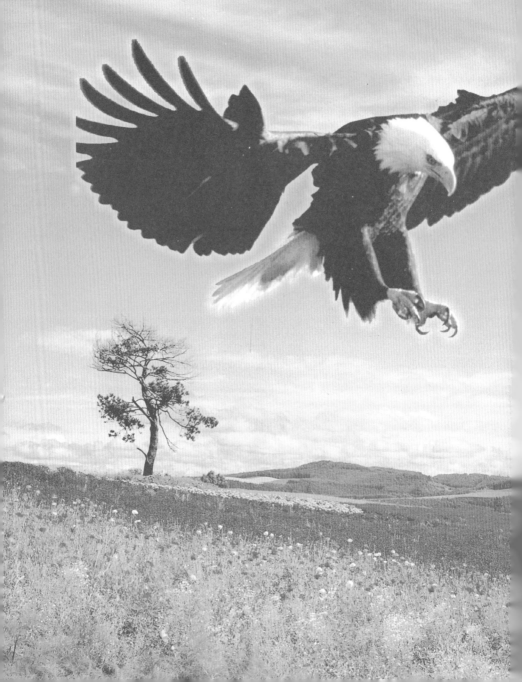

大展好書　好書大展
品嘗好書　冠群可期